U0891077

XIANDAI JICHU HULI JISHU YU
LINCHUANG SHIJIAN

现代基础护理技术与临床实践

主编 夏五妹 王 娟 谭雪梅 等

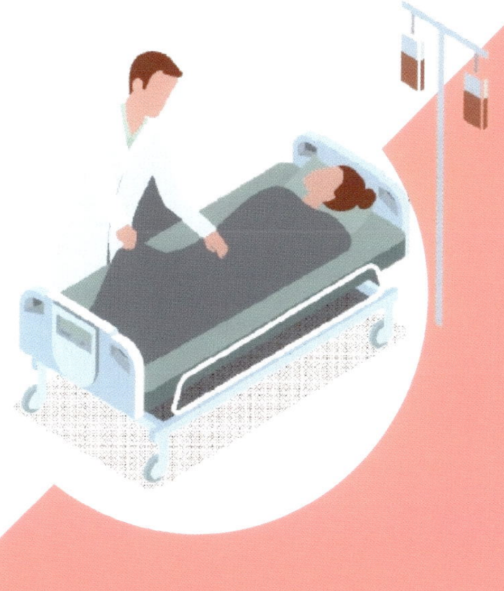

河南大学出版社
HENAN UNIVERSITY PRESS
·郑州·

图书在版编目（CIP）数据

现代基础护理技术与临床实践 / 夏五妹等主编 . -- 郑州 : 河南大学出版社 , 2019.7
ISBN 978-7-5649-3828-4

Ⅰ . ①现… Ⅱ . ①夏… Ⅲ . ①护理学 Ⅳ . ① R47

中国版本图书馆 CIP 数据核字 (2019) 第 150262 号

责任编辑：付会娟
责任校对：孙增科
封面设计：卓弘文化

出版发行：河南大学出版社
地址：郑州市郑东新区商务外环中华大厦 2401 号
邮编：450046
电话：0371-86059750（高等教育与职业教育出版分社）
0371-86059701（营销部）
网址：www.hupress.com

印　刷：北京虎彩文化传播有限公司
版　次：2019 年 7 月第 1 版
印　次：2019 年 7 月第 1 次印刷
开　本：880 mm × 1230 mm　1/16
印　张：12.5
字　数：405 千字
定　价：75.00 元

（本书如有质量问题，请与河南大学出版社营销部联系调换）

编 委 会

主　编　夏五妹　王　娟　谭雪梅　许晓双
郑小燕　黄志容　赵　炎　徐　英

副主编　王红梅　邹舒倩　李秋昉　宋　新　胡红霞
刘　阳　崔　娜　章　萍　朱　静　卢威男

编　委（按姓氏笔画排序）

王　娟　南方医科大学第三附属医院
王红梅　深圳市龙岗区第五人民医院
卢威男　成都医学院第一附属医院
朱　静　三峡大学第一临床医学院宜昌市中心人民医院
刘　阳　三峡大学第一临床医学院宜昌市中心人民医院
许晓双　中山大学第八附属医院（深圳福田）
李秋昉　新乡市中心医院
邹舒倩　佛山市第一人民医院
宋　新　太原市精神病医院
郑小燕　安徽医科大学第一附属医院
赵　炎　深圳市龙华区人民医院
胡红霞　成都医学院第一附属医院
夏五妹　江西省人民医院
徐　英　成都医学院第一附属医院
黄志容　惠州市中心人民医院
崔　娜　山西省长治市人民医院
章　萍　三峡大学第一临床医学院宜昌市中心人民医院
谭雪梅　南方医科大学第三附属医院

前　言

近年来，随着社会经济的发展，医学模式也在不断地转变，尤其是护理学的发展更是日新月异。人们对护理工作的要求也更加规范化、精细化。现代医疗技术的发展促进了护理技术的不断更新，为工作在临床一线的护理工作者提供了新的理论指导。为不断提高临床护理服务水平，延伸护理服务内涵，保证护理安全，给患者提供一个高质量的就医环境，促进和谐护患关系的建立，因此，我们编写了本书。

本书主要包括临床基础护理操作新规范、急诊科疾病、心内科疾病、消化内科疾病、血管外科、乳腺外科、ICU 护理、血液净化技术，以及麻醉科护理。运用新的护理学理论来阐述临床常用的护理技术，在临床工作中，心内科疾病护理已经成为医院非常重要的一部分。所以，书中侧重于对心内科常见疾病护理的讲解。另外，在书中对 ICU 护理也有介绍。本书将近年来护理学的发展运用到临床工作中去，贴合实际，具有新颖性、实用性与规范性，可以让医务人员更好地服务于临床工作。

本书编者参考了最新医学文献和书籍，结合自己丰富的临床经验和我国临床护理的现状与发展，以患者为中心，围绕着患者的护理，以追求更好的护理质量的标准，力求既适应当前护理技术水平的发展，又能够适应今后一定时期内的需要。

由于本书编者较多，且写作的风格和文笔不尽统一，内容比较繁杂多样，再加上时间有限，难免存在不足之处，望广大同人们积极提出宝贵的意见和建议，以便再版时加以修正。

编　者

2019 年 7 月

目　录

第一章

临床常规护理基本操作

第一节 新型采血法

一、一次性定量自动静脉采血器采血法

一次性定量自动静脉采血器，用于护理和医疗检测工作，与注射器采血相比较，可预防交叉感染，特别是有各种已配好试剂的采血管，这不仅减少了化验和护理人员配剂加药工作量，而且可避免差错发生。

（一）特点

1. 专用性 专供采集静脉血样标本用。血液可直接通过胶管吸入负压贮血管内。血液完全与外界隔离，避免了溶血和交叉感染，提高了检测的准确度。

2. 多功能 已配备各种抗凝剂、促凝剂，分别适用于各种检验工作。改变了长期以来存在的由于检验、护理人员相关知识不协调，导致试剂成分与剂量不规范，影响检测效果的现状。

3. 高效率 一次性定量自动静脉采血器不需人力拉引，不需另配试管、试剂和注射器，可一针多管采取血样标本，还可一针多用，采完血不必拔出针头又可输液，是注射器采血时间的三分之二。从而大大减轻了护理、检验人员的劳动强度和患者的痛苦，也不会因反复抽注造成溶血。

（二）系列采血管

1. 普通采血管 方法与应用如下。

（1）适应检测项目：①血清电解质钾、钠、氯、钙、磷、镁、铁、铜离子测定。②肝功能、肾功能、总蛋白、A/G 比值、蛋白电泳、尿素氮、肌酐、尿酸、血脂、葡萄糖、心肌酶、风湿系列等生化测定。③各种血清学、免疫学等项目测定。如：抗“O”、RF、ALP、AFP、HCG、ANA、CEA、Ig、T_3、T_4、补体 C_3、肥达试验、外斐反应及狼疮细胞检查等。

（2）采集方法：在接通双针头后至采血完毕，将贮血管平置、送检。

2. 3.8% 枸橼酸钠抗凝采血管 方法与应用如下。

（1）适用检测项目：魏氏法血细胞沉降率测定专用。

（2）在接通双针头后至采血完毕，将贮血管轻轻倒摇动 4 ～ 5 次，使抗凝剂充分与血液混匀，达到抗凝的目的后送检。

3. 肝素抗凝采血管 方法与应用如下。

（1）适用检测项目：血流变学测定（采血量不少于 5mL），红细胞比，微量元素检测。

（2）采集方法：接通双针头后至采血完毕，将采血管轻轻抖动 4 ～ 5 次，使抗凝剂充分与血液混匀，达到抗凝的目的后送检。注意：本采血管不适用作酶类测定。

4. EDTA（乙二胺四乙酸）抗凝采血管 方法与应用如下。

（1）适用检测项目：温氏法血沉及血细胞比容检查，全血或血浆生化分析，纤维蛋白原测定，各种

血细胞计数、分类及形态观察，贫血及溶血，红细胞病理、血红蛋白检查分析。

（2）采集方法：同肝素抗凝采血管。

5. 草酸钠抗凝采血管　方法与应用如下。

（1）适应检测项目：主要用于凝血现象的检查测定。

（2）采集方法：同肝素抗凝采血管。

（三）使用方法

（1）检查真空试管是否密封，观察试管密封胶塞的顶部是否凹平，如果凸出则说明密封不合格，需更换试管。

（2）按常规扎上止血带，局部皮肤消毒。

（3）取出小包装内双针头，持有柄针头，取下针头保护套，刺入静脉。

（4）见到小胶管内有回血时，立即将另端针头（不需取下针头套）刺入贮血管上橡胶塞中心进针处，即自动采血。

（5）待达到采血量时，先拔出静脉上针头，再拔掉橡皮塞上的针头，即采血完毕（如果需多管采血时，不需拔掉静脉上针头，只需将橡胶塞上针头拔出并刺入另一贮血管即可）。

（6）如需抗凝血，需将每支贮血管轻轻倒摇动 4 ~ 5 次，使血液与抗凝剂完全混匀后，平置送检。如不需抗凝的血，则不必倒摇动，平置送检即可。

（四）注意事项

（1）包装破损严禁使用。

（2）一次性使用后销毁。

（3）环氧乙烷灭菌，有效期两年。

二、小静脉逆行穿刺采血法

常规静脉取血，进针的方向与血流方向一致，在静脉管腔较大的情况下，取血针的刺入对血流影响不明显。如果穿刺的是小静脉，血流就会被取血穿刺针阻滞，针头部位就没有血流或血流不畅，不容易取出血。小静脉逆行穿刺采血法的关键是逆行穿刺，也就是针头指向远心端，针头迎着血流穿刺，针体阻止血液回流，恰好使针头部位血流充盈，更有利于取血。

1. 操作方法　如下所述。

（1）选择手腕、手背、足腕、足背或身体其他部位充盈好的小静脉。

（2）常规消毒，可以不扎止血带。

（3）根据取血量选用适宜的一次性注射器和针头。

（4）针头指向远心端，逆行穿刺，针头刺入小静脉管腔 3 ~ 5mm，固定针管，轻拉针栓即有血液进入针管。

（5）采足需要血量后，拔出针头，消毒棉球按压穿刺部位。

2. 注意事项　如下所述。

（1）尽可能选择充盈好的小静脉。

（2）可通过按压小静脉两端仔细鉴别血液流向。

（3）注射器不能漏气。

（4）固定针管要牢，拉动针栓要轻，动作不可过大。

（5）本方法特别适用于肥胖者及婴幼儿静脉取血。

三、细小静脉直接滴入采血法

在临床护理中，对一些慢性病患者特别是消耗性疾病的患者进行常规静脉抽血采集血标本时，常因针管漏气、小静脉管腔等原因导致标本溶血，抽血不成功。给护理工作带来很大麻烦。而细小静脉直接滴入采血法，不仅能减轻患者的痛苦，而且还能为临床提供准确的检验数据。

1. 操作方法　如下所述。

（1）选择手指背静脉、足趾背浅静脉、掌侧指间小静脉。

（2）常规消毒：在所选用的细小静脉旁或上方缓慢进针，见回血后立即用胶布将针栓固定，暂不松开止血带。

（3）去掉与针栓相接的注射器，将试管接于针栓下方约1cm处，利用止血带的阻力和静脉本身的压力使血液自行缓缓沿试管壁滴入至所需量为止。

（4）为防凝血，可边接边轻轻旋转试管，使抗凝剂和血液充分混匀。

（5）操作完毕，松止血带，迅速拔出针头，用棉签压住穿刺点。

2. 注意事项　如下所述。

（1）选血管时，不要过分拍挤静脉或扎止血带过久，以免造成局部瘀血和缺氧，致使血液成分遭破坏而致溶血。

（2）进针深浅度适宜，见回血后不要再进针。

（3）固定头皮针时，动作要轻柔，嘱患者不要活动，以达到滴血通畅。

（4）此方法适用于急慢性白血病、肾病综合征和消化道癌症等患者。

四、新生儿后囟采血法

在临床护理中，给新生儿特别是早产儿抽血采集血标本时，常因血管细小，管腔内血液含量相对较少而造成操作失败，以致延误诊断和抢救时机，后囟采血法是将新生儿或2 ~ 3个月以内未闭合的后囟作为采集血标本的部位，这种方法操作简便，成功率高，安全可靠。

1. 操作方法　如下所述。

（1）穿刺部位在后囟中央点，此处为窦汇，是头颈部较大的静脉腔隙。

（2）患儿右侧卧位，面向操作者，右耳下方稍垫高，助手固定患儿头及肩部。

（3）将后囟毛发剃净，面积为5 ~ 8cm^2，用2.5%碘酒消毒皮肤，75%酒精脱碘。用同样的方法消毒操作者左手示指，并在后囟中央点固定皮肤。

（4）右手持注射器，中指固定针栓，针头斜面向上，手及腕部紧靠患儿头（作为固定支点），针头向患儿口鼻方向由后囟中央点垂直刺入进针约0.5cm，略有落空感后松开左手，试抽注射器活塞见回血，抽取所需血量后拔针，用消毒干棉签按压3 ~ 5分钟，不出血即可。

2. 注意事项　如下所述。

（1）严格无菌操作，消毒皮肤范围应广泛，避免细菌进入血液循环及颅内引起感染。

（2）对严重呼吸衰竭，有出血倾向，特别是颅内出血的患儿禁用此方法。

（3）进针时右手及胸部应紧靠患儿头部以固定针头，避免用力过度进针太深而刺伤脑组织。

（4）进针后抽不到回血时，可将针头稍进或稍退，也可将针头退至皮下稍移位后再刺入，切忌针头反复穿刺，以防感染或损伤脑组织。

（5）操作过程中，严密观察患儿的面色、呼吸，如有变化立即停止操作。

五、脐带血采集方法

人类脐带血含有丰富的造血细胞，具有不同于骨髓及外周血的许多特点，这种通常被废弃的血源，可提供相当数量的造血细胞，用于造血细胞移植。脐带血还可提供免疫球蛋白，提高机体免疫力，因而近年来，人脐带血已开始应用于临床并显示出广泛的应用前景。

1. 操作方法　如下所述。

（1）在胎儿着冠前，按无菌操作规程的要求准备好血袋和回输器，同时做好采血的消毒准备。

（2）选择最佳采集时间，在避免胎儿窘迫的前提下，缩短第二产程时间，胎盘剥离之前是理想的采集时机。

（3）胎儿娩出后立即用碘酒、酒精消毒脐轮端以上脐带约10cm，然后用两把止血钳夹住脐带，其中一把止血钳用钳带圈套好，距脐轮 1cm 处夹住脐带，另一把钳与此相距 2cm，并立即用脐带剪断脐。

（4）迅速选择母体端脐带血管暴起处作为穿刺部位，采血，收集脐带血适量后，再用常规消毒方法严格消毒回输器与血袋连接处，立即封口形成无菌血袋。

（5）采集后留好血交叉标本，立即送检、储存，冷藏温度为 –4℃，保存期 10 天。

2. 注意事项 如下所述。

（1）采集的对象应是各项检验和检查指标均在正常范围的产妇。

（2）凡甲肝、乙肝、丙肝患者，不得采集：羊水Ⅲ° 污染及羊水中有胎粪者，脐带被胎粪污染者不采集。早产、胎盘早剥、前置胎盘、孕妇贫血或娩出呼吸窘迫新生儿的产妇不采集。

（3）脐带血的采集，应选择素质好、责任心强、操作技术熟练的护士专人负责，未经培训者不得上岗。

（4）严格把好使用检查关，脐带血收集后，须由检验科鉴定脐带血型。使用时须与受血者做交叉配血试验，血型相同者方可使用。

第二节 注射新方法

各种药物进行肌内注射时，都可采用乙型注射法。此法简便易行，可减少患者注射时疼痛，特别是可显著减轻其注射后疼痛，尤其适用于需长时间接受肌内注射者。

一、常规操作

1. 操作方法 如下所述。

（1）常规吸药后更换一无菌针头。

（2）选取注射部位，常规消毒皮肤，用左手将注射部位皮肤、皮下组织向一侧牵拉或向下牵拉，用左手拇指和食指拔掉针头帽，其余各指继续牵拉皮肤。

（3）右手将注射器内空气排尽后，刺入注射部位，抽吸无回血后注入药液，注射完毕立即拔针，放松皮肤，使得药液封闭在肌肉组织内。

2. 注意事项 如下所述。

（1）如注射右旋糖酐铁时，注药完毕后需停留 10 秒后拔出针头，放松皮肤及皮下组织。

（2）禁止按摩注射部位，以避免药物进入皮下组织产生刺激而引起疼痛。

二、水肿患者的静脉穿刺方法

临床工作中，水肿患者由于明显的水肿，肢体肿胀，看不到也触及不到静脉血管，患者需要静脉注射或滴注治疗时，就会遇到困难，现介绍一种简便方法。

用两条止血带，上下相距约 15cm，捆扎患者的肢体，肢体远端最好选用一条较宽的止血带，捆在患者的腕部、肘部或踝部。捆扎 1 分钟后，松开下面一条止血带，便在此部位看到靛蓝色的静脉，行静脉穿刺。

该方法亦适用于因肥胖而难以进行静脉穿刺的患者。

三、小静脉穿刺新法

患者因长期输液或输入各种抗癌药物，血管壁弹性越来越差，血管充盈不良，给静脉穿刺带来很大困难。此时如能有效利用小静脉，既可减轻患者痛苦，又能使较大血管壁弹性逐渐恢复。其方法是：用棉签蘸 1% 硝酸甘油均匀涂在患者手背上，然后用湿热小毛巾置于拟输液部位 3 分钟左右，表浅小静脉迅速充盈，此时可进行静脉穿刺。因湿热毛巾外敷促使血管扩张，并可增加硝酸甘油的渗透作用，而硝酸甘油具有扩张局部静脉作用。

此方法适用于慢性衰竭及末梢循环不良者，静脉不清晰的小儿患者，长期静脉输液或输入刺激性药物后血管硬化者，休克患者，术前需紧急输入液体但静脉穿刺困难而局部热敷按摩无效者。

四、氦氖激光静脉穿刺新方法

氦氖激光治疗仪是采用特定波长的激光束，通过光导纤维置入人体血管内对血液进行净化照射的仪器。氦氖激光在治疗时是通过静脉穿刺来完成的。如采用激光套管针进行静脉穿刺，易造成穿刺失败，如改用9号头皮针进行静脉穿刺，取代套管针，不仅节省原材料，还能减轻患者痛苦。

1. 操作方法　如下所述。

（1）首先接通电源，打开机器开关，根据需要调节功率，一般在1.5 ~ 2.2mV，每次照射60 ~ 90分钟。

（2）将激光针用2%戊二醛溶液浸泡30分钟后取出，用0.1%肝素盐水冲洗，以免戊二醛溶液损伤组织细胞。

（3）将9号头皮针末端硅胶管部分拔掉，留下带有约1cm长塑料部分的针头。将激光针插入头皮针腔内，安置于纤维管前端的针柄上拧紧螺帽。

（4）选择较粗直的肘正中静脉、头静脉或手背静脉、大隐静脉，将脉枕放在穿刺部位下于穿刺点上方约6cm处，扎紧止血带。

（5）常规消毒，针尖斜面向上使穿刺针与皮肤成15° 角，刺入皮下再沿静脉走向潜行刺入静脉将激光针稍向外拉，见头皮针末端的塑料腔内有回血后，再轻轻送回原处。

（6）松止血带，胶布固定，将复位键打开使定时键为0并计时。

2. 注意事项　如下所述。

（1）每次治疗应随时观察病情变化，如患者出现兴奋、烦躁不安，心慌等可适当调节输出功率，缩短照射时间。

（2）为防止突然断电不能准确计时，应采用定时键与其他计时器同时计时。

（3）治疗结束后关闭电源，将头皮针和激光针一起拔出。将激光针用清水清洗干净后浸泡于2%戊二醛溶液中待用。

五、冷光乳腺检查仪用于小儿静脉穿刺

小儿静脉穿刺一直沿用着凭肉眼及手感来寻找静脉的方法。由于小儿皮下脂肪厚，皮下静脉细小，尤其伴有肥胖、水肿、脱水时常给静脉穿刺带来困难。冷光乳腺检查仪不仅能把乳腺肿物的大小、透光度显示出来，还能清晰地显示出皮下静脉的分布走行。应用乳腺检查仪，可大大加快寻找静脉的速度，尤其能将肉眼看不到、手摸不清的静脉清晰地显示出来，提高穿刺成功率。特别是为危重病儿赢得抢救时间，提高护士的工作效率，可减轻患儿不必要的痛苦，取得家长的信任和支持，密切护患关系。

1. 操作方法　如下所述。

（1）四肢静脉的选择：按常规选择好穿刺部位，以手背静脉为例，操作者左手固定患儿手部，右手将冷光乳腺检查仪探头垂直置于患儿掌心，让光束透射手掌，推动探头手柄上的滑动开关，调节光的强度，便可把手背部静脉清晰地显示出来，选择较大的静脉行常规消毒穿刺。

（2）头皮静脉的选择：按常用穿刺部位，以颞静脉为例，首先在颞部备皮，操作者以左手固定患儿头部，右手将探头垂直抵于颞部皮肤，移动探头并调节光的强度，可在探头周围形成的透射区内寻找较粗大的静脉，常规消毒穿刺。

2. 注意事项　如下所述。

（1）调节光的强度应由弱到强，直到显示清晰。

（2）四肢静脉以手背静脉、足背静脉效果最佳。

六、普通头皮针直接锁骨下静脉穿刺法

在临床危重患者的抢救中，静脉给药是抢救成功的最可靠的保证，特别是危重婴幼儿患者，静脉通道能否尽快建立成为抢救成功与否的关键。对于浅表静脉穿刺特别困难者，以往大多采用传统的静脉切开法或较为先进的锁骨下静脉穿刺法，但这两种方法难度较高，且又多用于成年患者，用普通头皮针直接锁骨下静脉穿刺，便可以解决这一难题。

1. 操作方法　如下所述。

（1）定位：①体位：患者取仰卧位，枕垫子肩下，使颈部充分暴露。②定点：取锁骨的肩峰端与胸锁关节连线的内 1/3 作为进针点。③定向：取胸骨上端与喉结连线的 1/2 处与进针点连线，此线为进针方向。

（2）进针：将穿刺部位做常规消毒，在定点上沿锁骨下缘进针，针尖朝进针方向，进针深度视患儿年龄的大小、体质的胖瘦而定，一般为 2.0 ~ 2.5cm 左右，见回血后再继续进针 2 ~ 3mm 即可。

（3）固定：针进入血管后保持 45° 角左右的斜度立于皮肤上，所以固定前应先在针柄下方支垫少许棉球，再将胶布交叉贴于针柄及皮肤上以防针头左右摆动，将部分输液管固定在皮肤上，以防牵拉输液管时引起针头移位或脱落。

2. 注意事项　如下所述。

（1）输液期间尽量减少活动，若行检查、治疗及护理时应注意保护穿刺部位。

（2）经常检查穿刺部位是否漏液，特别是穿刺初期，按压穿刺部位周围有无皮下气肿及血肿。

（3）在排除原发性疾病引起的呼吸改变后，应注意观察患儿的呼吸频率、节律是否有改变，口唇是否有发绀现象。因锁骨下静脉的后壁与胸膜之间的距离仅为 5 ~ 7mm，以防针尖透过血管，穿破胸膜，造成血胸、气胸。

（4）拔针时，用无菌棉球用力按压局部 3 ~ 5 分钟以上，以免因局部渗血而形成皮下血肿，影响患儿的呼吸及再次注射。若需保留针头，其方法与常规浅表静脉穿刺保留法相同。

七、高压氧舱内静脉输液法

高压氧舱内静脉输液，必须保持输液瓶内外压力一致，如果产生压差，则会出现气、液体均流向低压区，而发生气泡、液体外溢等严重后果。若将密闭式输液原通气方向改变，能较好地解决高压氧舱内静脉输液的排气，保持气体通畅，使输液瓶内与舱内压力一致，从而避免压差现象。

1. 操作方法　如下所述。

（1）患者静脉输液时，全部使用塑料瓶装，容量为 500mL 的静脉用液体。

（2）取一次输液器，按常规操作为患者静脉输液，操作完毕，将输液瓶倒挂于输液架。

（3）用碘酒消毒该输液瓶底部或侧面（距液面 5cm 以上）。

（4）将密闭式输液瓶的通气针头从下面的瓶口处拔出，迅速插入输液瓶底部或侧面已消毒好的部位，使通气针头从瓶口移至瓶底，改变原来的通气方向。

（5）调节墨菲滴管内液面至 1/2 高度，全部操作完成，此时患者方可进入高压氧舱接受治疗。

2. 注意事项　如下所述。

（1）舱内禁止使用玻璃装密闭式静脉输液。

（2）使用三通式静脉输液器时，需关闭通气孔，按上述操作方法，在瓶底或瓶侧插入一个 18 号粗针头即可。

（3）使用软塑料袋装静脉输液时，需夹闭原通气孔，按上述操作方法，在塑料袋顶端刺入一个 18 号粗针头，即可接受高压氧治疗。

八、静脉穿刺后新型拔针法

在临床中静脉穿刺拔针时，通常采用左凤林、王艳兰、韩斗玲主编的《基础护理学》（第 2 版）教

材中所介绍的“用干棉签按压穿刺点，迅速拔出针头”的方法（下称旧法），运用此法操作，患者血管损伤和疼痛明显。如果将操作顺序调换为“迅速拔出针头，立即用干棉签按压穿刺点”（下称新法），可使患者的血管损伤和疼痛大为减轻。

经病理学研究和临床实验观察，由于旧法拔针是先用干棉签按压穿刺点，后迅速拔出针头，锋利的针刃是在压力作用下退出血管，这样针刃势必会对血管造成机械性的切割损伤，致血管壁受损甚至破裂。在这种伤害性刺激作用下，可释放某些致痛物质并作用于血管壁上的神经末梢而产生痛觉冲动。由于血管受损，红细胞及其他血浆成分漏出管周，故出现管周瘀血。由于血管内皮损伤，胶原暴露，继发血栓形成和血栓机化而阻塞管腔。由于血管壁损伤液体及细胞漏出，引起管周大量结缔组织增生，致使管壁增厚变硬，管腔缩小或闭塞，引起较重的病理变化。

新法拔针是先拔出针头，再立即用干棉签按压穿刺点。针头在没有压力的情况下退出管腔，因而减轻甚至消除了针刃对血管造成的机械性切割损伤，各种病理变化均较旧法拔针轻微。

九、动脉穿刺点压迫止血新方法

目前，介入性检查及治疗已广泛地应用于临床，术后并发皮下血肿者时有发生，尤以动脉穿刺后多见。其原因主要是压迫止血方法不当，又无直观的效果判断指标。如果采用压迫止血新方法，可有效地预防该并发症的发生。

其方法是，当动脉导管及其鞘拔出后，立即以左手食、中二指并拢重压皮肤穿刺口靠近心端 2cm 左右处即动脉穿刺口处，保持皮肤穿刺口的开放，使皮下积血能及时排出，用无菌纱布及时擦拭皮肤穿刺口的出血（以防凝血块形成而过早被堵住）。同时调整指压力量直至皮肤穿刺口无持续性出血则证明指压有效，继续压迫 15 ~ 20 分钟，先抬起两指少许，观察皮肤穿刺口无出血可终止压迫，再以弹性绷带加压包扎。

十、动、静脉留置针输液法

动、静脉留置针输液是近几年兴起的一种新的输液方法。它选择血管广泛，不易引起刺破血管形成血肿，能多次使用同一血管，维持输液时间长，短时间内可输入大量液体，是烧伤休克期、烧伤手术期及术后维持输液的理想方法。

1. 操作方法　如下所述。

（1）血管及留置针的选择：应选择较粗且较直的血管。血管的直径在 1cm 左右，前端有一定弯曲者也可。一般选择股静脉、颈外静脉、头静脉、肘正中静脉、前臂浅表静脉、大隐静脉，也可选择颞浅静脉、额正中静脉、手背静脉等。留置针选择按血管粗细、长度而定。股静脉选择 16G 留置针，颈外静脉、头静脉、肘正中静脉、前臂浅表静脉、大隐静脉可选用 14 ~ 20G 留置针，其他部位宜选用 18 ~ 24G 留置针。

（2）穿刺方法：进针部位用 1% 普鲁卡因或利多卡因 0.2mL 行局部浸润麻醉约 30 秒后进针，进针方法同一般静脉穿刺，回血后将留置针外管沿血管方向推进，外留 0.5 ~ 2.0cm。左手按压留置针管尖部上方血管，以免出血或空气进入，退出针芯、接通输液。股静脉穿刺在腹股沟韧带股动脉内侧采用 45° 角斜刺进针，见回血后同上述穿刺方法输液，但股静脉穿刺因其选择针体较长，操作时应戴无菌手套。

（3）固定方法：①用 3M 系列透明粘胶纸 5cm × 10cm 规格贴于穿刺部位，以固定针体及保护针眼，此法固定牢固、简便，且粘胶纸有一定的伸缩性，用于正常皮肤关节部位的输液，效果较好。②缝合固定：将留置针缝合于局部皮肤上，针眼处用棉球加以保护，此方法多用于通过创面穿刺的针体固定或躁动不安的患者。③采用普通医用胶布同一般静脉输液，多用于前臂、手背等处小静脉。

2. 注意事项　如下所述。

（1）行股静脉穿刺输液时应注意以下几点：①因股静脉所处部位较隐蔽，输液过程中要注意观察局部有无肿胀，防止留置针管脱出致液体输入皮下。②因血管粗大，输液速度很快，应防止输液过快或液体走空发生肺水肿或空气栓塞。③若回血凝固，管道内所形成的血凝块较大，应用 5 ~ 10mL 无菌注射器接于留置针局部将血凝块抽出，回血通畅后接通输液，若抽吸不出，应拔除留置针，避免加压冲洗管道，防止血凝块脱落导致血栓栓塞。④连续输液期间每日应更换输液器 1 次，针眼周围皮肤每日用碘酒、酒精消毒后针眼处再盖以酒精棉球和无菌纱布予以保护。

（2）通过创面穿刺者，针眼局部每日用 0.2% 氯己定液清洗 2 次，用油纱布及无菌纱布覆盖保护，若局部为焦痂每日可用 2% 碘酒涂擦 3 次 ~ 4 次，针眼处用碘酒棉球及无菌纱布保护。

（3）对前端血管发红或局部液体外渗肿胀者应立即予以拔除。

（4）留置针管同硅胶导管，其尖端易形成血栓，为侵入的细菌提供繁殖条件，故一般保留 3 ~ 7 天。若行痂下静脉穿刺输液，保留时间不超过 3 天。

十一、骨髓内输注技术

骨髓内输注是目前欧美一些国家小儿急救的一项常规技术。小儿急救时，常因中央静脉插管困难及静脉切开浪费时间，休克导致外周血管塌陷等原因而无法建立静脉通道，采用骨髓内输注法进行急救，安全、省时、高效。因长骨有丰富的血管网，髓内静脉系统较为完善，髓腔由海绵状的静脉窦隙网组成，髓窦的血液经中央静脉管回流入全身循环。若将髓腔视为坚硬的静脉通道，即使在严重休克时或心脏停搏时亦不塌陷。当然，骨髓内输注技术并不能完全取代血管内输注，只不过为血管内输注技术一项有效的补充替代方法，仅局限于急救治疗中静脉通路建立失败而且适时建立通路可以明显改善预后的患者。

1. 适应证和禁忌证　心脏停搏、休克、广泛性烧伤、严重创伤以及危及生命的癫痫持续状态的患者，可选择骨髓内输注技术。患有骨硬化症、骨发育不良症、同侧肢体骨折的患者，不宜采用此技术，若穿刺部位出现蜂窝织炎，烧伤感染或皮肤严重撕脱则应另选它处。

2. 操作方法　如下所述。

（1）骨髓穿刺针的选择：骨髓内输注穿刺针采用骨髓穿刺针、15 ~ 18 号伊利诺斯骨髓穿刺针或 Sur-Fast（美国产）骨髓穿刺针。18 ~ 20 号骨髓穿刺针适用于 18 个月以下婴幼儿，稍大一些小儿可采用 13 ~ 16 号针。

（2）穿刺部位的选择：最常用的穿刺部位是股骨远端和胫骨远、近端，多数首选胫骨近端，因其有较宽的平面，软组织少，骨性标志明显，但 6 岁以上小儿或成人常因该部位厚硬，穿刺难而选择胫骨远端（内踝）。胫骨近端为胫骨粗隆至胫骨内侧中点下方 1 ~ 3cm，胫骨远端为胫骨内侧内踝与胫骨干交界处，股骨远端为外踝上方 2 ~ 3cm。

（3）穿刺部位常规消毒，固定皮肤，将穿刺针旋转钻入骨内，穿过皮质后，有落空感，即进入了髓腔。确定针入髓腔的方法为，接注射器抽吸有骨髓或缓慢注入 2 ~ 3mL 无菌盐水，若有明显阻力则表示针未穿过皮质或进入对侧皮质。

（4）针入髓腔后，先以肝素盐水冲洗针，以免堵塞，然后接输液装置。

（5）输注速度：液体从髓腔给药的速度应少于静脉给药。内踝部常压下 13 号针头输注速度为 10mL/min，加压 40kPa 为 41mL/min。胫骨近端输注速度 1 130mL/h，加压情况下可达常压下 2 ~ 3 倍。

（6）待建立血管通路后，及时中断骨髓内输注，拔针后穿刺部位以无菌纱布及绷带加压压迫 5 分钟。

3. 注意事项　如下所述。

（1）操作遗程应严格无菌，且骨髓输注留置时间不宜超过 24 小时，尽快建立血管通路后应及时中断骨髓内输注，以防骨髓炎发生。

（2）为预防穿刺部位渗漏，应选择好穿刺部位，避开骨折骨，减少穿刺次数。确定好针头位于髓腔内，必要时可摄片。为防止针移位，应固定肢体，减少搬动。定时观察远端血供及软组织情况。

（3）婴幼儿穿刺时，若采用大号穿刺针，穿刺点偏向胫骨干，易引起医源性胫骨骨折。因此，应选择合适穿刺针，胫骨近端以选在胫骨粗隆水平或略远一点为宜。

第三节　输血新技术

一、成功输血 12 步骤

（1）获取患者输血史。

（2）选择大口径针头的输血器，同时选择大静脉，保证输血速度，防止溶血。输血、输液可在不同部位同时进行。

（3）选择合适的过滤网，170μm 网眼口径的过滤网即可去除血液中肉眼可见的碎屑和小凝块。20 ~ 40μm 网眼口径的过滤网可过滤出更小的杂质和血凝块，此过滤网仅用于心肺分流术患者，而不用于常规输血。

（4）输血时最好使用 T 型管，特别是在输入大量血液时，更应采用 T 型管。可以既容易又安全地输入血制品，减少微生物进入管道的机会。

（5）做好输血准备后再到血库取血。

（6）做好核对工作，认真核对献血者和受血者的姓名、血型和交叉配血试验结果。

（7）观察生命体征，在输血后的 15 分钟内应多注意观察患者有无异常症状，有无输血反应。

（8）输血前后输少量 0.9% NaCl。

（9）缓慢输血，第一个 5 分钟速度不超过 2mL/min，如果此期间出现输血反应，应立即停止输血。

（10）保持输血速度，如果输血速度减慢，可提高压力，最简单的方法是将血袋轻轻用手翻转数次或将压力袖带系在血袋上（勿使用血压计袖带）。若采用中心静脉导管输血，需将血液加温 37℃以下，防止输入大量冷血引起心律失常。

（11）密切监测整个输血过程。

（12）完成必要的护理记录。

二、成分输血

成分输血是通过血细胞分离和将血液中各有效成分进行分离，加工成高浓度、高纯度的各种血液制品，然后根据患者病情需要有针对性输注，以达到治疗目的。它具有疗效高，输血反应少，一血多用和节约血源等优点。

1. 浓集细胞　新鲜全血经离心或沉淀后移去血浆所得。红细胞浓度高，血浆蛋白少，可减少血浆内抗体引起的发热、过敏反应。适用于携氧功能缺陷和血容量正常或接近正常的慢性贫血。

2. 洗涤红细胞　浓集红细胞经 0.9% NaCl 洗涤数次，加 0.9% NaCl 或羟乙基淀粉制成。去除血浆中及红细胞表面吸附的抗体和补体、白细胞及红细胞代谢产物等。适用于免疫性溶血性贫血、阵发性血红蛋白尿等以及发生过原因不明的过敏反应或发热者。

3. 红细胞悬液　提取血浆后的红细胞加入等量红细胞保养液制成的悬液，可以保持红细胞的生理功能，适用于中、小手术，战地急救等。

4. 冰冻红细胞　对 IgA 缺陷而血浆中存有抗 IgA 抗体患者，输注冰冻红细胞反应率较低。

5. 白细胞悬液　新鲜全血经离心后取其白膜层的白细胞，或用尼龙滤过吸附器而取得，适用于各种原因引起的粒细胞缺乏（小于 0.5×10^9/L）伴严重感染者（抗生素治疗在 48 小时内无反应的患者）。

6. 血小板悬液　从已采集的全血中离心所得，或用连续和间断血液细胞分离机从供血者获取。适用于血小板减少或功能障碍所致的严重自发性出血者。

7. 新鲜或冰冻血浆　含有正常血浆中所有凝血因子，适用于血浆蛋白及凝血因子减少的患者。

三、自体输血法

自体输血法是指采集患者体内血或回收自体失血，再回输给同一患者的方法。开展自体输血将有利于开拓血源，减少贮存血量，并且有效地预防输血感染和并发症（如肝炎、艾滋病）的发生。自体输血分为预存和术中自体输血两种方法。

1. 预存自体输血　即在输血前数周分期采血，逐次增加采血量，将前次采血输回患者体内，最后采集的血贮备后于术中或术后使用。预存自体血的采集与一般供血采集法相同。

2. 术中自体输血　对手术过程中出血量较多者，如宫外孕、脾切除等手术，应事先做好准备，进行自体血采集和输入。

（1）操作方法：①将经高压灭菌后的电动吸引器装置一套（按医嘱在负压吸引瓶内加入抗凝剂和抗生素），乳胶管（硅胶管）两根，玻璃或金属吸引头一根，闭式引流装置一套以及剪有侧孔的 14 号导尿管，无菌注射器，针头和试管备好。②连接全套吸引装置，在负压瓶内加入抗凝剂，一般每 100mL 血液加入 10 ~ 20mL 抗凝剂。③术中切开患者腹腔后立即用吸引头吸引，将血液引流至负压瓶内，边吸边摇瓶，使血液与抗凝剂充分混匀。如收集胸血时，将插入胸腔的导管连接无菌闭式引流装置，在水封瓶内加入抗凝剂。④收集的自体血经 4 ~ 6 层无菌纱布过滤以及肉眼观察无凝血块后，即可回输给患者。

（2）注意事项：①用电动吸引器收集自体血时，负压吸引力不宜超过 13.3kPa，以免红细胞破裂。②收集脾血时，脾带血管内的血液可自然流入引流瓶内，切忌挤压脾脏而引起溶血。③回输自体血中的凝血因子和血小板已被耗损，可引起患者凝血功能的改变，故输血以后需要密切观察有无鼻出血，伤口渗血和血性引流液等出血症状，并做好应急准备。④如果收集的自体血量多，可用 500mL 0.9% NaCl 输液空瓶收集保存。

四、血压计袖带加压输血法

危重或急诊患者手术时，常常需要大量快速输血，首先，由于库血温度低，血管受到刺激容易发生痉挛，影响输血速度。其次，一次性输血器管径小，弹性差，应用手摇式和电动式加压输血器效果也不理想。如采用血压计袖带加压输血，既方便经济，效果又好。

其方法是：输血时，应用一次性输血器，固定好穿刺部位，针头处衔接严密，防止加压输血时脱落。输血前将血压计袖带稍用力横向全部缠绕于血袋上，末端用胶布固定，再用一长胶布将血压计袖带与血袋纵向缠绕一圈粘贴妥当。袖带连接血压计的胶管用止血钳夹紧，然后将血袋连接一次性输血器，悬挂在输液架上，经输气球注气入袖带，即可产生压力，挤压血袋，加快输血速度。注入袖带内的气体量和压力根据输血滴速要求而定，袖带内注入 300mL 气体，压力可达 12kPa，此时血液直线注入血管，一般输入 350mL 血液，中途须充气 2 ~ 3 次，8 分钟内即可输完，若需改变滴速可随时调节注入袖带内的气体量。

此方法为一般输血速度的 3 ~ 3.5 倍，红细胞不易被破坏，从而减少输血反应机会，还可随意调节滴速。

第四节　吸引法

一、安全吸引法

吸引法是通过负压装置将管腔器官内的分泌物、浸出物或内容物吸出的一种治疗方法。如吸痰、胃肠减压以及术中腹腔、胸腔出血的吸引等。在负压吸引时，无论操作时怎样小心，都可能对患者造成损害，如吸痰时将一定量的氧气带走，胃肠吸引时可能损伤胃黏膜等。因此，为了减少吸引给患者造成的损伤，应采用安全吸引法。

1. 控制流量　根据吸引的目的决定流量的大小。在吸引时，如果增加负压，可能损伤组织，因此在不增加负压的前提下可采取增加流量的有效方法，一是使用大口径吸引导管，二是缩短吸引管道的长度。如术中动脉出血，使术野不清时，则应选用较大流量的大口径导管，以减少吸引阻力。当进行气管内吸引时，大口径导管不能插入气管内，则可在导管和引流装置之间连接大口径管道，同样可以减少吸引阻力。吸引管道的长度是影响流量的因素之一，过长的管道可以增加不必要的阻力，因此长短要适度，不宜过长。引流物的黏稠度也对流量有影响，如果掌握上述基本原理，可以为患者做各种负压吸引。

2. 使用二腔管间断吸引　在进行鼻胃管负压吸引时，采用二腔管间断吸引并将贮液瓶放在高于患者处，可预防黏膜损伤及管腔阻塞。其原理是，二腔管中一管腔用于吸引，另一管腔与外界相通，使空气进入胃内，流动的气体保证了管端与胃黏膜分离，减少了由于吸引管末端与胃黏膜接触而导致的胃黏膜损伤及管道堵塞现象。间断吸引时，管内压力恢复到大气压水平，也有助于使胃黏膜或胃内容物与管端分离。将贮液瓶放在高于患者水平处，可防止吸引并发症的发生。其机制是，如传统的贮液瓶低于患者水平处，当吸引停止时，则导管与黏膜很可能紧密接触。而将贮液瓶移高于患者，吸引中断时，管内液体可反流入胃，有助于分离胃黏膜与导管，一般反流量不足 7mL（标准鼻管容积为 7mL），进入胃内无害，同时也防止侧管反流现象发生。

3. 气道吸引法　进行气道吸引时，负压调节在 6 ~ 9kPa，切忌增加吸引压力，从而损伤气道黏膜。如痰液黏稠时，应多湿化、多饮水，以促进其稀释。由于气道吸引的同时，常因吸走部分氧气而引起低氧血症，所以吸引前后应加大给氧量或嘱患者深呼吸。另外，还应选择合适吸痰管，一般吸痰管外径以不超过气道内径的 1/2 为宜，以防引起肺不张。

二、气管内吸引法

临床护理中，对于各种原因引起的肌无力致使无力咳痰者或咳嗽反射消失以及昏迷患者不能将痰液自行排出者，常常采取气管内吸引，以解除呼吸道阻塞。在气管内吸引中，使用正确的操作方法，不仅可以缓解呼吸困难，而且还可以减少吸引不良反应。

1. 操作方法　如下所述。

（1）吸引压力：吸引的负压不宜过高，一般选择在 10.64 ~ 15.96kPa，因较高负压可加重肺不张、低氧血症及气道黏膜损伤。早产儿和婴儿吸引时，负压应控制在 7.98 ~ 10.64kPa。

（2）吸引时间：应限于 10 秒或更少，每次操作插管最多不超过 2 次，尤其对头部闭合伤伴颅内压增高的患者更应如此。因吸引导管插入次数越多，对黏膜损伤越大，必须加以限制。当给予高充气时，吸引导管如多次通过气管插管，可增高平均动脉压，加重颅内压增高。

（3）吸引管的选择及插入深度：吸引管外径不能超过气管内插管内径的 1/2，使吸引时被吸出氧气的同时，空气可进入两肺，以防肺不张。吸引管的长度应以吸引管插至气管插管末端超出 1cm 为宜，对隆突处吸引比深吸引效果好，可以减少损伤。

（4）吸引前后吸入高浓度氧或高充气：吸引前后给予高浓度氧气吸入，可以预防因气管内吸引所致的低氧血症。高充气是将潮气量增至正常的 1.5 倍，易引起平均动脉压升高，增加肺损伤的危险，一般不宜作为常规使用。当高浓度氧气吸入后，患者血氧饱和度能保持稳定，可不必高充气。

2. 注意事项　如下所述。

（1）气管内吸引不能作为常规，只能在必需时进行：因吸痰可引起气道损伤，刺激气道产生分泌物，只有当患者咳嗽或呼吸抑制，听诊有啰音，通气机压力升高，血氧饱和度或氧分压突然下降时进行吸引。还应根据患者的症状和体征将吸引频率减少到最低限度，以避免对气道不必要的损伤。

（2）盐水不能稀释气道分泌物：以往认为气管插管内滴入盐水可稀释分泌物，使其易于吸出，一些医院以此作为吸引前常规。但实验研究证明，盐水与呼吸道分泌物在试管内没能混合，也未必能在气道内混合而被吸出。另外，盐水还影响氧合作用，并因灌洗将细菌转入下呼吸道而增加感染机会，因此，盐水对分泌物的移动和变稀是无效的。

（3）注意监测心律、心率、血氧饱和度、氧分压等指标，吸引时患者出现心动过缓、期前收缩、血压下降，意识减退应停止吸引。

第五节　吸痰术

一、适应证

吸除气道内沉积的分泌物；获取痰标本，以利培养或涂片确定肺炎或其他肺部感染，或送痰液做细胞病理学检查；维持人工气道通畅；对不能有效咳嗽导致精神变化的患者，通过吸痰刺激患者咳嗽，或吸除痰液，缓解痰液刺激诱导的咳嗽；因气道分泌物潴积导致肺不张或实变者，吸痰可促进肺复张。

二、禁忌证

气管内吸痰术对人工气道患者是必要的常规操作，无绝对禁忌证。

三、主要器械

1. 必要器械　负压源、集痰器、连接管、无菌手套、无菌水和杯、无菌生理盐水、护目镜、面罩和其他保护装置、氧源、带活瓣和氧源的人工气囊、听诊器、心电监护仪、脉氧监测仪、无菌痰标本收集装置等。

2. 吸痰管　吸痰管直径不超过气管插管内径的1/2。

四、吸痰操作

1. 患者准备　如条件允许，吸痰前应先予100%O_2>30s（最好吸纯氧2min）；可适当增加呼吸频率和（或）潮气量，使患者稍微过度通气，吸痰前可调节呼吸机“叹息（sign）”呼吸1 ~ 2次，或用呼吸球囊通气数次（3 ~ 5次）；机械通气患者最好在不中断通气的情况下吸痰或密闭式吸痰；吸痰前后最好有脉搏氧饱和度监测，以观察患者有无缺氧；吸痰时可向气道内注入少许生理盐水以稀释痰液或促使气内道的痰液移动，以利吸除。

2. 吸引负压　吸引管负压一般按新生儿60 ~ 80mmHg，婴儿80 ~ 100mmHg，儿童100 ~ 120mmHg，成人100 ~ 150mmHg。吸引负压不超过150mmHg，否则可能因吸引导致气道损伤、低氧血症和肺膨胀不全等。

3. 吸痰目的至少达到下列之一　①呼吸音改善。②机械通气患者的吸气峰压（PIP）与平台压间距缩小，气道阻力下降或顺应性增加，压力控制型通气患者的潮气量增加。③PaO_2或经皮氧饱和度（SPO_2）改善。④吸除了肺内分泌物。⑤患者症状改善，如咳嗽减少或消失等。

4. 吸痰前、中、后应做好以下监测　呼吸音变化，血氧饱和度或经皮氧饱和度，肤色变化，呼吸频率和模式，血流动力学参数如脉搏、血压、心电，痰液特征如颜色、量、黏稠度、气味，咳嗽有无及强度，颅内压（必要时），通气机参数如PIP、平台压、潮气量、FiO_2，动脉血气，以及吸痰前后气管导管位置有无移动等。

5. 吸痰　吸痰时遵守无菌操作原则，术者戴无菌手套，如有需要可戴防护眼镜、隔离衣等。吸痰管经人工气道插入气管/支气管时应关闭负压源，待吸痰管插入到气管/支气管深部后，再开放负压吸引，边吸引边退出吸痰管，吸痰管宜旋转式返出，而非反复抽播式吸痰。每次吸痰的吸引时间约10 ~ 15s，如痰液较多，可在一次吸引后通气/吸氧至少10s（最好能吸氧1min左右）再吸引，避免连续吸引，以防产生低氧血症和肺膨胀不全等。吸痰完成后，应继续给予纯氧约2min，待血氧饱和度恢复正常或超过94%后，再将吸氧浓度调至吸痰前水平。目前不少多功能呼吸机有专用的吸纯氧键，按压该键后，会自动提供纯氧约2min（具体时间因产品不同而异）。吸除气道内的痰后，再吸除患者口鼻中的分泌物（特别是经口气管插管或吞咽功能受影响者）。

五、并发症

气管内吸引主要并发症包括低氧血症或缺氧、气管 / 支气管黏膜组织损伤、心搏骤停、呼吸骤停、心律失常、肺膨胀不全、支气管收缩 / 痉挛、感染、支气管 / 肺出血、引起颅内压增高、影响机械通气疗效、高血压、低血压。这些并发症大多是吸引不当所致，规范的操作可大大降低有关并发症的风险。

第二章

急诊护理

第一节　现场急救中的护理

院前救援中护理工作主要的职责是配合其他救援人员对伤病员的病情进行迅速准确的评估，做出初步诊断，处理致命病因与症状，并将伤病员迅速安全地转运。

一、现场护理体检

当救援人员到达抢救现场后，护理人员首先应迅速地配合处理直接威胁伤员生命的伤情或症状。同时迅速对伤员进行护理体检，判明损伤部位和伤情程度，检伤分类，从而为现场救援的初步处置及安全转运提供资料。

（一）生命体征

1. 呼吸　首先检查呼吸道是否通畅，注意观察呼吸频率、节律、深浅度，有无叹息样呼吸、呼吸暂停、被动呼吸体位及呼吸困难，有无三凹征及发绀。

2. 脉搏　测量脉率及脉律以及脉搏强弱。常规触摸桡动脉，桡动脉不能扪及者触摸颈动脉或股动脉。脉搏微弱或触摸困难常提示病员血容量不足和心功能不良。

3. 血压　血压是反映机体生命活动的重要指标。常测量肱动脉压，若双侧上肢损伤无法测肱动脉压时，应测量腘动脉压。其压力值比上肢动脉压高 2.6 ~ 4kPa（20 ~ 30mmHg）。血压过高时需立即控制，血压过低或脉压缩小提示有大量出血或休克存在。

4. 体温　首先用手触及病员肢体。拭其有无皮肤湿冷、发凉，并观察有无皮肤花纹出现，若肢端冰凉、发绀，且有皮肤花纹出现提示休克存在。必要时或伤情许可，可用体温计直接测腋下温度。

（二）意识

根据病员对刺激（语言或疼痛）所产生的觉醒反应的程度，觉醒水平及维持觉醒时间来判断意识状态。意识状态的改变是脑功能损害的基本表现，其程度一般与脑功能障碍的程度相应，故早期认识意识障碍并发现其原因，进行及时抢救，是挽救伤员生命的关键。

（三）瞳孔

对伤员的瞳孔观察应注意其瞳孔大小和对光反射。颅脑损伤者常发生颅内压增高而导致脑疝，观察瞳孔变化可及时发现脑疝，为救援处理提供信息。

（四）头部体征

1. 头颅骨　头部皮肤及颅骨是否完整，有无血肿或凹陷。

2. 面部　面色是否苍白、发绀或潮红，有无大汗。

3. 口唇　色泽是否正常，有无发绀（注意区别口部化妆着色存在的假象），口腔内有无呕吐物、血液，唇、舌、牙龈等有无损伤，有无脱落的牙齿，如发现牙齿松脱或戴有活动性假牙要及时清除，并注意有无舌根后坠，若舌后坠影响呼吸应立即放置口咽通气管。

4. 鼻 鼻的完整性，鼻腔是否通畅，有无呼吸气流，有无血性液或脑脊液自鼻孔流出。

5. 眼 观察眼球表面及晶状体有无出血、充血，视力如何，眼缘是否完整。

6. 耳 耳道中有无异物，听力如何，有无血性液或脑脊液自耳道流出，耳郭是否完整。

（五）颈部

仔细检查颈前部有无损伤、出血、血肿，气管位置是否居中，有无偏移。

（六）脊柱

对创伤伤病员在未确定是否存在脊髓损伤的情况下切不可盲目搬动伤员。令伤病员活动手指和足趾，如活动消失，保持伤病员平卧位，用指腹自颈后沿后正中线从上到下按压，询问是否有疼痛；触摸、检查有无肿胀或形状异常，四肢有无麻木和运动障碍。如疑有颈椎骨折，侧翻伤病员时应保持脊柱轴线位，以免加重损伤。

（七）胸部

胸部叩诊可初步判断胸腔有无积液、积气。查锁骨有无异常隆起或变形，在其上稍施压力，观察有无压痛，以确定有无骨折并定位；检查胸部在吸气时两侧胸廓是否扩张对称、胸部有无创伤、出血或可见畸形；双手平开轻轻在胸部两侧稍加压力，检查有无肋骨骨折。

（八）腹部

观察腹壁有无伤口、内脏脱出、出血或畸形；腹壁有无压痛或肌紧张；若腹部为开放性损伤，流出粪水样液体为外伤性肠穿孔；流出黄色或红色血液为十二指肠或胆道损伤；流出鲜红色血液为腹腔内实质器官损伤。

（九）骨盆

两手分别放在病员髋部两侧，轻轻施加压力检查有无疼痛或骨折存在。观察外生殖器有无明显损伤，男性有无前尿道损伤的体征。

（十）四肢

1. 上肢 检查上臂、前臂及手部有无异常形态、肿胀或压痛，桡动脉搏动是否存在，病员手指能否自主活动，有无感觉障碍，以判断有无骨折、关节脱位、血管神经损伤。若病员神志清楚可以配合，可让其活动手指及前臂，检查推力、握力及皮肤感觉。

2. 下肢 用双手在伤员双下肢同时进行检查；两侧相互对照观察有无变形或肿胀；但切不可抬起伤员下肢检查足背动脉搏动及肢端、甲床血循环情况。

现场体检要求迅速、轻巧，不同的致伤因素对伤员检查的侧重点不同、在检查中要随时处理直接危及伤员生命的症状和体征。

二、检伤分类

通过现场护理体检，依据伤情应及时将伤员分为以下三种情况，以便现场救援处置及时、准确、有序进行。

1. 轻症伤员 伤员清醒，对检查能够配合并反应灵敏。

2. 中重度伤员 对检查有反应但不灵敏，有轻度意识障碍进入浅昏迷状态。

3. 重度伤员 对检查完全无反应，意识丧失，中度或深度昏迷状态，随时有生命危险。

遇到重大灾害性事故或成批伤员时应依据伤情分类，最好边检查边配发伤情识别卡，并同时发给转运标志，转运标志可用别针别于伤员胸前。伤情识别卡有红、黄、绿、黑四种。红卡表示危重伤员；黄卡表示重伤员，绿卡表示轻症伤员，黑卡表示死亡或濒死伤员。同时把同类伤病员集中到同一种标志的救护区。伤情识别卡的目的是：减少对伤员的不必要重复检查，节省时间，减少抢救的盲目性，减轻伤员痛苦，给后续治疗的医务人员提供伤员情况，以便在后续抢救中分清救援顺序。

三、现场救援护理措施

（一）脱离险境，解除致伤因素

救援人员赶到现场抢救伤员的第一步是尽快将伤员救出。当车辆发生燃烧时避免使伤员继续受到烧伤或吸入有害气体。对溺水者首先立即清除其口鼻内淤泥、杂草、呕吐物等，如有活动性假牙应取出以免坠入气管；若伤员呼吸心跳停止，应紧急实施口对口人工呼吸并同时配合胸外心脏按压。在火灾现场救人的原则是先挽救生命，如火焰烧伤，应使其速离火源，避免烟熏和继续吸入有害气体；脱去或剪去已着火的衣服，特别应注意着火的棉服，有时明火已熄，暗火仍燃。若是电击伤，当务之急是采取当时最快的方式脱离电源，同时注意救援人员自身的安全，这是抢救成功的关键。若系地震灾害，救援护理人员应根据倒塌的建筑物中的呼救声，组织人力、物力搜寻伤员，进行挖掘救援、在接近伤员时应防止工具的误伤，尽量用手刨，保证伤员不再受到损伤。发现伤员后应尽快判断伤情轻重，如伤员口鼻内泥沙或呕吐物、血凝块堵塞，应迅速清除保持呼吸道通畅；若重物挤压时间过久，掀起重物后应密切注意挤压综合征的发生；在发现和怀疑有脊柱骨折时，小心搬动，防止脊柱弯曲和扭转加重损伤。若肢体被绞进机器应立即停止机器转动，并倒转机器轮子缓慢退出伤肢，切忌强行向外拖拉伤肢。若系化学药品烧伤应立即用清水冲洗灼伤部位。

（二）保持气道通畅防止窒息

若发现伤员呼吸困难、唇趾发绀、应立即解开伤员衣领和腰带，将伤员平卧，以仰头举颌法打开气道使头向后仰；若怀疑有头颈部受伤则采用托颌法，托起下颌迅速清除气道分泌物、呕吐物、血凝块或异物。舌后坠者，应用舌钳将舌牵于口外或放置口咽通气管，并同时吸氧。必要时行气管插管以保持气道通畅。

（三）创伤出血的现场处理

创伤出血是导致休克、引起死亡的主要原因之一。故救援人员应采取紧急止血措施，防止休克的发生。动脉出血呈鲜红色喷射状或随心脏舒缩一股一股地冒出，流速快，量多；静脉出血呈暗红色涌流状或徐徐外流，速度稍缓慢，量中等；毛细血管出血，血液像水珠样流出或渗出，血液由鲜红色变为暗红色且量少，判断出血的性质对抢救止血具有指导意义。现场止血的护理操作要点如下：

（1）尽可能佩戴个人防护用品，戴上医用手套，若无，可用敷料、塑料袋、干净毛巾等作为隔离层防护。如必须用裸露的手处理伤口，在处理完毕后，清洗双手。

（2）脱去或剪开衣服，暴露伤口，检查出血部位。

（3）根据出血的部位及出血量的多少，采用不同的止血方法。

（4）不要对嵌有异物或骨折断端外露的伤口直接压迫止血。

（5）不要去除血液浸透的敷料，而应在其另加敷料并保持压力。

（6）肢体出血应尽可能将受伤区域抬高到超过心脏的高度。

（7）四肢的动、静脉出血，如使用其他的止血方法能止血的，就不用止血带止血。

止血方法有包扎止血、加压包扎止血、指压止血、加垫屈肢止血、填塞止血、止血带止血。

①包扎止血法：用敷料包扎或就地取材，如干净毛巾、布料等包扎止血。用于表浅伤口出血损伤小血管和毛细血管，出血量小的伤口。

②加压包扎止血法：在出血伤口上置厚敷料或清洁的毛巾，用绷带加压包扎，压力以能止住出血而又不影响伤肢的血循环为度。该方法多用于全身各部位小动脉、小静脉、毛细血管止血。

③指压止血法：在出血伤口近心端，根据动脉行走的部位，用手指、手掌或拳头将动脉压在骨骼上，达到止血或减少出血的目的。这种止血法只是临时紧急措施，多用于动脉出血且血量较多的伤口。在压迫止血的同时，应立即实施其他有效的止血方法。

④加垫屈肢止血法：对于肢体外伤出血量较大，且无骨折者，用上肢加垫屈肢止血法或下肢加垫屈肢止血法。用此法需注意肢体远端的血液循环，每隔 40 ~ 50min 缓慢松开 3 ~ 5min，防止肢体坏死。

⑤填塞止血法：对于四肢较深大的伤口或非贯通伤、穿通伤，出血多，组织损伤严重的应现场紧急

救治。用消毒纱布、敷料（如无，用干净的布料代替）填塞在伤口内，再用加压包扎法包扎。

⑥止血带止血法：四肢大血管损伤，或伤口大、出血量多时，采用以上止血方法仍不能止血，方可选用止血带止血的方法。该方法简单易行且行之有效，但如果使用不当则可造成组织缺血、坏死，甚至使伤员失去肢体。无论使用哪种止血带都要在上止血带部位垫好衬垫（绷带、毛巾、平整的衣物等），注意定时放松（每 40 ~ 50min 放松一次，每次 3 ~ 5min），放松止血带要缓慢，防止血压波动或再出血。在转运时应明确标记，写明止血带的时间，做好交接工作。

（四）合理放置伤员体位

对于轻症或中重度伤员，在不影响急救处理的情况下，救援护士应协助伤员取舒适安全的体位，平卧位头偏向一侧（疑有颈椎骨折者，应使其头、颈、躯干保持平直卧位），或取屈膝侧卧位。使伤员以最大限度地放松，保持气道通畅，防止误吸发生，保证其重要器官的血流灌注。对于胸背部直接受撞击引起胸腔压力突然增高，压迫心脏，以致心脏力量减弱，造成胸部血液回流困难而引起损伤性窒息的病员，原则上宜取半卧位，以减少回心血量，减轻心脏负荷，增加心肌收缩力。

（五）建立良好的静脉通道

凡需建立静脉通道的伤员，均应选择使用静脉留置针。因静脉留置针穿刺方便、易于固定，可将软管留置在血管内。能保证快速而通畅的液体流速。对抢救创伤出血、休克等危重伤员，在短时间内扩充血容量极为有利。而且在病员躁动、体位改变和转运中留置针不易脱出或穿破血管壁。若发生创伤性休克，应迅速建立双静脉通道，保证有效循环血量，使尿量维持在 60 ~ 80mL/h，避免肾功能的进一步损伤。

（六）松解伤员衣物技巧

在救援现场为便于抢救、观察及治疗，需适当地脱去或剪开病员的某些衣物，尤其对创伤、烧伤者，衣服不仅掩盖了真实的创口或出血、粘连在创口，且有直接的污染作用。去除衣物需掌握一定的技巧，以免操作不当加重伤情。

1. 脱除头盔法　如伤员有头部创伤，且因头盔而妨碍呼吸时应立即脱除头盔。疑有颈椎创伤时应十分慎重，必须与医生合作处理。如伤员无颅外伤、呼吸良好，且去除头盔较为困难时，不主张强行脱除。脱除头盔法是用力将头盔的边向外侧扳开，解除夹在头部的压力，再将头盔向后上方托起即可脱除。整个过程应稳妥，忌粗暴，以免加重伤情。

2. 脱上衣法　脱衣顺序是先脱健侧，再脱患侧。卧位病员脱衣应先解开衣扣，将衣服尽量向肩部方向推，背部衣服向上平拉，提起健侧手臂，使其屈曲，将肘关节和前臂及手从衣袖中拉出；将脱下的一侧衣袖打成圈状（衣扣包在里面），衣服从颈后平推至对侧，然后徐徐退下患侧衣袖。如伤员生命垂危、情况紧急、伤员衣服与创伤处的血凝块粘贴较紧或伤员穿有套头式衣服较难脱去时，可直接用剪刀剪开衣袖，为救援争取时间和减少意外创伤。

3. 脱长裤法　伤员呈平卧位，解开腰带及扣，从腰部将长裤退至髋下，保持双下肢平直，将长裤平拉脱出，不可随意抬高或屈曲双下肢。

4. 脱鞋袜法　托起并固定踝部，以减少震动，解开鞋带，向下再向前顺脚型方向脱下鞋袜。

上述救援护理准备为后续抢救和治疗提供了方便。现场救援护理的主要目的在于：维持伤员生命，减少出血及防止休克，保护伤口，避免加重骨折损伤，防止并发症及伤势恶化。一旦病情允许，迅速将伤病员安全地转运到就近医院或专科医院继续治疗。

四、安全转运

经现场初步救援处置后，将伤员快速、安全地转至医院，使伤员尽早地接受专科治疗，对减少伤残至关重要。决定伤员转运的基本条件是在搬动及转运途中伤员不会因此而危及生命或使伤情急剧恶化。

（一）搬动伤员至安全区

救援现场停留的救护车都配有功能良好的担架 1 ~ 2 副。一般而言，应尽可能在不改变伤员体位的情况下将伤员移上担架。在狭窄地带、山区、塌方或火灾现场，要依靠救援护理人员协助伤员移出危险区，并搬运至安全地带或救护车上。尽管这个过程短暂，但也应十分谨慎小心，处理恰当，否则会前功尽弃。如将脊柱损伤者随便抱扶至担架，可加重其骨折或损伤脊髓。

（二）搬运方法

1. 常用担架　担架的种类很多，除特制质量较好的担架外，简易的担架有：

（1）帆布担架：帆布担架构造简单，由一幅帆布、两根木棒、两根横铁或横木、两根负带和两根扣带组成。该方法适用于内科系列伤员，脊柱损伤者禁用。

（2）绳索担架：多为临时制成。用木棒或竹竿两根扎成长方形之担架状，然后缠以坚实的绳索即成。

（3）被服担架：取两件衣服或长衫、大衣翻袖向内成两管，插入两根木棒，再将纽扣扣好即成。

2. 上担架法　在尽可能不改变伤员体位的情况下，将伤员平抬上担架。如三人搬运，将双手平放在伤员的头、胸背、臀部、下肢下面，使伤员的头、躯干、四肢保持在同一水平，听统一号令，将伤员一同抬起，平移放在担架上。如搬运者是两人，可用一床单或毯子轻轻平塞入伤员身下拉平展开，搬运者站在伤员头、脚部，拉起床单的四角，共同用力平兜起伤员移置担架上。注意床单要结实完好，两人用力一致以免摔伤伤员。如果使用的是可以拆装的帆布担架，则可拆下担架上的帆布，将其平铺在伤员身下面，再将两根长杆插入帆布的侧筒中，即可将伤员移至担架上。

3. 徒手搬运法　当现场找不到担架、转运路程较近，而且伤情又允许时，可采用此法。但徒手搬运无论对搬运者或伤员都比较劳累；对病情较重的伤员，如骨折、胸部创伤者不宜使用此法。

（1）单人搬运法：①搀扶法：适用于神志清楚、行动困难但不能自行脱离危险区的伤员，救护人员站在伤者一侧，拉起近侧手臂，使伤者手臂搭在救护者的颈部，然后救护者用外侧的手牵着伤者手腕。另一只手环绕住伤者腰部，并抓牢伤者衣服，使其依靠救护者的身体协助行动。②拖运法：使伤者平躺，两臂弯曲并搭放在胸前，救护者蹲在伤者头前方，双手置于伤病员腋下，抓紧腋下衣服使伤者头依附在救护者的前臂上。然后，向后用力使伤员在地上平移，直至拖行出危险区。③背负法：救护者站在伤者前面呈同一方向，微弯背部将伤者背起。但对胸部、脊柱创伤者不宜采用此法。如伤者卧于地上不能站立，则救护人员可躺于伤者一侧，一手紧握伤者肩，另一只手抱其腿，用力翻身，使伤者负于救护者背上，而后慢慢起来。

（2）双人搬运法：①椅托式：又称座位搬运法。甲乙两救护者在伤者两侧对立，甲以右膝而乙以左膝跪地，各以一手置于伤者大腿之下而相互握紧，另一只手彼此交替而搭于肩上，支持伤者背部以免跌下。②拉车式：由两个救护者实施。一个站在伤者头部两手置于伤者腋下将其抱入怀内；另一个站在伤者足部跨在伤者的两腿中间用手托起其大腿，两人步调一致慢慢抬起卧式前行。

4. 上、下救护车法　救护车上多安置有轨道滑行装置，上车时要注意伤者头部在前，将担架放在轨道上滑入车内。如无此装置，救护人员应合力将担架抬起，保持头部稍高位抬入救护车内。将担架抬下救护车时，救护人员要注意保护伤者，如从轨道上滑行，要控制好滑行速度，尽可能保持担架平稳。

第二节　伤员转送途中的护理

一、伤病员转送途中护理的必要性

灾难发生时，绝大多数情况下系在较短的时间内突然造成大批的伤病员。由于现场环境恶劣、条件限制、场地狭小，人员拥挤，不允许就地抢救大量伤员，必须将伤病员转送出去，方能实施有效救治。

因此，做好转送途中的护理处置工作，对确保转送途中伤病员的安全，减轻伤病员的痛苦，预防和最大限度地减少并发症，降低伤残率和死亡率都有十分重要的意义。

二、伤病员转送前的要求

（1）根据不同灾害和伤情，转运前必须将伤员进行大致分类，一般分轻、中、重、危四类，并对受伤部位做出鲜明的标志，以利于途中观察与处置。

（2）注意发现危及生命的症状及体征，如出血、内脏穿孔、发热抽搐、呼吸道阻塞、骨折等，都应在转送前做紧急处理，以防转送途中伤情恶化导致死亡。

（3）对失血过多的伤病员除止血包扎外，应给予静脉补液或输注血浆代用品，纠正和预防失血性休克，以保证安全转运到达目的地。

（4）对接触的每个伤员应做必要的检查，发现伤处注意保护。

三、不同转运工具转送的特点与途中护理要求

转运伤病员所用的工具，归纳起来有：担架（木板）、平板车、马车、汽车、火车、轮船、飞机等。下面根据不同转运工具的注意事项和护理要求做一阐述。

（一）担架（木板）转运伤员途中的护理

担架（木板）是转运伤病员最常用的工具，因其结构简单、轻便耐用，无论是短距离转运还是较长路段的转送，不管是农村山区，还是海岛丛林、码头车站，都是一种极为常用的转送工具。

（1）担架转送伤病员的特点：担架转送伤员较为舒适平稳，转运途中对伤病员的影响小，适用于各类伤病员。它简单灵便，不受地形、道路等条件限制，担架不足时还可利用木板、树枝、竹竿等就地取材，临时制作以供使用。缺点是非机械化，速度慢，占用人力多（一般需 4 人抬 1 人），担架员搬运途中消耗体力大。当遇寒冷、强风、雨雪恶劣气候情况下影响使用，需加用保温、防雨等措施，否则会使伤员冻伤、感染、病情变化。

（2）伤员在担架上的体位：一般伤员在担架上取平卧位。有恶心、呕吐的伤病员，应取侧卧位防止呕吐物吸入气管或造成窒息。对有颅脑损伤、昏迷等病员，应将头转向一侧以防舌根后缩或分泌物阻塞咽喉与气道。必要时将舌牵出用别针别在衣服上。胸、肺部损伤伤员常有呼吸困难，可用一支架或被褥将背部垫起或半卧位，这样可使症状减轻。担架在行进中，伤员头部在后，下肢在前，以便随时观察病情变化。如伤病员面色、表情，呼吸是否平稳，有无缺氧等。

（3）使用止血带的伤员：应每隔 40 ~ 50min 松解一次，每次 3 ~ 5min，松解止血带时要用力按压住出血的伤口，以防发生大出血造成休克。

（4）对颅脑损伤者应注意观察双侧瞳孔是否等大等圆，对光反射是否灵敏，如出现头痛、呕吐、颈部抵抗、心率变慢等，说明有出血或脑水肿、颅压增高征象，应及时采取止血、脱水、降颅压等措施。

（5）担架在行进途中，担架员的步调力求协调一致、平稳，防止前后左右摆动，上下颠簸而增加伤员痛苦。另外，最好在担架上捆 2 条约束带将伤病员胸部和下肢与担架固定在一起以防其摔下。

（6）为防止压伤和压疮发生，每隔 3 ~ 4h 应翻身或调整体位一次，在骨隆突处适当地加以拍打按摩以促进血液循环，并在该处加垫海绵、纱布等软物加以保护。

（7）为防止伤员和担架员疲劳，途中应定时休息，并利用休息时间查看伤员的体温、脉搏、呼吸、血压及进行必要的护理。如更换绷带、纱布，给注射、服药，并协助伤员排大小便、进食、饮水、调整体位等。

（8）护送中带有输液管、气管插管及其他引流管道的伤员，必须注意保持管道通畅，防止滑脱、移位、扭曲、受压和阻塞等，必要时可指定专人观察和保护。

（9）注意防雨、防暑、防寒，担架上应有备用雨布、棉被、斗篷、热水袋等，以便在冬季保暖防冻、夏季防晒、防雨。

（10）妊娠晚期孕妇转运：在担架上要倾斜 30°，以减轻对膈肌的压迫。

（二）汽车转运伤员时的护理

1. 汽车转运伤员的特点　汽车转运伤员，因具有快速、机动、受气候条件影响小等特点，为转运

伤员重要工具之一。常用的有救护车、客车、卡车等，其中以装有各种急救器材的救护车最为理想。但是，汽车在不平的山路、土路上行驶时颠簸较严重，难以在行驶中施行抢救。另外，部分伤员易发生晕车、恶心、呕吐，消耗体力，加重病情，给生活护理增加难度。

2. 汽车转运伤员的护理要求　如下所述。

（1）合理安排车辆：伤员乘坐的车辆，应由医护人员统一安排。原则上危重病员及路途上需要输液、吸氧、抢救的伤员应使用救护车或带有急救设备的客车运送、轻伤员或途中一般不需要实施治疗的伤员可用大客车或卡车运送。

（2）对于转送途中有生命危险的伤员，如大出血，骨折固定不确定，休克，体温、脉搏、血压等生命体征尚不稳定者，应暂缓用汽车长途转送。

（3）体位的放置要合理：一般重伤员均可取仰卧位。胸部伤呼吸困难者，取半卧位并给吸氧。颅脑损伤和呕吐病员头应偏向一侧以防止发生窒息。长骨骨折病员应将伤肢放在合适位置，背部及两侧用棉垫或被褥垫好并固定牢靠，防止行进中的颠簸摩擦撞击产生疼痛及再次损伤血管神经。

（4）严密观察伤情：转运途中护理人员应加强责任心、勤问勤查、监护伤员。注意伤员面色、表情、呼吸深浅、均匀度。观察呕吐物、分泌物及引流液颜色，伤员伤口敷料浸染程度等情况。发现异常情况及时处理。

（三）列车转送伤员途中的护理要求

1. 列车上的护理　当大批伤员转送时，每节车厢伤员的病情轻重应加以调配，转运人员对重伤员必须重点加以护理。应做到如下几点。

（1）对特殊或重伤员做明显标志：由于伤员多又分上中下三层，给转运途中的观察治疗护理带来困难。因此，对出血、瘫痪、昏迷、截瘫等危重伤病员，必须在其身旁挂有醒目标记，以便对其重点实施观察护理。

（2）要做到四勤：即勤巡回、勤查体、勤询问、勤处理。只有这样才能及时发现病情变化，及时给予处置。如本车厢处理抢救困难，应立即报告请求他组援助，以保证伤员安全顺利到达目的地。

（3）全面观察、重点监护：列车在行进中伤员的伤情会随时发生变化，危重者可因及时救治转危为安，轻伤员也可因护理不周而使伤情恶化。因此，对列车上的所有伤病员无论伤情轻重，医护人员都有责任认真检查，细心照顾。注意生命体征的观测，采取一看、二摸、三听的办法以便及时发现伤情变化。①看：就是看病员的脸色、表情、姿势、呼吸的深浅及均匀程度，有无烦躁不安等。如伤员面色苍白表情淡漠，出冷汗，可能系出血性休克。表情痛苦可能由于伤口恶化、创伤骨折疼痛等所致。如口唇四肢末梢发绀，系缺血、缺氧所致。若面色潮红、惊厥，可能有高热，伤口感染的存在。内腔引流物或呕吐物出现咖啡色时说明该处有可能为内出血，若变成鲜红色说明有活动性出血，均应立即采取措施。另外要注意观察伤病员瞳孔大小，对光反应灵敏度等。如双侧瞳孔不等大或眼球转动失灵，可能为脑出血、脑水肿或已形成脑疝。应考虑静脉给予止血、脱水、利尿，降颅压等药物。②摸：用手触摸伤员的皮肤、温度、湿度、脉搏的频率和强弱。如失血过多进入休克前期，伤员可出现皮肤湿冷、脉搏细弱；另外包扎伤口的绷带纱布松紧程度，腹部肌肉有无紧张及压痛、反跳痛，有无腹水及尿潴留等均靠医护人员细心用手触摸。③听：听伤员有无呻吟、声音嘶哑、哮喘、咳嗽、气短，肺部有无干湿啰音、喘鸣、心律不齐、肠蠕动异常等不正常的声音。这些声音的存在和强弱变化可提示病变部位病情变化。如病员由原来的呻吟不止逐渐变成安静时，要高度警惕，可能病情恶化。

（4）注意各种导管保持良好功能：伤员中由于病情需要可能带有输液管、气管插管、胃肠减压管、导尿管、胸腔及腹腔引流管等。各种导管必须按要求加以保护，尤其当伤员躁动或列车晃动时管道极易脱出、坠入、移位、扭曲、阻塞等。为确保管道通畅应做到：①加强固定，在搬运前用胶布、缝线、绷带纱布等牢牢加以固定。②各种引流管要留有一定的长度以方便站立和左右翻身。③定时抽吸防止引流物形成凝块阻塞。④注意保持管道清洁，加强无菌操作，导管外口要覆盖无菌纱布或罩单。脱出的导管不经消毒处理或更换，禁止随意再次连接，防止带入细菌导致感染。

（5）保持伤员合适体位：合适的体位不但能减少伤员痛苦，而且也是一种有效的治疗措施。如下肢损伤或手术的病员转运途中应适当抬高 15° ~ 20°，以减少伤口的出血、水肿造成的胀痛不适。颅脑伤员则应垫高头部，并用沙袋固定头部以减少震动和损伤。对气胸和腹部损伤的伤员可用被褥或大衣垫成半卧位。伤员足部可朝向车厢通道，身子靠在车厢壁上。这样既利于伤员呼吸又利于观察伤员面部表情。对于高位截瘫的伤员，除取平卧位还应注意保持头颈部的稳定。

（6）做好危重伤员的生活护理：对车厢中昏迷、瘫痪和其他重伤员除积极治疗外还应做好生活护理。定时给予翻身拍背、刷牙漱口以防压疮和感染的发生。对烦躁不安、神志不清伤员的衣食住行，根据气候温度随时增减被褥和衣服，注意饮食卫生。不能自行进食的伤病员，工作人员应喂水喂饭，并协助其大小便。对剩饭剩菜、果皮垃圾以及大小便随时清理，以保持车厢内清洁卫生，减少传染病的发生。

（四）飞机转运伤员的护理

1. 飞机运送伤员的特点　利用飞机运送伤员已日益普及，飞机运送伤员具有速度快、效率高、平稳舒适等优点，且不受道路、地形的影响。但是，飞机运送伤员也有不足之处，例如随着飞行高度的上升，空气中氧含量减少，氧分压下降。一般每升高 1 000m，氧分压则下降 2.4 ~ 2.7kPa（18 ~ 20mmHg），含氧量低对心肺功能不全患者会加重病情。另外，飞机上升及下降时，气压的升降变化会使开放性气胸的伤员纵隔摆动而加重呼吸困难。腹部手术的伤员则可引起或加重腹部胀气、疼痛、伤口裂开。飞机的噪音、震动、颠簸亦可引起伤员晕机、烦躁、恶心、呕吐等。

2. 空中转运时的护理要求　如下所述。

（1）伤员在机中摆放的位置：大型运输机，伤员可横放二排，中间为过道，便于医护人员巡视治疗。休克伤员因血容量少血压低，头部应朝向机尾以免飞行中引起脑缺血。若系直升机，伤员应从上到下逐层安置担架。危重伤员最好放在下层以利抢救。

（2）高空中温度、湿度较低：气管切开插管患者应配用雾化器、加湿器等，使之保持空气湿润防止气管内分泌物黏稠结痂而阻塞气道，或定时在气管内滴 1 ~ 2mL 生理盐水和抗生素，反复滴入吸出以保持清洁湿润。对闭式气管插管的气囊在空运中要避免气压降低引起的膨胀，压迫气管黏膜造成缺血性坏死，气囊内空气注入量应适当减少，待飞机着陆后再适当补充。

（3）外伤导致的脑脊液漏患者，因空中气压低会增加漏出量。要用多层无菌纱布加以保护，严谨堵漏，预防逆行感染。

（4）头面部外伤波及中耳及鼻旁窦时，空气可能由此进入颅腔，引起颅内压增高。可在鼻道内滴入麻黄素、肾上腺素等血管收缩药，以保持中耳鼓室、鼻旁窦与外界畅通。

（5）昏迷患者因眼球易外露致角膜干燥，要定时滴氯霉素眼液、眼膏及眼球上覆盖无菌湿纱布加以保护。

（6）注意伤员身上各种导管的保护。

（7）做好机舱内检疫消毒工作：发现有传染病患者应立即登记标明。在到达转运终点后进行隔离治疗。伤员搬运完毕应彻底清理仓内污物、垃圾，并进行机舱消毒。

（五）轮船转运伤员的护理

轮船是水路运送伤员的理想工具。但由于风浪大时颠簸厉害，极易引起晕船，转运中应注意如下事项：

（1）上船前应详细了解凡晕船者，无论工作人员还是伤员，对晕船者一律服用茶苯海明予以预防。

（2）有昏迷、晕船呕吐者，将其头转向一侧，防止呕吐物吸入气管引起窒息。

（3）随时清除呕吐物、果皮、垃圾，保持船舱清洁，防止传染病的发生。

（4）病情观察与途中急救护理措施同陆路转运。

第三节 昏迷病员的护理

昏迷是最严重的意识障碍，即意识完全丧失，病员仅存脑干和脊髓反射，主要特征为意识障碍、随意运动丧失、对外界刺激失去正常反应，但生命体征如呼吸、脉搏、血压和体温尚存。其涉及疾病原因很多。只有及时明确病因、积极治疗，才能挽救昏迷病员的生命，而精心细致的护理是成功救治的重要保证。

一、病情观察

（一）意识状况

昏迷病员在护理过程中应随时观察病员意识变化，可用疼痛刺激。如压迫眶上神经、压迫胸大肌或针刺等来判断昏迷的程度。也可根据睁眼、语言及运动等反应按 Glsgow 计分法对意识进行分级。具体方法如下：

（1）睁眼反应：自发性睁眼 4 分、语言刺激可引起睁眼 3 分、疼痛刺激可引起睁眼 2 分、不能睁眼 1 分。

（2）语言反应：问题回答正确 5 分、语言错乱 4 分、词句不确切 3 分、语音难理解 2 分、不能语言 1 分。

（3）运动反应：能按吩咐动作 6 分、有定位性动作 5 分、有回缩反应 4 分、异常屈曲反应 3 分、伸直反应 2 分、不动 1 分。

以上三项合计最高 15 分，低于 9 分属于浅昏迷，7 分以下则为深昏迷。病员昏迷加深常表示病情加重，此时应立即报告医生并协助进行急救处理。

（二）瞳孔变化

观察瞳孔变对判断病情和及时发现险情非常重要，正常瞳孔两侧对等直径 2 ~ 5mm。脑部病情变者如遇一侧瞳孔散大、对光反射消失、意识障碍加深，常提示有小脑幕切迹疝形成；双侧瞳孔散大，对光反射消失，伴病理性呼吸暂停或去大脑强直常为枕骨大孔疝所致。以上情况说明病情极其危重，应立即通知医生进行脱水等处理，必要时应实施手术减压。

（三）生命体征

包括血压、脉搏、呼吸和体温，它们是反映患者病情变化的指征。如患者表现为“两慢一高”即呼吸和脉搏减慢，血压升高，常为颅内压增高所致。呼吸节律紊乱常是脑干衰竭的早期表现，如脉快、血压下降，呼吸急促而不规则，应考虑有血容量不足或酸中毒等，体温升高可能为伤口或肺部、泌尿道等感染所致，均应及时报告医生，采取有效治疗措施。

二、呼吸道护理

昏迷病员各种反射包括咳嗽与吞咽反射均受限或消失，极易窒息或导致呼吸道感染，故加强呼吸道护理十分重要。

（一）保持呼吸道通畅

昏迷病员痰量多而黏稠，加之病员咳嗽反射减弱痰不能咳出，易致肺部感染。此时即使大量使用抗生素，也难以控制。故应勤吸痰，并于每次翻身前后叩背和吸痰以利于两侧支气管内痰液排出。吸痰管插入长度以相当于口腔鼻腔至咽后壁的深度为宜，每次吸痰，吸痰管均应插入适当深度后再开启吸引器，边吸边退出吸痰管，直至吸痰管全部退出。

（二）吸氧

昏迷病员无论病因如何，脑组织均处于缺氧状态而出现脑水肿。因此对病员进行间断或持续低流量吸氧，以改善供氧，减轻脑水肿。应经常检查吸氧管的通畅情况，以免被痰痂阻塞影响有效吸氧。

（三）人工辅助呼吸

应用人工辅助呼吸的指征为：

（1）PaO_2<6.67kPa（50mmHg）,$PaCO_2$>6.67kPa（50mmHg）。

（2）无自动呼吸或呼吸过速（>40 次 /min）、过缓（<10 次 /min），节律不规则。

（3）弥漫性脑挫伤颅内压 >5.33kPa（544mmH_2O）呈去大脑或去皮层强直的严重脑干伤患者。

（四）呼吸机管理

使用呼吸机应注意通气压力的变化。压力增高常提示气道阻塞或肺部顺应性减低，压力降低则可能由于进气量不足或气囊破裂，管内有液体所致，均需及时处理。定压定时型呼吸机对潮气量不能定量显示，临床上可根据胸廓的起伏，进气时限长短及呼吸音强弱，并结合血气分析加以判断和调整。

（五）气管切开

对昏迷较深、呼吸功能一般 72h 不能改善者，应考虑作气管切开。术后应注意：

（1）保持环境清洁、安静：保持环境空气清新，室温控制在 22℃，相对湿度控制在 60% 左右。

（2）勤吸痰：注意清除套管内及口腔和鼻腔内的分泌物，防止咯出的痰液返入气管。对管道内痰痂应给予清除。

（3）如分泌物过稠可按时向套管内滴入定量化痰液体（以生理盐水 100mL，庆大霉素 8 万单位和糜蛋白酶 5mg 配成液体），也可对呼吸道行雾化吸入每天多次。

（4）气管套管每 4h 要清洗消毒一次，气管气囊每 4h 放气一次，时间为 30min。套管口应盖双层温盐水纱布，防止灰尘及异物吸入，并改善吸入空气的湿度。

（5）病员体位不宜变动过多：头颈及上身保持在同一水平，翻身或改变体位时应同时移动头部和躯体以避免套管移动而刺激气管脱出。

三、消化道护理

颅脑损伤或烧伤、休克、败血症、尿毒症、大手术后均可因丘脑受损或神经体液调节紊乱而导致应激性胃溃疡并发上消化道出血，应予警惕。如病员呕吐咖啡样液体或排出黑便提示消化道出血。此时应立即报告医生及时使用受体阻断剂如雷尼替丁、西咪替丁或奥美拉唑等药物予以控制。酌情进行胃肠减压，做好各项抢救准备工作。

四、营养护理

昏迷病员都有不同程度缺氧，机体水电解质、酸碱失衡，营养不良等，机体抵抗力差，容易并发各种疾病。因此，加强营养非常重要。

（1）静脉输液：应保持静脉通道畅通，持续输液，给予维生素及各种能量合剂和脑细胞活化剂，促使脑细胞功能恢复。

（2）鼻饲：昏迷持续 2 天以上、肠鸣音存在者可进行鼻饲进食，以增强营养摄入。内容以含有多种营养成分的混合牛奶为主，也可喂以菜汤等。注意计算摄入热量以每天 1 500cal（6 240J）为宜，饮食温度以 37℃左右为宜。每天 6 次，每次 300mL。每次灌注鼻饲营养液后，即注入 50 ~ 100mL 温开水，增加体内水分，防止胃管内堵塞，预防感染。

五、中枢性高热护理

昏迷病员因脑部受损或并发感染等均可出现高热。而高热本身又可加重脑缺氧，对昏迷十分不利。故凡遇高热病员，除积极寻求病因加以治疗外，应采取适当措施予以降温。具体方法如下：

（1）冰袋、冰帽降温。

（2）30% ~ 35% 酒精擦浴。

（3）药物降温：可应用适量退热剂，如复方氨基比林，柴胡注射液等。

（4）对体温持续不退者酌情选用冬眠合剂（氯丙嗪 25mg ＋异丙嗪 25mg）肌注每 6h 1 次，同时辅以物理降温。

六、泌尿系统护理

昏迷病员常有尿潴留或尿失禁，应予处理。对尿失禁者可实施假性导尿或直接用塑料袋接尿；对尿潴留者先用针刺、按摩等促使排尿，无效者予以留置导尿。留置导尿应注意以下几点：

（1）严格执行无菌操作技术。

（2）妥善固定气囊导尿管，按要求更换无菌引流袋及导尿管。

（3）保持导尿管通畅，必要时行膀胱冲洗。

（4）每日做会阴及尿道口护理 1 ～ 2 次。

（5）观察尿液性状、颜色、量，并记录；定期检验尿常规和尿培养，如有尿路感染，应及时选用有效抗生素治疗。

七、观察记录出入量

昏迷病员由于缺氧、抽搐、高热、呕吐等原因或由于治疗中使用激素、脱水、利尿、限制水盐摄入量等因素，常伴有水、电解质紊乱和酸碱失衡。严格观察记录出入量并根据病情调整治疗方案。对不能进食超过 3 天的病员，应计算每天液体出入量，定期检测血、尿、电解质浓度。发现异常及时通知医生加以处理。输液次序随病情不同而异，如对有失血休克倾向的病员宜先输血，而对有严重脑水肿者宜先行脱水疗法而后酌情输液。一般状况下，切忌输液速度过快，以免加重脑水肿或肺水肿而导致病情恶化。出入量记录必须及时准确。

八、加强肢体功能锻炼

昏迷病员肢体多无自主运动，久之则可出现关节僵直及肌肉挛缩，故应尽早对病员进行肢体被动功能锻炼。按摩病员肢体，并做被动伸屈运动，每天 2 次，同时辅以理疗和针灸治疗。

九、口腔和眼部的护理

（一）口腔

昏迷病员由于吞咽反射减弱或消失，口腔及呼吸道分泌物的残留，容易使细菌繁殖而发生口腔炎，黏膜溃疡及化脓性腮腺炎等并发症。故应及时清除口腔内分泌物，用生理盐水或 3% 过氧化氢清洗口腔，每天 2 次。口唇涂以液状石蜡油以防干燥裂口，口唇裂口者可涂抗生素软膏。

（二）角膜

昏迷病员由于眼睑闭合不全，角膜外露引起角膜干燥坏兀或继发感染等导致视力障碍。一般应用眼罩、使用涂凡士林纱布覆盖保护或用胶布牵拉上下眼睑使之闭合。并定时滴以抗生素溶液或涂以抗生素油膏。一旦发现角膜光泽消失或浅层混浊，更应加强角膜的护理，必要时缝合眼睑。

十、皮肤护理

做好皮肤护理是预防压疮的关键：

（1）勤翻身并保持皮肤的清洁和干燥，避免长期受压，定时翻身（不可在床褥上拖拉以免擦伤皮肤）。

（2）对于易发生压疮部位，如骶尾、踝部、足跟部、肩胛部、髂后上嵴、头皮等处，应避免长时间受压。可用减压敷料贴、海绵垫、轮流充气气垫床等缓解压力，并且保持床单平整干燥，湿污后随时更换。

（3）局部皮肤发红是压疮发生的前驱征象，须及时去除原因、解除压力与刺激，一般短期内即可消退。

（4）皮肤擦伤或有水泡形成时，应按外科常规处理创面，并在无菌条件下抽出液体，局部敷以无菌纱布或水胶敷料贴，不久即可愈合。

（5）对压疮已形成者，可根据皮肤损伤程度，选择不同的专用于压疮的系列护理敷料或外科换药等方法治疗。

第四节 遇难者的心理护理

灾难降临时，往往带给人们突如其来的伤害。如坠跌伤、打击伤、烧伤等。由于这种伤害的发生具有意外性、突然性，一般没有前驱期，患者缺乏心理准备。更何况在遇难前，患者往往身体健康没有对疾病的体会。因此这种急剧的变化势必使患者的心理状况受到极大的冲击，导致一系列的心理问题，进而影响患者的抢救乃至康复。这就要求护理人员了解遇难者此时的心理状况，并给予有的放矢的心理帮助。

一、遇难者常见的心理反应

（一）遇难初期的“类休克状态”

受到特大的灾难侵袭后，很多遇难者首先表现出意外的镇静，给人的假象是他们已适应了这种意外的打击。具体表现为既不呻吟、也不表诉，表情淡漠、麻木、呆板、不知所措。当人们与之交谈时，反应很冷淡，这就是急性心理创伤后的“类休克状态”。这种“休克”状态是一种心理防御反应。此时，各种心理反应的阈值升高，反应速度明显迟钝，它防止了急性焦虑、惊恐等反应的发生。但必须意识到这种休克是一种沉重的心理创伤的表现，绝不能误认为病员心理已经适应了这种变化。所以，此时应用镇定的动作和语言稳定病员的情绪。

（二）中期焦虑

当初期的“类休克状态”过去后，一般遇难者开始意识到自己的健康受到了极大的摧残，面临着毁容、伤残的危险，此时易产生极度的焦虑。焦虑是指人们对环境中一些即将来临、可能会造成危险和灾祸的情况进行适应时，主观上引起紧张和一种不愉快的期待情绪，焦虑的种类较多。几乎所有的遇难者都有期待性焦虑，他们渴望了解自己的伤情诊断，关心是否有死亡危险，是否会留下残疾，以及主治医生的水平。他们异常迫切地希望马上得到适当的诊治，马上恢复健康。这时求生的欲望占据了主导地位。另外，灾难的受害者都被迫离开自己的亲人、家园或熟悉的人而住入医院。许多自然灾害的受害者在担忧亲人的生命安全的同时，一种和亲人分离所产生的深深的孤独和失落等情绪，使其寝食不安、郁郁寡欢。综上所述，焦虑所造成的心理痛苦和能力下降将干扰疾病的诊断与治疗。在进行心理护理的同时，必要时可合用一些抗焦虑药，以助病员的情绪安宁。

（三）康复期的忧郁

当急性阶段的治疗过后生命不再有危险时，自我价值降低、角色冲突引起的矛盾显得格外突出。伤员们由原来社会和家庭的主人变成了社会和家庭的累赘，深感前途渺茫生活无望，从而诱发忧郁心理。忧郁的特征性症状即心境悲观、缺之活力、自我感觉差。忧郁的严重程度常与伤残程度、心理和社会环境、病前性格及素质有关。一般来说，四肢功能的残缺、面容烧毁将严重导致社交和工作能力康复的困难。这对病员尤其是年轻人的心理打击最大。他们感到生活的快乐才刚开始就结束了，表现为悲伤、忧郁、自卑、绝望、孤独乃至产生轻生的念头。万念俱灰的烧伤病员往往不愿暴露自己布满疤痕的脸庞。他们有的日夜戴口罩不见任何人，不与外人接触。总之，这类病员的自卑心理最重，他们把自己看成一个残疾人，用这种非常痛苦的自我意识折磨着自己。所以，此时的他们特别需要心理上的安慰与支持。另一方面，家属对疾病的态度、经济来源有无保障也与病员的情绪息息相关。如老年人受了伤要拖累儿女来照顾，而儿女本身也肩负家庭、工作的重担。所以，他们往往觉得歉疚、自责自罪，表现为食欲不振、沉默寡言、睡眠障碍。另外，性格急躁者往往求愈心切，操之过急，过多地进行活动和功能锻炼，其效果往往适得其反，反而挫伤了信心。而有依赖性格者往往一切依求他人的指导与帮助。何况，遇难以来一切衣食住行都由护理人员无微不至的照顾，强化了这种病员的依赖心理，自己不做任何主动努力使功能恢复，再得不到周围人的心理支持时显得忧郁、灰心和沮丧。而康复期的病员最突出的心理问题是为未来的事业、家庭生活和经济等的困扰。

另外，有些工伤、车祸、打击伤的患者，他们往往涉及经济利益或司法纠纷，也有些患者平时夫妻间并不亲密，但因受伤得到对方更多的照顾，或长期工作颇感疲惫，而生病正好使其得到长期休息，这些患者都因生病获得一定的利益。这种“罹病利益”在心理上的强化往往使疾病过程强化，病员的症状迟迟不消失。尽管病员的动机是“无意识的”，但是这种情况使病情更为迁延，少数病员甚至成为终生的社会性残疾。所以，护理人员如何妥善地处理这些问题至关重要。

二、对症心理护理

（一）给予信赖感和安全感

当遇难者到达医院时伤情是严重的，心理往往处于“休克”状态，急救室里高声喧哗，操作慌张都会加深对伤员的心理刺激。护理人员应主动热情地接待病员，使遇难者感到受医护人员的重视，医护人员的态度要热情持重，动作熟练、迅速、有条不紊，对可能致残者，交代病情要委婉。这样能对遇难者及其家属的情绪起安定作用，使其产生信赖感和安全感。

（二）精心护理、耐心倾听

从急救室的洗净污垢，更换衣物到治疗期中的喂饭，协助大小便，精心的护理将融洽护患之间的关系，使遇难者愿意把心里话讲给护士听，而护理人员用心的倾听，适当的安慰将使病员的焦虑心理得到疏泄，大大减轻患者的心理负担，有利于身心健康的恢复。

（三）创造良好的环境

环境直接影响到病员的心境，阳光充足、温度适宜、空气新鲜无噪音，将会使患者的心境基本稳定，促使患者心情舒畅，早日康复。因此，病室应安静、整洁、淡雅。相反，嘈杂的声音、混乱的设施，都会引起患者情绪上的不安与烦躁。尤其医护人员的高声谈笑更使患者产生反感和消极的心境。因此，医护人员应特别注意自己的言行，做到说话轻、走路轻、关门轻、放物轻。

（四）给予必要的信息

因患者都有期待性焦虑，故对患者的病情、预后、诊疗过程、康复过程以及主治医生的技术水平都可以给予必要的解说。多谈宏观、积极的一面，用同种伤情已痊愈的患者现身说法，稳定其情绪减少焦虑。

（五）树立自信心

患者因突然遭受这样的打击而万念俱灰，护理人员与其交谈中可讨论人生价值、生存的意义、理想、信仰等。用一些模范人物的行动感召病员，让他们鼓起战胜疾病、重新生活的勇气。通过努力使遇难者们自我意识到：“家庭离不开我”“社会离不开我”“工作岗位离不开我”。对一些四肢伤残或面部毁容的病员，由于他们的自卑心理特别重，这需要护理人员面对伤残、畸形不流露惊讶或恐惧的表情，而以坦然的态度处之。在交谈中鼓励病员“身残心不残”，让他们知道外表美是肤浅的，只有心灵美是人类永远追求和仰慕的，一个人能否得到人们的尊重，主要看他的品格和对社会的贡献。这样，病员的自信心就会慢慢地恢复，消除自卑感的思想包袱，变得更加自尊、自强。

（六）满足遇难者爱与友谊的需要

灾害的遇难者虽然遭受不幸，身处病房，可他们仍有爱和友谊的渴求。护理人员应首先帮助他们与同室病员建立良好的人际关系，宣扬尊老爱幼、相互尊重、相互帮助的精神文明思想，杜绝人际关系恶化的因素和苗头。使他们感到病室温暖如家，这将使病员的心理得到安慰，消除孤独和不安。年轻的伤残患者常沉入到珍惜爱而又不敢爱的矛盾心理中。护理人员应协助做好患者恋人的思想工作，以纯洁而坚贞的情操来追求真诚的感情，往往恋人的决心和深情会大大鼓舞受伤者，使他们增加战胜疾病的勇气。

（七）给受难者精神的置换与升华

如果患者天天躺在床上，独自面对自己伤残的身体，难免不产生自哀自怜、寂寞悲凉的情绪。护理人员可以动员其看一些有趣的杂志、有益的小说，听广播音乐，出病室板报，帮助同室病友做简单的护理。这些事情既可活跃病室的气氛、充实其精神生活，也可转移病员的注意力唤起他们的情趣，精神从中得到置换和升华，逐渐地减少病员的自卑心理、改变孤独寂寞为充实、愉快。

（八）促进心理的健全，加速康复

（1）对于因家属和护理人员过多照顾而产生依赖心理的病员，应适当减少对病员的照顾，调动其能动性，鼓励他们适当的活动，为日后恢复工作和社会生活做准备。

（2）在康复过程中，应让病员了解康复过程中可能遇到的种种情况，使病员在心理上有所准备。同时，又要对康复治疗进行指导使病员有信心，且能知道如何去进行活动、锻炼和治疗。在护士指导下由病员自发组织的康复团体有助于社会适应能力的恢复，也有助于病员交流康复经验，这对减少不良心理反应和康复确有好处。

（3）对于有“罹病利益”的病员不能简单斥责病员的症状是虚假的。虽然其中涉及的经济赔偿和司法纠纷不是护理人员所能解决的，但应将此类情况如实告知病员家属和单位。请他们协助尽早解决这些问题，这将对病员的康复大有好处。

第五节　遇难者的生活护理

受灾伤员的预后好坏主要取决于从受伤到开始救护的时间、初救的质量以及在现场和运送途中对重伤员的急救和复苏情况。而生活护理在救护中虽不如急救复苏那么重要，但也是保持身体健康的重要条件之一。良好的生活护理可以防止疾病、增进健康。遇难者的生活护理包括身体各部分的清洁卫生，个人用物及被服的清洁卫生。

一、皮肤护理

在自然灾害和人为灾害中，遇难者的皮肤完整性会遭到不同程度破坏，伤口受到一定的污染。受洪涝、海啸影响的灾民，由于洪水长期浸泡，双下肢发胀发白，如不及时给予皮肤护理，皮肤上脱落的皮屑、排出的汗液和皮脂，加上细菌、尘土血迹等结成污垢黏附在表皮上，堵塞毛孔，刺激皮肤，可引起瘙痒不适。沐浴是进行皮肤护理的重要手段，可清除表面污垢、促进血液循环、使关节和肌肉松弛，并可预防皮肤病、压疮、肌萎缩和关节强直。沐浴时还可观察皮肤症状和瘀斑、充血、浮肿、结节、皮疹以及有无身体畸形和活动障碍，为诊断和治疗提供线索。沐浴可分淋浴及擦浴，应视病情而定。对于病情较重、年老体弱、创伤伤员，宜在床上给予擦浴以节省体力消耗；对于大出血、休克等重病员应暂免沐浴，轻轻擦去体表的污垢即可；病情较轻能下地活动的可淋浴。床上擦浴应注意保暖，并重视会阴部的清洗。否则可造成尿道口的感染、阴囊部湿疹、糜烂等。烧伤烫伤的皮肤护理按专科要求护理。

二、口腔护理

健康人抵抗力强，完整的口腔黏膜机械屏障以及胃酸的作用，不致引起疾病。而遇难者机体天然免疫机制相应下降，唾液的量和 pH 值可能发生改变，口腔内微生物就可乘机迅速繁殖，引起各种口齿疾病和口周各器官的并发症。由于病员饮水、进食减少，滞留在齿缝间的食物残渣更易腐败发酵，引起口臭。病员感觉口内不适，影响食欲和消化功能，破坏情绪并影响社会交往。口腔疾病和口周各器官的并发症有牙周疾病、溃疡性口腔炎、化脓性腮腺炎、黏膜和牙龈出血、鹅口疮。对昏迷及危重病员、禁食及手术前后的病员、下颌骨折引起牙关紧闭的伤员，要加倍重视口腔护理。

具体方法如下：

（1）对生活可自理的轻病员要督促他们餐后漱口，并指导他们以正确的方法刷牙，每天早、晚各一次。也可使用爽口液。

（2）不能起床的病员可备齐用物协助他们在床上刷牙、漱口。护士协助伤员刷牙时动作需轻稳以免损伤齿龈及口腔黏膜。

（3）对不能自理的卧床病员进行口腔护理时，棉球蘸含漱溶液不可过多，每次用血管钳夹紧一个棉球擦洗。严防病员将溶液吸入呼吸道或遗留棉球于口腔内。高热、昏迷、危重等不能自理的伤员，每天两次口腔护理。

（4）含漱液可根据情况分别选用复方硼砂溶液、1.5% 过氧化氢、生理盐水、4% 碳酸氢钠溶液或 2% ～ 4% 硼酸溶液等。

凡有口腔溃物或口腔糜烂的病员，食物宜软，忌食辛、辣、酸苦等刺激性食物，饮料以温热为宜，避免过热过冷引起疼痛。

三、头发护理

梳理头发保持清洁不但可以促进病员的舒适感，还可使其焕发精神。应及时洗头理发以清除污垢，加强头部血液循环。生活不能自理或重危病员每天应为其梳头，长发可在头顶或两侧编成辫子以使躺卧舒适。新入院者应检查有无头虱。长期卧床病员可在床上洗发。

四、晨晚间护理

晨间护理多在早餐前进行。应协助病员刷牙、洗脸、洗手、擦背、梳头、整理床铺，使病员度过长夜后感到神清体爽，身心舒畅。指甲长的要修剪，床单不清洁的要更换，个人用物保持整洁。晚间护理多在晚餐后入睡前进行。内容与晨间护理大致相同，晚上要用热水给伤员洗脚、冲洗外阴，使病员舒适入睡。注意气温的变化，及时增减病员衣被。入睡前要保持病房的光线幽暗与安静以利于病员休息。

五、饮食护理

饮食护理是根据病情给予不同饮食，以保证营养、增强抵抗力、促使早日恢复健康。要了解伤员的饮食习惯和爱好以及病情对饮食的要求，有无对食物的过敏等。进餐前停止治疗和检查，清除影响食欲和消化不良的因素。给卧床病员洗手，帮助采取舒适的进食位置。发热和口臭病员要给水漱口，消化不良者根据医嘱给予开胃助消化药物。协助不能自理者进食，要让病员看见食物以增进食欲。喂时不可匆忙，病员咽下后再喂第二口。瘫痪者进食时应卧于健侧以免食物残留在口内。呛咳下咽反射迟钝者，喂食时要缓慢。同时密切观察，防止食物进入气管。食后应漱口以保持口腔卫生。

六、睡眠护理

遇难者由于受病痛的折磨，对治疗的疑虑以及对家人的思念等导致体力和脑力消耗很大。如能使病员在夜间安静入睡则对体力的增强、精神的松弛以及组织的修复都会起到良好的作用。协助病员有良好的睡眠，应做到以下几方面。

（1）创造良好的睡眠环境：病室应安静及避光。室温适宜，有空调设备夏季可调至 18 ～ 20℃，冬季 26 ～ 28℃。通风良好，但应避免过堂风。冬季宜在睡前通风 10 ～ 15min。

（2）适宜的卧具：所用被褥、枕头尽可能符合本人习惯，床铺的软硬要适度，以病员感觉舒适为准。衣裤要宽大，不宜过紧。

（3）睡眠前注意饮食卫生：夜餐忌食过饱、睡前禁用浓茶等刺激物，并减少饮水。

七、各种引流管护理

术后各种引流管要妥善固定，并充分发挥引流作用。记录引流液的量、色、性质。

八、石膏固定牵引的皮肤护理

牵引的伤员要观察局部皮肤有无破溃、牵引穿刺处有无红肿，以防炎症发生。石膏固定的伤员要注意远端肢体末梢皮温、颜色，禁止伤员用尖锐物体在石膏内搔痒而误伤皮肤。

九、体位护理

根据病情需要予合适的卧位。慢性支气管炎呼吸困难者予半卧位，创伤休克给予平卧抬高下肢位，以增加回心血量。

十、现场遇难者的护理

对于被自然灾难围困的灾民，尤其洪涝灾难中的灾民，应帮助他们做好皮肤护理、已患有皮肤病患者应外用适当的药膏、药水。指导灾民饮用净水，教会澄清净水的方法，保证食物质量，控制肠道病暴发，防止各种流行病的传播。

第六节 休克

休克（shock）即由于各种严重创伤、失血、感染等导致神经体液因子失调，心输出量及有效循环血容量不足，微循环灌注量明显下降，因而无法维持重要生命脏器的灌流，以致缺血、缺氧、代谢紊乱等引起一系列病理、生理变化的综合征。休克的原因很多，有效循环血容量锐减是其共同特点。

一、休克分类

休克可因病因不同分为以下 6 种。

（1）低血容量休克：包括失血、失液、烧伤、过敏、毒素、炎性渗出等。

（2）创伤性休克：创伤后除血液丢失外，组织损伤大量液体的渗出，毒素的分解释放、吸收，以及神经疼痛因素等，都可导致休克。

（3）感染性休克：多见于严重感染，体内毒素产物吸收所致等。

（4）心源性休克：见于急性心肌梗死、严重心肌炎、心律失常等。

（5）过敏性休克：为药物或免疫血清等过敏而引起。

（6）神经源性休克：见于外伤，骨折和脊髓麻醉过深等。

二、休克病理机制

各种原因引起的休克虽各有特点，但最终导致的生理功能障碍大致相同，有效循环血容量不足是重要因素，心输出量下降是直接过程，血管床的容积扩大，微循环瘀血，器官功能障碍是最终结果。

（1）休克早期又称缺血性缺氧期：此期实际上是机体的代偿期，微循环受休克动因的刺激，使儿茶酚胺、血管紧张素、加压素、TXA 等体液因子大量释放，导致末梢小动脉、微循环、毛细血管前括约肌、微静脉持续痉挛，使毛细血管前阻力增加，大量真毛细血管关闭，故循环中灌流量急剧减少。上述变化使血液重新分布，以保证心脏等重要脏器的血供，故具有代偿意义。随着病情的发展，某些血管中的微循环动静脉吻合支开放，使部分微循环血液直接进入微静脉（直接通路）以增加回心血量。此期患者表现为精神紧张，烦躁不安，皮肤苍白、多汗，呼吸急促，心率增速，血压正常或偏高，如立即采取有效措施恢复，若被忽视，则病情很快恶化。

（2）休克期又称瘀血期或失代偿期：此期系小血管持续收缩，组织明显缺氧，经无氧代谢后大量乳酸堆积，毛细血管前括约肌开放，大量血液进入毛细血管网，造成微循环瘀血，血管通透性增强，大量血浆外渗，此外，白细胞在微血管上黏附，微血栓形成，使回心血量明显减少，故血压下降，组织细胞缺氧及血管受损加重。除儿茶酚胺，血管加压素等体液因素外，白三烯（LTS）纤维连接素（Fn），肿瘤坏死因子（TNF），白介素（TL），氧自由基等体液因子均造成细胞损害，也为各种原因休克的共同规律，被称为“最后共同通路”。临床表现为表情淡漠，皮肤黏膜发绀，中心静脉压降低，少尿或无尿，及一些脏器功能障碍的症状。

（3）休克晚期又称 DIC 期：此期指在毛细血管瘀血的基础上细胞缺氧更重，血管内皮损伤后胶原暴露，血小板聚集，促发内凝及外凝系统，在微血管形成广泛的微血栓，细胞经持久缺氧后胞膜损伤，溶酶体释放，细胞坏死自溶，并因凝血因子的消耗而播散出血，同时，因胰腺、肝、肠缺血后分别产生心肌抑制因子（MDF）、血管抑制物质（VDM）及肠因子等物质，最终导致重要脏器发生严重损伤，功能衰竭，此为休克的不可逆阶段。

三、主要临床表现

（1）意识和表情：休克早期，脑组织血供尚好，缺氧不严重，神经细胞反应呈兴奋状态，患者常表现为烦躁不安。随着病情的发展，脑细胞缺氧加重，患者的表情淡漠，意识模糊，晚期则昏迷。

（2）皮肤和肢端温度：早期因血管收缩口唇苍白，四肢较冷、潮湿。后期因缺氧或瘀血口唇发绀，颈静脉萎缩，甲床充盈变慢。

（3）血压：是反映心输出压力和外周血管的阻力，不能代表组织的灌流情况。在休克早期，由于外周血管阻力增加，可能有短暂的血压升高现象，此时舒张压升高更为明显，心输出量低，收缩压相对减低，因而脉压减小，这是休克早期较为恒定的血压变化，只有代偿不全时，才出现血压下降。

（4）脉搏：由于血压低，血容量不足，心搏代偿增快，以维持组织灌流，但由于每次心搏出量都较少，这样更加重心肌缺氧，心肌收缩乏力，所以在临床常常是脉搏细弱。

（5）呼吸：多由缺氧和代谢性酸中毒引起呼吸浅而快，晚期由于呼吸中枢受抑制，呼吸深而慢甚至不规则。

（6）尿量：早期是肾前性，尿量减少反映血容量不足，肾血灌注不足，后期有肾实质性损害，不但少尿，重者可发生无尿。

以上为各类休克共同的症状和体征，临床上战创伤休克突出的表现有“5P”。即皮肤苍白（pallor）、冷汗（prespiration）、虚脱（prostration）、脉搏细弱（pulselessness）、呼吸困难（pulmonary deficiency）。

四、病情评估

评估的目的是根据临床各项资料，及早发现休克的前期表现及病情的变化情况，为休克的早期诊治争取有利时机。

1. 病情判断　如下所述。

（1）病史收集：重点了解休克发生的时间、程度、受伤史、伴随症状；是否进行抗休克治疗；目前的治疗情况等。

（2）实验室检查：需测量以下数据。

1）测量红细胞计数，血红蛋白和血细胞比容，可了解血液稀释或浓缩的程度。

2）测量动脉血气分析和静脉血二氧化碳结合力，帮助了解休克时酸碱代谢变化的过程和严重程度。

3）测定动脉血乳酸含量，反映细胞内缺氧的程度，也是判断休克预后的一个重要指标，正常值为1.3mmol/L。

4）测定血浆电解质，有助于判断休克时机体内环境与酸碱平衡是否稳定。

5）测定肝、肾功能，有助于了解休克状态下肝肾等重要脏器的功能。

6）测定血小板计数，凝血酶原时间与纤维蛋白原以及其他凝血因子等，有助于了解是否有发生DIC的倾向。

（3）失血量的估计可通过以下3种方法估计。

1）休克指数：脉率/收缩压，正常值0.5左右。休克指数为1，失血量约1 000mL；指数为2，失血量约2 000mL。

2）收缩压10.7kPa（80mmHg）以下，失血量为1 500mL以上。

3）凡有以下一种情况，失血量约1 500mL以上：①苍白口渴。②颈外静脉塌陷。③快速输入平衡液1 000mL，血压不回升。④一侧股骨开放性骨折或骨盆骨折。

（4）休克程度估计：临床上可将休克分为轻、中、重三度（表2–1）。

表 2-1 休克的程度估计

休克程度	估计出血量（mL）（占全身血容量 %）	皮肤温度	肤色	口渴	神志	血压（mmHg）	脉搏（次 / 分）	血细胞比容	中心静脉压	尿量（mL）
休克前期	760（<15%）	正常	正常	轻	清楚	正常或增高	正常或略快	0.42	正常	正常或略少
前度休克	1 250（15% ~ 25%）	发凉	苍白	轻	神志清楚，精神紧张	90 ~ 100/60 ~ 70	100 ~ 120	0.38	降低	少尿
中度休克	1 750（25% ~ 35%）	发凉	苍白	口渴	神志尚清楚，表情淡漠	60 ~ 90/40 ~ 60	> 120	0.34	明显降低	5 ~ 15
重度休克	2 250（35% ~ 45%）	冷湿	发绀	严重口渴	意志模糊，甚至昏迷	40 ~ 60/15 ~ 40	> 120	<0.3	0	0

（5）休克早期诊断：休克早期表现为：①神志恍惚或清醒而兴奋。②脉搏 >100 次 / 分，或异常缓慢。③脉压 2.6 ~ 4.0kPa（20 ~ 30mmHg）。④换气过度。⑤毛细血管再充盈时间延长。⑥尿量 <30mL/h（成人）。⑦直肠与皮温差 3℃以上。若以上一项须警惕，两项以上即可诊断。

有明确的受伤史和出血征象的伤员出现休克，诊断为休克并不困难。对伤情不重或无明显出血征象者，可采用一看（神志、面色）、二摸（脉搏、肢温）、三测（血压）、四量（尿量）等综合分析。

2. 临床观察　如下所述。

（1）神志状态：反映中枢神经系统血流灌注情况，患者神志清楚，反应良好表示循环血量已能满足机体需要。休克早期可表现为兴奋状态，随着休克程度的加重，可转为抑制状态，甚至昏迷。

（2）肢体温度、色泽：肢体温度和色泽能反映体表灌流的情况，四肢温暖，皮肤干燥，轻压指甲或口唇时局部暂时苍白而松压后迅速转为红润，表示外周循环已有改善，黏膜由苍白转为发绀，提示进入严重休克；出现皮下瘀斑及伤口出血，提示 DIC 的可能。

（3）体温不升或偏低：但发生感染性休克时，体温可高达 39℃。

（4）脉搏：休克时脉搏细速出现在血压下降之前，是判断早期休克血压下降的可靠依据。

（5）呼吸浅而快，伴有酸中毒时呼吸深而慢。晚期可出现进行性呼吸困难。

（6）尿量：观察尿量就是观察肾功能的变化，它是反映肾脏毛细血管灌注的有效指标，也是反映内脏血流灌注情况的一个重要指标。早期肾血管收缩，血容量不足，可出现尿量减少；晚期肾实质受损，肾功能不全，少尿加重，甚至出现无尿。

（7）血压与脉压：观察血压的动态变化对判断休克有重要作用。休克早期由于外周血管代偿性收缩，血压可暂时升高或不变，但脉压减小；失代偿时，血压进行性下降。脉压是反映血管痉挛程度的重要指标。脉压减小，说明血管痉挛程度加重，反之，说明血管痉挛开始解除，微循环趋于好转。

五、治疗

由于休克可危及生命，应紧急采取有效的综合抢救措施以改善血管的组织灌流，防止生命攸关的器官发生不可逆的损害，其治疗原则必须采取综合疗法，尽早去除病因，及时、合理、正确地选用抗休克药物，以尽快恢复有效循环血量，改善组织灌流，恢复细胞功能。

（1）紧急处理和急救：对心跳、呼吸停止者立即行心肺复苏术。对严重的战创伤者采取边救治边检查边诊断或先救治后诊断的方式进行抗休克治疗。同时采取：

1）尽快建立 2 条以上静脉通道补液和血管活性药。

2）吸氧，必要时气管内插管和人工呼吸。

3）监测脉搏、血压、呼吸、中心静脉压、心电图等生命体征及测量指标。

4）对开放性外伤立即行包扎、止血和固定。

5）镇痛：肌内注射或静注吗啡 5 ~ 10mg，但严重颅脑外伤、呼吸困难、急腹症患者在诊断未明时禁用。

6）尽快止血：一般表浅血管或四肢血管出血，可能采用压迫止血或止血带方法进行暂时止血，待休克纠正后再行根本性止血；如遇内脏破裂出血，可在快速扩容的同时积极进行手术止血。

7）采血标本送检，查血型及配血。

8）留置导尿管监测肾功能。

9）全身检查，以查明伤情，必要时进行胸、腹腔穿刺和做床旁B超，X线摄片等辅助检查明确诊断，在血压尚未稳定前严禁搬运患者。

10）对多发伤原则上按胸、腹、头、四肢顺序进行处置。

11）确定手术适应证，做必要术前准备，进行救命性急诊手术，如气管切开，开胸心脏按压，胸腔闭式引流，剖腹止血手术等。

12）适当的体位，取休克位即头和腿部各抬高30°，以增加回心血量及减轻呼吸时的负担，要注意保暖。

13）向患者或陪伴者询问病史和受伤史做好抢救记录。

（2）液体复苏。

1）复苏原则：休克液体复苏分为3个阶段，根据各阶段的病理、生理特点采取不同的复苏原则与方案。

第一阶段为活动性出血期：从受伤到手术止血约8h，此期的重要病理生理特点是急性失血（失液）。治疗原则主张用平衡盐液和浓缩红细胞复苏，比例为2.5 ：1，不主张用高渗盐液，全血及过多的胶体溶液复苏，不主张用高渗溶液是因为高渗溶液增加有效循环血容量升高血压是以组织间液、细胞内液降低为代价的，这对组织细胞代谢是不利的，不主张早期用全血及过多的胶体是为了防止一些小分子蛋白质在第二期进入组织间，引起过多的血管外液体扣押，同时对后期恢复不利，如患者大量出血，血色素很低，可增加浓缩红细胞的输注量。

第二阶段为强制性血管外液体扣押期：历时1 ~ 3d。此期的重要病理生理特点是全身毛细血管通透性增加，大量血管内液体进入组织间，出现全身水肿，体重增加。此期的治疗原则是在心肺功能耐受情况下积极复苏，维持机体足够的有效循环血量。同样此期也不主张输注过多的胶体溶液，特别是清蛋白。此期关键是补充有效循环血量。

第三阶段为血管再充盈期：此期集体功能逐渐恢复，大量组织间液回流入血管内。此期的治疗原则是减慢输液速度，减少输液量。同时在心肺功能监护下可使用利尿剂。

2）复苏液体选择：一个理想的战创伤复苏液体应满足以下几个要素：①能快速恢复血浆容量，改善循环灌注和氧供。②有携氧功能。③无明显不良反应，如免疫反应等。④易储存、运输，且价格便宜。

A. 晶体液：最常用的是乳酸钠林格液，钠和碳酸氢根的浓度与细胞外液几乎相同，平衡盐溶液和生理盐水等也均为常用。

扩容需考虑3个量，即失血量，扩张血管内的容积，丢失的功能细胞外液，后者必须靠晶体纠正，休克时宜先输入适量的晶体液以降低血液黏稠度，改善微循环。但由于晶体液的缺陷在于它不能较长时间停留在血管内以维持稳定的血容量，输入过多反可导致组织水肿，故应在补充适量晶体液后应补充适量的胶体液如清蛋白、血浆等。

B. 胶体液：常用的有706羧甲淀粉，中分子右旋糖酐，全血，血浆，清蛋白等，以全血为最好。全血有携氧能力，对失血性休克改善贫血和组织缺氧特别重要。补充血量以维持人体血细胞比容0.30左右为理想，但胶体液在血管内只维持数小时，同时用量过大可使组织间液过量丢失，且可发生出血倾向。常因血管通透性增加而引起组织水肿。故胶体输入量一般为1 500 ~ 2 000mL。中度和重度休克应输一部分全血。右旋糖酐40也有扩容，维持血浆渗透压，减少红细胞凝聚及防治DIC的作用。但它可干扰血型配合和凝血机制，对肾脏有损害，且可引起变态反应，故不宜大量应用，每天500 ~ 1 000mL即可。晶体液体和胶体液他们有各自的优势，也有自己的不足（表2–2）。

表 2-2　几种复苏液体的优劣

	常见液体	适应证	优点	不足
晶体液	生理盐水林格氏液 7.5% NaCl 溶液	低血容量休克，脱水	等渗，易储存，价格便宜 小量高效，有增加心肌收缩力作用，作用时间长于生理盐水	输入量多，为失血量的 3 倍，易致血液稀释，水肿、凝血功能障碍，过量使用有高氯血症危险
高渗盐胶体混合液	高渗盐右旋糖酐(HSD)、高渗盐羟乙基淀粉	失血性休克	小量高效，有增加心肌收缩力作用，作用时间长于生理盐水，高渗盐羟乙基淀粉小量高效	过量使用有高氯血症危险，影响凝血功能，有过敏反应，影响配血
胶体液	清蛋白、右旋糖酐、6% 羟乙基淀粉、明胶基质液	失血性休克	扩容作用强，1 ∶ 1 替代血液，作用时间较长	清蛋白过量使用，漏入组织，影响组织功能，其他影响凝血功能，有过敏反应，影响配血
血液	出血	携氧	储存，血型，交叉配血，输血反应，感染，免疫原性	
血代	血红蛋白溶液、氟碳代血液	出血	易储存，无血型	仅在实验阶段

3）液体补充量：常为失血量的 2 ~ 4 倍，不能失多少补多少。晶体与胶体比例 3 ∶ 1。中度休克直输全血 600 ~ 800mL，当血球比积低于 0.25 或血红蛋白低于 60g/L 时应补充全血。

4）补液速度：原则是先快后慢，第一个 30min 输入平衡液 1 500mL，右旋糖酐 500mL，如休克缓解可减慢输液速度，如血压不回升，可再快速输注平衡液 1 000mL，如仍无反应，可输全血 600 ~ 800mL，或用 7.5% 盐水 250mL，其余液体在 6 ~ 8h 内输入。在抢救休克患者时，不仅需要选择合适的液体，还需以适当的速度输入，才能取得满意的效果，然而，快速输液的危险性易引起急性左心衰竭和肺水肿，故必须在输液的同时监测心脏功能，常用的方法是监测中心静脉压（CVP）与血压或肺动脉楔压（PAWP）。

5）监测方法：临床判断补液量主要靠监测血压、脉搏、尿量、中心静脉压、血细胞比容等。有条件应用 Swan-Ganz 导管行血流动力学监测。循环恢复灌注良好指标为尿量 300mL/h；收缩压 >13.3kPa（100mmHg）；脉压 >4kPa（30mmHg）；中心静脉压为 0.5 ~ 1kPa（5.1 ~ 10.2mmHg）。

（3）抗休克药物的应用

1）缩血管药物与扩血管药物的应用：缩血管药物可以提高休克伤员的血压，以受体兴奋为主的去甲肾上腺素 3mg 左右或间羟胺（阿拉明）10 ~ 20mg，加在 500mL 液体内静脉滴注，维持收缩压在 12 ~ 13.3kPa（90 ~ 100mmHg）左右为宜，如组织灌注明显减少，仅为权宜之计，仅用于血压急剧下降，危及生命时，应尽快输血输液恢复有效血容量。

扩血管药物可在扩容的基础上扩张血管以增加微循环血容量，常用的有异丙肾上腺素、多巴胺、妥拉唑啉、山莨菪碱、硝普钠等，尤其适用于晚期休克导致心力衰竭的伤员。

血管活性药物必须在补足血容量的基础上使用，应正确处理血压与组织灌注流量的关系。血管收缩剂虽可提高血压，保证心脑血流供应，但血管收缩本身又会限制组织灌流，应慎用。血管扩张剂虽使血管扩张血流进入组织较多，但又会引起血压下降，影响心脑血流供应。在使用时应针对休克过程的特点灵活应用。例如使用适量的间羟胺等既有 α 受体，又有 β 受体作用的血管收缩剂，维持灌流压，同时使用小剂量多巴胺维持心、脑、肾血流量是较为合理而明智的。

2）肾上腺皮质激素：肾上腺皮质激素可改善微循环，保护亚细胞结构，增强溶酶体膜的稳定性，并有抗心肌抑制因子的作用，严重休克时主张大剂量、早期、静脉、短期使用肾上腺皮质激素。常用甲泼尼龙，每次 200 ~ 300mg；地塞米松，每次 10 ~ 20mg；氢化可的松，每次 100 ~ 200mg，隔 4 ~ 6h 静脉注射 1 次。应注意的是大剂量糖皮质激素会使机体抗感染能力下降，延迟伤口愈合，促进应激性溃疡的发生，故应限制用药时间，一般为 48 ~ 72h，有糖尿病或消化道溃疡出血危险者应慎用。

3）盐酸纳洛酮：盐酸纳洛酮具有阻断 β 内啡呔的作用，可使休克时血压回升，起到良好的抗休克作用。此外，它还能稳定溶酶体膜，抑制心肌抑制因子，增加心输出量。其主要的不良反应为疼痛，一定程度上限制了休克的治疗。

（4）纠正酸中毒和电解质紊乱：酸中毒贯穿于休克的始终，因此，应根据病理生理类型结合持续监测的血气分析，准确掌握酸中毒及电解质的异常情况，采取措施。

1）代谢性酸中毒：缺碱 HCO_3^->5mmol/L 时，常非单纯补液能纠正，应补充碱性药物，常用的药物为碳酸氢钠，乳酸钠和氨丁三醇。

2）呼吸性酸中毒合并代谢性酸中毒：一般暂不需要处理，若同时伴有血中标准碳酸盐（SB）和 pH 值增高时则需要处理。对气管切开或插管的患者，可延长其外管以增加呼吸道的无效腔，使 PCO_2 增至 4kPa（30mmHg）以上以降低呼吸频率。

3）呼吸性酸中毒：常为通气不足并发症进行性充血性肺不张所致。应早清理气道以解除呼吸道梗阻，及早行气管切开术，启用人工呼吸器来维持潮气量 12 ~ 15mL/kg，严重时应采用呼气末正压呼吸（PEEP）。

休克时酸中毒重要是乳酸聚积引起的乳酸性酸中毒，故以二氧化碳结合力作为判定酸中毒和纠正酸中毒的指标可能更为合理，也可采用碱剩余计算补碱量，计算公式如下。

所需补碱量 =（要求纠正的二氧化碳结合力 - 实测的二氧化碳结合力）× 0. 25 × 千克体重

所需补碱量 =（2.3 - 实测碱剩余值）× 0.25 × 千克体重

由于缺氧和代谢性酸中毒，容易引起细胞内失钾，尽管血钾无明显降低，但机体总体仍缺钾，因此应在纠酸的同时补钾。

（5）对症治疗。

1）改善心功能：由于各类休克均有不同程度的心肌损害，除因急性心肌梗死并发休克者外，当中心静脉压和肺动脉楔压升高时可考虑使用洋地黄强心药，并应注意合理补液，常用药为毛花苷 C（西地兰）0.2 ~ 0.4mg 加入 25% 葡萄糖液 20mL 内，静脉缓慢推注。

2）DIC 的防治：DIC 的治疗原则以积极治疗原发病为前提，改善微循环应尽早使用抗凝剂以阻止 DIC 的发展。常用的药物为肝素。此药物可阻止凝血酶原转变为凝血酶，从而清除血小板的凝集作用，DIC 诊断一经确定，即应尽早使用，用量为 0.5 ~ 1mg/kg，加入 5% 葡萄糖液 250mL 中，静脉滴注每 4 ~ 6h 1 次。以便凝血时间延长至正常值的 1 倍（即 20 ~ 30min）为准。

3）氧自由基清除剂：休克时组织缺氧可产生大量氧自由基（OFR），它作用于细胞膜的类脂，使其过氧化而改变细胞膜的功能，并能使中性白细胞凝聚造成微循环的损害。在休克使用的 OFR 清除剂有：超氧化物歧化酶（super oxide dismutase，SOD），过氧化氢酶（CAT），维生素 C 和 E，谷胱甘肽与硒等。

4）抗休克裤：它能起到"自身输血"作用，自身回输 750 ~ 1 000mL 的储血，以满足中枢循环重要脏器的血供。同时还有固定骨折、防震，止痛及止血的作用，一般充气维持在 2.7 ~ 5.3kPa（20 ~ 40mmHg）即可，是战时现场休克复苏不可缺少的急救设备。

5）预防感染：休克期间人体对感染的抵抗力降低，同时还可以发生肠道细菌易位，肠道内的细菌通过肠道细菌屏障进入人体循环引起全身感染等。对严重挤压伤或多处伤，合并胸腹部创者应在抢救开始即开始早期大剂量应用抗生素，预防损伤部位感染。

六、监护

1. 一般情况监护　观察患者有无烦躁不安、呼吸浅快、皮肤苍白、出冷汗、口渴、头晕、畏寒、休克的早期表现，加强体温、脉搏、呼吸、血压的监护，尤其要重视脉压的变化。

2. 血流动力学监测　如下所述。

（1）心电监测：心电改变显示心脏的即时状态。在心功能正常的情况下，血容量不足及缺氧均会导致心动过速。

（2）中心静脉压（CVP）监测：严重休克患者应及时进行中心静脉压的监测以了解血流动力学状态。

中心静脉压正常值为 0.49 ~ 1.18kPa（5 ~ 12cmH_2O），低于 0.49kPa（5cmH_2O）时常提示血容量不足；>1.47kPa（15cmH_2O）则表示心功能不全，静脉血管床收缩或肺静脉循环阻力增加；>1.96kPa（20cmH_2O）时，提示充血性心力衰竭。在战伤休克情况下，应注意中心静脉压和动脉压以及尿量三者的关系，决定血容量补足与否，扩容速度快慢，右心排血功能，是否应该利尿。中心静脉压是休克情况下补液或脱水的重要指标。

（3）肺动脉楔压（PAWP）及心排量（CO）监测：肺动脉楔压有助于了解肺静脉，左心房和左心室舒张末期的压力以此反映肺循环阻力的情况；有效的评价左右心功能。为使用心肌收缩药，血管收缩剂或扩张剂等心血管药物治疗提供依据及判断疗效。肺动脉楔压正常值为 0.8 ~ 2kPa（6 ~ 15mmHg），增高表示肺循环阻力增高。肺水肿时，肺动脉楔压大于 3.99kPa（30mmHg）。当肺动脉楔压升高，即使中心静脉压无增高，也应避免输液过多，以防引起肺水肿。

心排量一般用漂浮导管，测出心血排量。休克时心排量通常降低，但在感染性休克有时较正常值增高。

（4）心脏指数监测：心脏指数指每单位体表面积的心输出量可反映休克时周围血管阻力的改变及心脏功能的情况。正常值为 3 ~ 3.5L/（min · m^2）。休克时，心脏指数代偿性下降，提示周围血管阻力增高。

3. 血气分析监测　严重休克由于大量失血，使伤员处于缺氧及酸中毒状态，如伴有胸部伤，可以导致呼吸功能紊乱。因此，血气分析监测已成为抢救重伤员不可缺少的监测项目。随着休克加重，会出现低氧血症、低碳酸血症、代谢性酸中毒，可以多种情况复合并发出现，故需多次反复监测血气分析才能达到治疗的目的。

4. 出凝血机制监测　严重休克时，由于大量出血，大量输液，大量输注库存血，常导致出血不止，凝血困难，出现 DIC。故应随时监测凝血酶原时间，纤维蛋白原及纤维蛋白降解产物等，帮助诊断。

5. 肾功能监测　尿量反映肾灌注情况的指标，同时也反映其他血管灌注情况，也是反映补液及应用利尿，脱水药物是否有效的重要指标。休克时，应动态监测尿量，尿比重，血肌酐，血尿素氮，血电解质等，应留置导尿管，动态观察每小时尿量，抗休克时尿量应 >20mL/h。

6. 呼吸功能监测　呼吸功能监测指标包括呼吸的频率，幅度，节律，动脉血气指标等，应动态监测。使用呼吸机者根据动脉血气指标调整呼吸机使用。

7. 微循环灌注的监测　微循环监测指标如下：①体表温度与肛温：正常时两者之间相差 0.5℃，休克时增至 1 ~ 3℃，两者差值越大，预后越差。②血细胞比容：末梢血比中心静脉血的血细胞比容大 3% 以上，提示有周围血管收缩，应动态观察其变化幅度。③甲皱微循环：休克时甲皱微循环的变化为小动脉痉挛，毛细血管缺血，甲皱苍白或色暗红。

七、预防

（1）对有可能发生休克的伤病员，应针对病因，采取相应的预防措施。活动性大出血者要确切止血；骨折部位要稳妥固定；软组织损伤应予包扎，防止污染；呼吸道梗阻者需行气管切开；需后送者，应争取发生休克前后送，并选用快速而舒适的运输工具，运送途中注意保暖。

（2）充分做好手术患者的术前准备，包括纠正水与电解质紊乱和低蛋白血症；补足血容量；全面了解内脏功能；选择合适的麻醉方法。

（3）严重感染患者，采用敏感抗生素，静脉滴注，积极清除原发病灶，如引流排脓等。

第七节　急性脑出血

一、疾病介绍

1. 定义　脑出血是指脑内动脉、静脉、毛细血管破裂引起的脑实质内的一种自发性脑血管病。是中老年人常见的急性脑血管病，亦称急性脑出血，具有发病急、变化快、死亡率高等特点。脑出血在50 ~ 60岁人群发病最多，死亡率高，严重地影响人类健康。高血压和动脉硬化是脑出血最常见、最重要的原因。

2. 病因　因长期慢性高血压使脑内小动脉发生动脉硬化和透明样病变，尤其老年人血管本身就脆性强，当遇到外界刺激时，血压骤然升高，血管壁难以承受升高的压力，发生破裂出血。

3. 发病机制　比较公认的是微动脉瘤学说，一般认为单纯的血压升高不足以引起脑出血，脑出血常在合并脑血管病变的基础上发生。

（1）微动脉瘤破裂：因脑内小动脉壁长期受高血压引起的张力影响，使血管壁薄弱部位形成动脉瘤，其直径一般为500μm。高血压患者的脑内穿通动脉上形成许多微动脉瘤，多分布在基底核的纹状动脉、脑桥、大脑白质和小脑中直径为100 ~ 300μm的动脉上，这种动脉瘤是在血管壁薄弱部位形成囊状，当血压突然升高时，这种囊性血管容易破裂，造成脑出血。

（2）脂肪玻璃样变或纤维坏死：长期高血压对脑实质内直径为100 ~ 300μm小穿通动脉管壁内膜起到损害作用，血浆内的脂质经损害的内膜进入内膜下，使管壁增厚和血浆细胞浸润，形成脂肪玻璃样变，最后导致管壁坏死，当血压或血流急剧变化时容易破裂出血。

（3）脑动脉粥样硬化：多数高血压患者的动脉内膜同时存在多样病变，包括局部脂肪和复合糖类积聚出血或血栓形成，纤维组织增长和钙沉着，脑动脉粥样硬化患者易发生脑梗死，在大块脑缺血软化区内的动脉易破裂出血，形成出血性坏死病灶。

（4）脑动脉的外膜和中层在结构上薄弱：大脑中动脉与其所发生的深穿支 — 豆纹动脉呈直角，在用力、激动等因素使血压骤然升高的情况下，这种解剖结构使该血管容易破裂出血。

4. 临床表现

（1）突然神志丧失：突然神志丧失是脑出血最主要的症状。多数患者起病急骤，一般在数分钟至数小时内达到高峰；一些患者昏迷往往一开始即非常严重；少数患者可渐进发展，逐渐加深，提示预后不良。

（2）头痛、呕吐：患者因颅内压增高导致剧烈头痛、频频呕吐，呕吐物可以是胃内容物，也可以是咖啡样液体，是胃内发生应激性黏膜破溃出血所致。

（3）血压增高：绝大多数脑出血发作时面色红润、血压增高，收缩压超过26.7kPa，典型的脑出血患者舒张压也升高。

（4）鼾声大作：患者软腭麻痹，舌向后拉，引起呼吸道不畅，导致打呼噜。此时如将头部后仰，下颚向前推，鼾声呼吸即可明显减轻。

（5）其他症状：猝然倒地，很快出现言语不清、唾液外流；昏睡、昏迷、大小便失禁、人事不省、脉搏缓慢、充实有力；四肢肌肉迟缓，半身不遂。

5. 诊断要点

（1）常于体力活动或情绪激动时发病。

（2）气候骤变、用力排便、饮酒、洗澡常为发病的诱因。

（3）发作时首先感到剧烈的头痛、反复呕吐和血压升高。

（4）病情进展迅速，常出现意识障碍、偏瘫和其他神经系统局灶性体征。

（5）多有高血压病和动脉硬化或糖尿病史。

（6）腰穿脑脊液多为血性，并且压力增高。

（7）头颅 CT 或 MRI 检查可明确诊断。

（8）预后白色团块显示出血灶脑出血死亡率和致残率相当高，预后不良。

6. 治疗要点

（1）现场急救：到达现场后，快速询问病史，并配合医师立即进行必要的体格检查，密切监测生命体征及病情变化情况，注意有无头痛、呕吐、颅内血压增高等症状。脑出血患者易因体位的变化致颅内出血而压迫心脑血管、呼吸中枢引起心跳呼吸突然骤停，因此对急性脑出血患者可以取平卧位、头偏向一侧或头部抬高 30°，有利于减轻脑水肿和防止窒息，保持呼吸道通畅，并由专人保护和固定头部。

（2）内科治疗。

1）一般治疗：①安静卧床，床头抬高，保持呼吸道通畅，定时翻身、拍背，防止肺炎、压疮。②对头痛、烦躁者应用镇静、止痛药物，癫痫发作者给予抗惊厥药。③头部降温，用冰帽或冰水以降低脑部温度，降低脑代谢，有利于减轻脑水肿。

2）调整血压：血压过度升高者可口服或鼻饲降压药物，紧急情况下可静脉点滴降压药，同时监测血压，使血压维持在 20 ~ 21.3/12 ~ 13.3kPa（150 ~ 160/90 ~ 100mmHg）为宜。降低颅内压：约有 2/3 的脑出血患者发生颅内压增高，积极降低颅内压极为重要。

（3）脱水、利尿治疗迅速建立静脉通道，遵医嘱用药。

1）脱水剂：20% 甘露醇 125 ~ 250mL 快速静脉滴注，视病情每 6 ~ 8h 1 次，应用 7 ~ 15d。心、肾功能不全者可选 10% 甘油果糖 125 ~ 250mL 缓慢静脉滴注，每 8 ~ 12h 1 次。

2）利尿剂：呋塞米（速尿）20 ~ 40mg 静脉注射，每 8 ~ 12h 1 次。若有凝血机制障碍或合并消化道出血，可应用止血药。

（4）做好急诊监护：严密观察患者的脉搏、呼吸、血压、体温、神志、瞳孔等的变化，其中瞳孔的变化尤为重要，它是观察脑出血患者病情、出血部位的一项重要指征。对伴有上消化道出血的患者，每半小时或 1h 测生命体征一次。对疑有休克的患者，应留置导尿管，测每小时的尿量，应保持每小时尿量 >30mL，还应定时查血分析，以了解出血是否停止。

（5）手术治疗：年龄 <65 周岁、有明确血肿形成、脑疝发生前期或 CT 证实血肿直径在 3cm 以上的脑出血患者，常被列为手术适应证，对此类患者应做好急诊手术准备。

二、护理评估与观察要点

1. 护理评估

（1）意识状态意识改变往往提示病情变化，应定时观察和判断意识情况。出现以下征象应警惕病情恶化：①神志清醒转变为嗜睡状态。②对疼痛反应趋向迟钝。③原躁动不安突然转向安静昏睡或昏睡中出现鼻鼾声。④在清醒状态下出现小便失禁。

（2）生命体征。

1）体温：发病早期体温正常，数日逐渐升高。常提示合并感染。

2）脉搏和心率：注意观察脉搏的速率、节律、强弱等。脉搏缓慢是颅内压增高的表现；脉搏增强提示血压升高；脉搏细弱有循环衰竭的趋势。

3）呼吸：观察呼吸频率、节律和深浅等。脑桥、中脑受损时可出现中枢性过度呼吸，呼吸可加快至 70 ~ 80 次 / 分；颅内压增高可导致脑疝而使呼吸减慢或突然停止；呼吸不规则或出现叹息样呼吸、潮式呼吸提示病情危重。

4）血压：颅内压增高时常引起血压增高。特点是收缩压增高。

（3）瞳孔：观察患者双侧瞳孔是否等大及对光反应的灵敏度。双侧瞳孔大小不等，对光反应迟钝或消失，提示脑干损伤；双侧瞳孔缩小呈针尖样，并伴有高热，是原发性脑桥出血特征之一；一侧瞳孔进行性散大伴对光反应消失，意识障碍加重，频繁呕吐，颈项强直，则揭示小脑幕裂孔疝形成。

（4）癫痫：脑出血可引起癫痫发作。注意观察抽搐发生的部位、次数、持续及间隔的时间、发作时有无大小便失禁及瞳孔对光反应是否存在等。

（5）出入量的观察及记录：脑出血患者多应用脱水药降颅压，减轻脑水肿。因此，正确记录出入量尤为重要，可以及时反映患者的肾功能情况和脱水效果。

2. 观察要点

（1）现存问题观察：脑出血的患者多半伴有头痛、呕吐、血压升高、突然神志丧失等症状，病情严重者将严重危及患者的生命，因此密切观察患者神志、瞳孔、生命体征的变化，并每 15 ～ 30min 记录一次，意识和瞳孔的变化是提示病情轻重的重要指标。血压越高，越会加重脑出血，必须及时观察血压。详细记录 24h 的出入量。

（2）并发症的观察。

1）脑疝：脑疝是指颅内疾病引起颅内压增高以及颅内压增高加剧的一种严重危象。急性期患者绝对卧床休息，床头抬高 15° ～ 30° 以利于静脉回流，减少脑血流量，降低颅内压。也可根据病情，将首次翻身时间延长到 12h 后进行。除呼吸、进食、排泄外，其他活动需严格禁止。严密观察患者有无剧烈头痛、喷射性呕吐、躁动不安、血压升高、脉搏减慢、呼吸不规律、一侧瞳孔散大、意识障碍加重等脑疝的先兆表现，一旦出现，应立即报告医生，配合抢救。

2）上消化道出血：消化道出血是脑出血常见并发症，多发生于脑出血后 5 ～ 7d。应密切监测血压和脉搏，观察血压的动态变化，必要时记录出入水量。监测大便性质、颜色、量，进行大便隐血试验检查，及时发现有无隐血。观察患者有无头晕、黑便、呕血等失血性休克表现。胃管鼻饲患者应注意回抽胃液。

3）肺部感染：有意识障碍的患者或因偏瘫卧床的患者，因为不能及时地清理呼吸道分泌物或者呕吐物，易引发肺部的感染。要保持室内空气的清新，给患者持续吸氧或间断吸氧；还要及时吸痰，保持呼吸道的通畅；密切监测体温的变化；预防性使用抗生素。

4）应激性溃疡：脑出血患者颅内高压状态影响下丘脑及脑干功能，导致自主神经功能紊乱和肾上腺皮质激素分泌增多，增强迷走神经兴奋性，使胃酸分泌增多，导致胃黏膜糜烂、坏死，溃疡形成，引起消化道出血。应预防性使用西咪替丁，它能有效减少胃酸分泌，减轻胃黏膜损害，降低应激性溃疡的发生率。并发应激性溃疡时应禁食，给予止血药。

5）泌尿系感染：多见于女性和留置导尿管者。对尿失禁的患者应及时更换尿垫，保持会阴及床单的整洁和干燥。定时检查尿常规，必要时做中段尿培养。留置导尿者应做好导尿管的护理。

三、急诊救治流程

脑出血急诊救治流程详如图 2–1 所示。

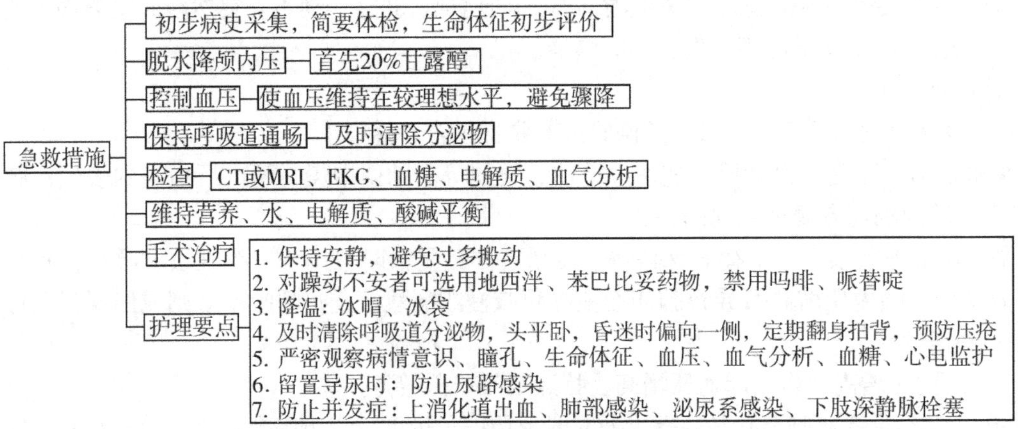

图 2–1　脑出血急诊救治流程

第八节 急性重症哮喘

一、疾病介绍

1. 定义 急性重症哮喘（acute severe asthma）是指哮喘持续发作，出现急性呼吸困难，用一般支气管舒张剂无效，引起严重缺氧，导致血压下降、意识障碍甚至昏迷、死亡。严重的哮喘发作持续 24h 以上者称为哮喘持续状态。急性重症哮喘病死率高达 1% ~ 3%，近年来有逐年增高趋势。

2. 急性重症哮喘的病因

（1）遗传因素：遗传因素在哮喘的发病中起重要作用，具体机制不明确，可能是通过调控免疫球蛋白 E 的水平及免疫反应基因发挥作用，二者互相作用、互相影响，导致气道受体处于不稳定状态或呈高反应性，而使相应的人群具有可能潜在性发展为哮喘的过敏性或特应性体质。

（2）外源性变应原。

1）吸入性变应原：一般为微细颗粒，如衣物纤维、动物皮屑、花粉、油烟，空气中的真菌、细菌和尘螨等，另外还有职业性吸入物如刺激性气体。

2）摄入性变应原：通常为食物和药物，如海鲜、牛奶、鸡蛋、药物和食物添加剂等。

3）接触性变应原：外用化妆品、药物等。

3. 发病机制

（1）进行性加重气道炎症。

（2）气道炎症持续存在且疗效不佳，同时伴有支气管痉挛加重。

（3）在相对轻度炎症状的基础上骤发急性支气管痉挛。

（4）重症哮喘导致气道内广泛黏液性形成。

4. 临床表现

（1）主要表现。

1）呼吸困难：严重喘憋、呼吸急促、呼气费力、端坐呼吸，出现“三凹”征，甚至胸腹矛盾运动。

2）精神及意识状态：焦虑恐惧、紧张、烦躁，重者意识模糊。

3）肺部体征：胸廓饱满呈吸气状态，呼吸幅度减小，两肺满布响亮哮鸣音，有感染时可闻及湿啰音；亦可因体力耗竭或小气道广泛痰栓形成而出现哮鸣音明显减弱或消失，呈“寂静肺”，提示病情危重。

4）脉搏：脉率常 >120 次 / 分，有奇脉；危重者脉率可变慢，或不规则，奇脉消失。

5）皮肤潮湿多汗，脱水时皮肤弹性减低。危重者可有发绀。

（2）患者主诉：患者出现严重的呼气性呼吸困难，吸气浅，呼气时相延长且费力，强迫端坐呼吸，不能讲话，大汗淋漓，焦虑恐惧，表情痛苦，严重者出现意识障碍，甚至昏迷。

5. 治疗要点

（1）吸氧：低氧血症是导致重症哮喘死亡的主要原因。如果患者年龄在 50 岁以下，给予高浓度面罩吸氧（35% ~ 40%）。给氧的目的是要将动脉血氧分压至少提高到 8kPa，如果可能应维持在 10 ~ 14kPa。入院后首次血气分析至关重要，并应严密随访，以了解低氧血症是否得到纠正，高碳酸血症是否发生，从而相应调整吸氧浓度和治疗方案。

（2）药物治疗：首先要建立静脉通道，遵医嘱用药。

1）肾上腺皮质激素：皮质激素为最有效的抗炎药。急性重症哮喘诊断一旦成立，应尽早大剂量使用激素，一般选用甲泼尼龙 40 ~ 125mg（常用 60mg），每 6h 静脉注射 1 次或泼尼松 150 ~ 200mg/d，分次口服。

2）β 受体激动剂：沙丁胺醇（舒喘灵）和特布他林（博利康尼）是目前国内外较为广泛使用的 β 受体激动剂，能迅速解除由哮喘早期反应所致支气管平滑肌痉挛，但对支气管黏膜非特异性炎症无效。

在治疗急性重症哮喘时，多主张雾化吸入或者静脉注射。雾化装置以射流雾化器为佳，用氧气作为气源。超声雾化器对于严重缺氧患者可以进一步加重低氧血症，推荐剂量沙丁胺醇或特布他林溶液 1mL（5mg）+生理盐水 4mL 雾化吸入，氧流量 8 ~ 10L/min，嘱咐患者经口潮气量呼吸，每 4 ~ 6h 重复 1 次。静脉注射沙丁胺醇 1mg 溶于 100mL 液体内，在 30 ~ 60min 内滴完，每 6 ~ 8h 重复 1 次。

3）茶碱：具有舒张支气管平滑肌作用，并具有强心、利尿、扩张冠状动脉作用，此外还可兴奋呼吸中枢和呼吸肌，为常用平喘药物。一般用法为氨茶碱 + 葡萄糖液稀释后缓慢静脉注射或静脉滴注，首剂量 4 ~ 6mg/kg，继而以每小时 0.6 ~ 0.8mg/kg 的速度做静脉滴注以维持持续的平喘作用。应注意药液浓度不能过高，注射速度不能过快（静脉注射时间不得少于 10min），以免引起严重毒性反应。

4）抗生素：在哮喘的急性发作期应用抗生素并非必要，但患者如有发热、脓痰，提示有呼吸道细菌继发感染时需应用抗生素，如静脉滴注哌拉西林每次 3 ~ 4g，1 次 /2h。或头孢呋辛，静脉滴注每次 1.5g，1 次 /8h。或根据痰涂片和细菌培养，药敏试验结果选用。

（3）机械通气：重症哮喘常因严重的支气管痉挛、黏膜充血水肿及黏液大量分泌，使气道阻力和内压骤增，引起严重的通气不足，导致严重的呼吸性酸中毒和低氧血症，最终可造成机体多器官功能衰竭而死亡。如不能短时间内控制病情进展，病死率极高。患者经过临床药物治疗，症状和肺功能无改善，甚至继续恶化，应及时给予机械通气。其指征主要包括：意识改变、呼吸肌疲劳、$PaCO_2 \geq 6kPa$（45mmHg）等。可先采用经鼻（面）罩无创机械通气，若无效应，及早行气管插管机械通气。

机械通气注意事项：①注意观察、调节、记录呼吸器通气压力的变化，以防止气胸等并发症。②根据 $PaCO_2$ 数值调节呼吸器通气量。③意识清醒者需要全身麻醉，以配合气管插管和呼吸协调。使用呼吸器时可给予适量镇静剂或麻醉药。④注意气道湿化。⑤每隔 3 ~ 4h 充分吸痰一次，吸引时间勿超过 15s，以防缺氧。吸痰前后要密切观察病情，严防因积痰大量上涌或脱管等引起窒息。⑥吸痰时注意无菌操作，以减少呼吸道感染。

（4）做好急诊监护。

1）对危重患者应持续心电监护，定时进行动脉血气检查，需要时胸部摄片。注意观察血压，有无吸停脉及意识状态的改变。酌情测定中心静脉压、肺动脉压及嵌顿压。为了判断气道阻塞程度及治疗效果，酌情进行简便肺功能测定。

2）感染的预防及处理：感染是哮喘患者发作加重的重要因素。在实际工作中对治疗装置进行严格消毒、灭菌处理，及时更换呼吸管路，倾倒集液瓶内雾化液，吸痰、鼻饲的无菌操作，气囊的空气密闭气道都可以极大避免交叉感染和医院感染。病情允许时应及时翻身，以利痰液流出。

二、护理评估与观察要点

（一）护理评估

（1）既往史及有无哮喘家族史。

（2）发病的诱因及是否接触致敏原。

（3）咳嗽，痰液的颜色、性质、量和黏稠度。

（4）生命体征、意识状态。

（5）各项检查结果，如肺功能测定、痰液检查、动脉血气分析等。

（6）药物治疗的效果及不良反应，如各种吸入剂及糖皮质激素的应用。

（7）心理状况。

（二）观察要点

1. 现存问题观察　重症哮喘患者多表现为极度呼吸困难，焦虑不安，大汗淋漓，明显发绀，心动过速（心率可达 140 次 / 分），甚至出现呼吸障碍而危及患者的生命，因此必须严密观察病情变化，准确监测体温、血压、脉搏、呼吸、意识等生命体征。观察氧疗效果：指（趾）甲、口唇、耳垂颜色变化情况。观察心率、心律变化，注意有无奇脉。在临床工作中，特别要注意以下几点：①患者呼吸频率 >35 次 / 分，则是呼吸衰竭的先兆，其呼吸衰竭特征是呼吸频率突然由快变慢，吸呼比延长；②对于病情危重则哮鸣音消失，并不是病情好转的征象，而是一种危象；③如呼吸音很弱或听不到，则说明呼吸道阻塞严重，提示病情十分危重，有可能危及生命。

2. 并发症的观察

（1）肺炎、肺不张或支气管扩张症：哮喘常因感染而诱发，又因气道痉挛、痰液引流不畅使感染迁延不愈，造成恶性循环。除并发支气管炎外，因痰栓也可致肺段不张与肺炎。反复发生肺炎的部位可有支气管扩张。

（2）自发性气胸：一旦发生气胸，往往可导致死亡。当哮喘患者突然发生严重的呼吸困难时，应立即做胸部 X 线检查，以确定是否并发气胸，如患者主诉胸闷不适，有憋气感，同时发现有呼吸急促、烦躁不安、血氧饱和度下降、冷汗、脉速，伴随胸痛出现，经医生确诊后，立即于患侧第二肋间行胸腔闭式引流，及时处理。观察呼吸的频率、节律、血氧饱和度。

（3）肺气肿、肺源性心脏病：经常发作哮喘持续状态，易出现肺气肿，进而发展成肺源性心脏病。这可能是因为低氧血症累及小血管，使小血管痉挛而造成肺动脉高压，逐渐成为肺源性心脏病。严密观察患者神志、精神、呼吸频率、节律，定期监测血气分析，观察生命体征的变化。

（4）呼吸衰竭：严重哮喘时，由于气道阻塞，发生严重通气障碍，使 PaO_2 明显降低，$PaCO_2$ 升高，发生呼吸衰竭。密切观察病情，监测呼吸与心血管系统，包括观察全身情况、呼吸频率、节律、类型、心率、心律、血压以及血气分析结果，观察皮肤颜色、末梢循环、肢体温度等变化。

（5）电解质紊乱与酸碱失衡：哮喘持续状态时，由于通气功能发生明显障碍，可引起高碳酸血症和低氧血症。临床表现为呼吸性酸中毒和缺氧状态，特别是由于黏液栓堵塞气道，严重时可以发生呼吸暂停。经积极抢救又可能由于吸氧过多，换气过度，产生呼吸性碱中毒，血气分析可出现低 $PaCO_2$ 和高 PaO_2 的情况。一般建议 pH 值 <7.25 以下时可应用 5% 碳酸氢钠溶液 100 ~ 150mL/ 次静脉滴注。由于进食欠佳及缺氧所造成的胃肠道反应，患者常有呕吐，从而出现低钾、低氯性碱中毒，应予以及时补充，及时抽血查血电解质。

三、急诊救治流程

急性重症哮喘急诊救治流程详见图 2–2。

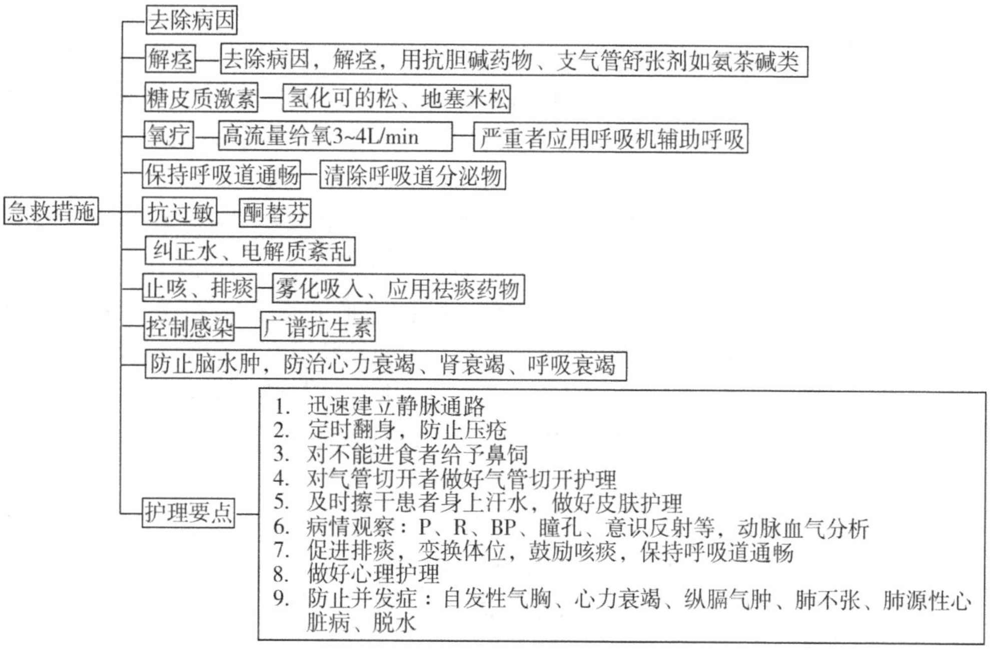

图 2-2　急性重症哮喘急诊救治流程

第九节　急性呼吸衰竭

一、定义

急性呼吸衰竭（acute respiratory failure）是各种原因引起的肺通气和（或）换气功能严重障碍，以致不能进行有效的气体交换，导致缺氧伴（或不伴）二氧化碳（CO_2）潴留，从而引起一系列生理功能和代谢紊乱的临床综合征。在海平面大气压下，于静息条件下呼吸室内空气，并排除心内解剖分流和原发于心输出量降低等情况后，动脉血氧分压（PaO_2）<8kPa（60mmHg），或伴有二氧化碳分压（$PaCO_2$）> 6.65kPa（50mmHg），即为呼吸衰竭（简称呼衰）。因起病急骤，病变发展迅速，机体未能有很好的代偿，如不采取及时而有效的抢救，会危及患者生命。

二、病因与发病机制

1. 病因　引起呼吸衰竭的病因很多，参与肺通气和肺换气的任何一个环节的严重病变，都可导致呼吸衰竭。

（1）各种导致气道阻塞的疾病：如急性病毒或细菌性感染或烧伤等物理、化学性因子等造成的上气道急性梗阻，异物阻塞也是一项引起急性呼吸衰竭的原因。

（2）肺实质病变：各种类型的肺炎包括细菌、病毒、真菌等引起的肺炎，误吸胃内容物，淹溺或化学毒性物质以及某些药物也可引起严重肺实质性炎症而发生急性呼吸衰竭。

（3）肺水肿：由各种严重心脏病（如心肌梗死、二尖瓣或主动脉瓣疾患等）、心力衰竭引起的心源性水肿。非心源性水肿，有人称之为通透性肺水肿如急性高山病、复张性肺水肿、成人呼吸窘迫综合征（ARDS）。

（4）肺血管疾患：肺血栓栓塞，空气、脂肪栓塞等。

（5）神经肌肉系统疾患：脑血管疾病、脊髓颈段或高位胸段损伤、重症肌无力等。

（6）胸壁与胸膜疾病：胸壁外伤、自发性气胸或创伤性气胸、大量胸腔积液等。

2. 发病机制　当上述各种原因导致肺通气或（和）肺换气功能受损时，即可导致低氧血症和高碳酸血症，从而导致急性呼吸衰竭。

（1）肺通气功能障碍：正常人在静息状态呼吸空气时，总肺泡通气量约为 4L/min 能维持正常肺泡 PaO_2 和肺泡 $PaCO_2$。有效肺泡通气需要完整的解剖生理链来保证，包括脑桥和延髓呼吸中枢与胸部神经肌肉的有机连接、胸廓和呼吸肌状态、气道通畅和肺泡的完整性。上述任何一环节受损即会导致肺泡通气不足。肺泡通气量减少会引起 PaO_2 下降和 $PaCO_2$ 升高。

（2）肺换气功能障碍：肺的气体交换是指肺泡内气体与肺泡毛细血管血液中气体的交换，主要是氧和二氧化碳的交换。肺气体变换主要取决于通气 / 血流灌注比值（V/Q）与弥散功能。

1）通气 / 血流比例失调：正常人在静息状态下，肺通气 / 血流比例约为 0.8。当通气量大于肺血流量时，通气 / 血流 >0.8，此时进入肺泡的气体不能完全充分地与肺泡毛细血管内血液接触，从而得不到充分气体交换，造成无效腔通气，即无效腔样通气。临床上见于肺气肿，肺栓塞等。当肺血流量比肺泡通气量增加时，通气 / 血流 <0.8，此时静脉血流经通气不良的肺泡毛细血管未经充分氧合返回左心，形成了动脉血内掺杂静脉血。临床上见于重症慢性阻塞性肺病、肺不张等。

2）弥散功能障碍：肺泡和肺毛细血管间气体交换是通过肺泡毛细血管膜进行的，凡能影响肺泡毛细血管膜面积、肺泡毛细血管床容积、弥散膜厚度以及气体与血红蛋白结合的因素，均能影响弥散功能。但是氧和二氧化碳通过肺泡毛细血管膜的弥散能力不同，二氧化碳通过肺泡毛细血管膜的能力是氧的 2 倍，所以弥散功能障碍主要影响氧的交换而致低氧血症。在临床实践中，弥散功能障碍极少是唯一的病理因素，往往是弥散功能障碍与通气 / 血流比例失调同时存在。

三、临床表现与诊断

1. 临床表现　除呼衰原发疾病的症状、体征外，主要为缺氧和二氧化碳潴留所引起的低氧血症、高碳酸血症或二者兼有，主要表现为呼吸困难和多脏器功能障碍。

（1）低氧血症：神经与心肌组织对缺氧十分敏感，缺氧时常出现中枢神经系统和心血管系统功能异常的临床征象，如判断力障碍、运动功能失常、烦躁不安等中枢神经系统症状。严重缺氧时，可表现为精神错乱、狂躁、昏迷、癫痫样抽搐。在心血管系统方面表现为血压下降、心律失常、心脏停搏等。缺氧患者的呼吸系统表现也是一项重要的临床征象，可表现为呼吸急促、辅助呼吸肌活动加强、鼻翼扇动、发绀、呼吸节律紊乱等。

（2）高碳酸血症：由于急性呼吸衰竭时二氧化碳的蓄积不仅程度严重且发生时间短促，因此可产生严重的中枢神经系统和心血管功能障碍。心血管方面表现为外周体表静脉充盈、皮肤充血、多汗、球结膜充血、血压升高、心率加快等。中枢神经系统出现先兴奋后抑制的现象，兴奋时表现为失眠、烦躁、躁动等，而后出现昏睡甚至昏迷等。

（3）其他重要器官功能受损：严重缺氧和二氧化碳潴留可导致肝、肾或胃肠功能障碍。部分患者可出现黄疸、肝功能异常；尿中可出现蛋白、红细胞和管型，血浆尿素氮、血肌酐增高。另外，也可能表现为应激性溃疡而致上消化道出血。

（4）水、电解质和酸碱平衡的失调：缺氧和二氧化碳潴留均伴随着酸碱平衡失调。因缺氧而通气过度可发生急性呼吸性碱中毒；急性二氧化碳潴留则表现为呼吸性酸中毒。严重缺氧时无氧代谢引起乳酸堆积，肾功能障碍使酸性物质不能排出，二者均可导致代谢性酸中毒。代谢性和呼吸性酸碱失衡又可同时存在，表现为混合性酸碱失衡。在酸碱平衡失调的同时，还可发生体液和电解质的代谢障碍。

2. 诊断　有导致呼吸衰竭的病因或诱因；有低氧血症或伴高碳酸血症的临床表现；在海平面大气压下，静息状态呼吸空气时，PaO_2<8kPa（60mmHg），或伴 $PaCO_2$>6.67kPa（50mmHg），并排除心内解剖分流或原发性心输出量降低时，呼吸衰竭的诊断即可成立。

四、急救配合与护理

1. 急救处理　急性呼吸衰竭作为临床常见危重症，直接危及伤病员的生命，只有采取及时有效的抢救措施，为原发病的治疗争取时间和创造条件，才能降低病死率。急性呼吸衰竭的治疗原则是：首先在保持呼吸道通畅条件下，迅速纠正缺氧、二氧化碳潴留、酸碱失衡和代谢紊乱，防治多器官功能受损；其次是明确病因、治疗原发病及严密监测病情的发展，预防和治疗并发症。

（1）保持呼吸道通畅：保持呼吸道通畅是进行各种呼吸支持治疗的必要条件，是急性呼吸衰竭处理的第一步。在重症急性呼吸衰竭尤其是意识不清的患者，显得尤为重要。

（2）氧疗：缺氧是引起急性呼吸衰竭的直接原因，任何类型的呼吸衰竭都存在低氧血症，故积极纠正缺氧是治疗急性呼衰患者的重要措施，但不同类型的呼吸衰竭其氧疗的指征和给氧的方法不同。原则是Ⅱ型呼吸衰竭应给予低浓度（<35%）持续吸氧；Ⅰ型呼吸衰竭则给予较高浓度（>35%）吸氧。国外氦－氧混合气已较广泛地用于治疗呼吸系统疾病，可增加肺泡有效通气量，降低气道阻力，降低呼吸功耗，增大呼气流速，减少肺过度充气，促进二氧化碳的排出，减轻呼吸衰竭症状，但在国内广泛应用还存在一定的问题。

（3）增加通气量，减少二氧化碳潴留。

1）呼吸兴奋剂：呼吸兴奋剂通过刺激呼吸中枢或外周化学感受器，增加呼吸频率和潮气量，改善通气，但是会同时增加呼吸做功，增加氧耗量和二氧化碳的产生量。所以必须在保持气道通畅的前提下使用，否则会促发和（或）加重呼吸肌疲劳，加重二氧化碳潴留。主要用于以中枢抑制为主所致的呼吸衰竭，不宜用于以换气功能障碍为主所致的呼吸衰竭。常用药物有尼可刹米、洛贝林、多沙普仑等，以尼可刹米最常用，既能改善通气，还有一定的苏醒作用。多沙普仑除直接兴奋中枢外，还可刺激末梢化学感受器，反射性兴奋中枢，作用强，安全范围大。

2）机械通气：对于呼吸衰竭严重，经上述处理不能有效地改善缺氧和二氧化碳潴留时，需考虑机械通气。

（4）控制感染：控制感染是急性呼吸衰竭治疗的一个重要方面，感染时需合理选用抗生素。抗生素的选择应根据细菌培养结果选用敏感抗生素。但临床上，首先根据病情，经验性选用抗生素，以免延误治疗。

（5）纠正酸碱平衡失调：急性呼吸衰竭患者常容易合并代谢性酸中毒，且多为乳酸性酸中毒，缺氧纠正后即可恢复。必要时可给予5%碳酸氢钠纠正酸中毒，但如果合并呼吸性酸中毒时不宜使用，因碳酸氢钠分解后形成二氧化碳，可使二氧化碳进一步增高。呼吸性酸中毒多通过改善通气促进二氧化碳的排出来纠正，在纠正呼吸性酸中毒的同时需给予盐酸精氨酸和氯化钾，以防止代谢性酸中毒的发生。

（6）病因治疗：由于引起急性呼吸衰竭的原因很多，因此在解决其本身造成危害的同时，须采取适当的措施消除病因，此乃治疗急性呼吸衰竭的根本所在。

（7）一般支持治疗：在ICU的患者需进行严密监测，预防和治疗肺动脉高压、肺源性心脏病、肺性脑病、肾功能不全和消化道功能障碍，尤其要注意防治多器官功能障碍综合征（multiple organ dysfunction syndrome，MODS）。

2. 护理

（1）正确的体位：对急性呼吸衰竭的患者立即将头部取侧卧位，颈部后仰，抬起下颌。此种体位可以解除部分患者上气道的梗阻。

（2）保持气道通畅：协助患者咳痰，给予雾化吸入，湿化气道，使痰液稀释易于咳出。以负压吸引清除堵塞于呼吸道内的分泌物，血液或误吸的呕吐物，淹溺时的淡、海水等，通过气管内负压吸引有时可立即解除梗阻，改善通气。

（3）氧疗：急性呼吸衰竭重症，可用面罩法或经气管内插管、气管切开给予高浓度（>50%）吸氧，但不可长期使用严防氧中毒。

（4）建立静脉通道：迅速建立静脉通道，用于药物治疗。

（5）监测和记录液体出入量：根据情控制液体入量，需要时，应予记录出入量或填写护理记录单。注意电解质尤其是血钾的变化。

（6）监测呼吸、脉搏、意识状态等体征的变化：通过物理检查手段对患者临床情况进行仔细检查和连续观察是最简单、最基本和有价值的监测方法，任何先进监护仪往往也无法取代。

（7）监测动脉血气分析值的变化：动脉血气分析是诊断急性呼吸衰竭的关键，对指导机械通气和酸碱失衡的治疗具有重要意义。PaO_2对诊断缺氧和判断缺氧程度有重要价值。$PaCO_2$是判断肺通气功能的重要参数。在开始机械通气15～30min后复测血气分析，可了解治疗效果。根据动脉血气分析结果可对通气方式、通气量、吸入氧气浓度和呼气末正压等进行适当调整。病情稳定后可每天测定1～2次。

（8）气道口护理：观察呼吸频率、呼吸深度和节律。记录气道分泌物的量、性状及颜色。检查气管造口伤口有无出血、渗出、皮下气肿和腥臭气味。保持伤口敷料清洁、干燥。每日更换或消毒内套管1～2次。更换套管或气管内抽吸时均应遵循无菌操作原则。

（9）湿化气道：应对放置人工气道或呼吸机治疗患者的吸入气体进行加温和湿化，避免气管内干燥、纤毛运动障碍、痰痂形成或气道阻塞、感染加剧及肺不张发生。

（10）心理护理：对急性呼吸衰竭的患者不仅要注意躯体功能的改变，也要重视心理情绪的变化。患者常对病情和预后有顾虑、心情忧郁、对治疗丧失信心。护理人员应经常巡视，积极采用语言与非语言的沟通方式，及时满足其需求。并教会患者自我放松等各种缓解焦虑的办法，以缓解呼吸困难，改善通气。

五、常见护理问题和护理措施

（1）气体交换受损：与呼吸道痉挛、换气功能障碍有关。

1）环境与休息：提供安静舒适、空气洁净的环境，温度和湿度要适宜。

2）病情观察：观察患者呼吸状况，判断呼吸困难类型。有条件可监测血氧饱和度、动脉血气变化，及时发现和解决患者异常情况。

3）心理护理：呼吸困难可引起患者烦躁不安、恐惧，不良情绪反应可进一步加重呼吸困难。因此，医护人员应陪伴患者身边，安慰患者，使其保持情绪稳定，增强安全感。

4）保持呼吸道通畅。

5）用药护理：遵医嘱应用支气管舒张剂、呼吸兴奋剂等，观察药物疗效和不良反应。

6）氧疗和机械通气的护理：根据呼吸困难类型、严重程度不同，进行合理氧疗或机械通气，以缓解症状。

（2）活动无耐力：与呼吸功能受损导致机体缺氧状态有关。

1）休息和活动：合理安排休息和活动量，调整日常生活方式，如病情许可，有计划地增加运动量和改变运动方式，如室内走动、室外活动、散步、快走、慢跑、太极拳、体操等，逐渐提高肺活量和活动耐力。

2）舒适体位：患者采取身体前倾坐位或半卧位，可使用枕头、背靠架或床边桌等支撑物，以患者自觉舒适为原则。避免紧身衣服或过厚盖被而加重胸部压迫感。

3）呼吸训练：指导患者做缓慢深呼吸、腹式呼吸、缩唇呼吸等，训练呼吸肌，延长呼气时间，使其能完全呼出。

第三章

心内科疾病护理

第一节　心内科常见症状护理

一、胸痛

（一）定义

胸痛是指胸部正中或偏侧作痛。胸痛是常见的急症之一，病因繁多，严重性悬殊极大，且常不与胸痛程度平行。心肌缺血、肺和胸膜疾病是急性胸痛常见的病因。

（二）护理评估

1. 病因及病史评估　胸痛常见的原因有：

（1）内脏缺血：心绞痛、急性心肌梗死、心肌病、肺梗死等。

（2）炎症：皮炎、非化脓性肋软骨炎、带状疱疹、肌炎、流行性肌痛、肺炎、胸膜炎、心肌炎、心包炎、纵隔炎、食管炎等。

（3）肿瘤：原发性肺癌、胸膜肿瘤、纵隔肿瘤、骨髓瘤、白血病等的压迫或浸润。

（4）其他原因：自发性气胸、胸主动脉瘤、夹层动脉瘤、过度换气综合征、肋间神经痛、胸壁损伤、肋骨骨折等。

（5）心脏神经官能症。

病史是辨别引起胸痛或胸部不适感原因的最重要方法。询问患者过去是否有胸痛及是否有与胸痛相关的疾病病史，了解心功能状态及胸痛或胸部不适感与气候、呼吸、咳嗽、体力劳动、情绪变化、饮食起居的关系。

心绞痛或心肌梗死引起的胸痛多位于心前区，胸骨后或剑突下，心绞痛有压榨感及窒息感，可因劳累、情绪紧张而诱发，休息可缓解；心肌梗死有濒死感，休息、含服硝酸甘油不缓解，持续时间长。

胸壁炎症性病变所致疼痛可伴有局部红、肿、热等表现，于呼吸时加重；自发性气胸常发生于剧烈咳嗽或用力过度时一侧胸部尖锐刺痛；肺梗死表现为突发性胸痛、呼吸困难和发绀；急性胸膜炎多为单侧性胸痛，呼吸或咳嗽时加重。

2. 症状评估

（1）评估胸痛的性质：如隐痛、压榨痛、闷胀性或窒息样疼痛。

（2）评估胸痛的部位：是局限性、左侧、右侧、心前区或胸骨后。

（3）评估胸痛的发作方式：为突然急性发作、缓慢发生、反复发作或持续性疼痛。

（4）评估胸痛持续的时间及影响因素：如几分钟或几小时，经休息和服药后是否好转。

（5）评估胸痛的程度：为轻微或剧烈。

（6）评估胸痛有无牵涉痛：如向左肩背部、颈部和后背部放射。

3. 相关因素评估

（1）评估胸痛伴随症状及体征：如咳嗽、咳痰、乏力、发热、心悸、呼吸急促等。

（2）评估胸痛时患者的生命征象的变化：如血压、脉搏、呼吸、体温等。

（3）评估各项检查结果：如实验室检查、X 线检查等。

（4）评估胸痛对日常生活的影响：如情绪改变、日常活动受限和工作受影响。

（5）评估各项治疗内容及其疗效。

（三）护理措施

1. 一般护理措施

（1）建立相互信任的护患关系，认同患者陈述的疼痛，以倾听、陪伴、触摸来提供精神支持，并接受患者对疼痛的感受及反应。

（2）观察并记录疼痛的特征：包括疼痛的部位、发作的方式、程度、性质、开始时间、持续时间等。

（3）减少疼痛刺激：对身体疼痛部位的支撑，如垫好软枕、舒适的体位，正确地移动可预防不当姿势所致肌肉、韧带或关节牵扯引起的疼痛或加重疼痛。

（4）指导患者及家属有关减轻疼痛的方法：松弛技巧、自我暗示法、注意力分散法、引导想象法。

（5）遵医嘱应用药物治疗及吸氧以减轻疼痛。

（6）促进支持系统的功能：与家庭及单位支持系统沟通。

2. 胸痛的护理措施

（1）避免加重胸痛的因素

1）协助保持舒适体位，以患者自觉舒适为宜。

2）腹式呼吸可避免胸部病变部位受到刺激。

3）咳嗽时用手或软枕轻轻按压胸部。

4）使用各种方法协助和减轻患者咳嗽，如雾化吸入。必要时应使用镇咳药物。

5）做好心理护理，使患者保持情绪稳定，减轻焦虑。

6）尽量避免上肢过度伸展。

7）避免一切引起胸腔压力增高的诱因。

8）避免体力劳动及情绪激动，以免诱发心绞痛。

（2）协助患者遵从治疗计划，并评估其疗效。

二、心悸

（一）定义

心悸是指患者自觉心跳或心慌，伴有心前区不适感。由各种原因引起的心动过速、心动过缓及心房颤动等心律失常，均易引起心悸。

正常情况下，人在静态或休息时不会感到自己的呼吸和心跳。如果在静态或休息状态下自觉心脏搏动并有不适感，则为心悸。此时，体格检查可发现心脏搏动增强、心率和心律变化，部分患者亦可正常。心悸是一种常见的临床症状，与患者的敏感性，以及心搏强度、速率或节律的变化有关。

（二）护理评估

1. 病因评估

（1）病史询问：患者有无心慌、心跳、心惊、胸部跳蹦，甚至感到心脏跳到咽喉部等症状；有无与心悸发生有关的心脏病病史或其他疾病病史，了解心功能状态；心悸与气候、环境、体力劳动、情绪、饮食起居、服药的关系。

（2）体格检查：重点了解心脏大小、脉搏、心率、心律与心音的变化，各瓣膜区有无杂音，有无贫血体征，有无甲状腺肿大等。

（3）实验室及其他辅助检查：除血常规、血糖及儿茶酚胺浓度外，应特别注意心电图、甲状腺功能检查的结果。

通过上述病史询问、相关体格检查和实验室及其他辅助检查，判断患者有无心悸，确定其心悸的性质为功能性或器质性。

2. 心悸发作时间、部位、性质和程度及其伴随症状

（1）时间：自第一次发作至今有多长时间，心悸发作的频率，每次发作持续与间隔的时间，突发性、暂时性还是持续性等，一般器质性心脏病引起的持续时间较长。

（2）部位：多数患者心悸位于心前区，少部分位于心尖波动处或胸骨下等，极少数患者从心前区直至咽喉部。

（3）性质和程度：心悸为主观感觉，依个人感受不同，其程度差异也较大。有心律失常引起的心悸，在检查患者的当时其心律失常不一定存在，因此，务必让患者详细陈述其发生心悸当时的主观感觉，如心跳是过快还是过慢、有无不规则样感觉等，帮助鉴别快速型或慢速型心律失常。

（4）伴随症状：心悸是否有前驱症状或伴有胸痛、呼吸困难、头晕、发热等症状，确定心悸的病因。

3. 目前诊断和治疗的情况　引起心悸的原因很多，其性质可能是功能性的，也可能是器质性的，诊断和治疗也会存在很大差异，应仔细询问患者目前的诊断和用药情况，有无采用电学方法（如电复律、人工心脏起搏）、外科手术或其他治疗方法，疗效如何等。

4. 评估心悸对患者的影响　重点是评估患者目前的睡眠、工作和日常生活有无因心悸而改变，其程度如何，以及有无与心悸有关的情绪改变等。

（三）护理措施

1. 病情观察　注意心悸发生的时间、性质、程度、诱发或使其减轻的因素，以及呼吸困难、胸痛、晕厥等伴随症状的变化，重点观察心脏的体征，尤其是心率、心律的变化。监测心电图的变化及各相关检查的结果。

2. 心理护理　建立相互信任的护患关系，倾听患者的述说，了解患者的心理状态和心理需求，给予患者必要的精神安慰，解除紧张、焦虑的情绪，增强安全感和治疗的信心。对神经症患者更应关心。此外，舒适、安静的环境，有利于患者身心放松。

3. 控制诱发因素　包括限制饮酒、吸烟、饮用刺激性饮料；调整运动强度、工作压力和环境刺激；避免寒冷、刺激性谈话及电视或电影等。

4. 减轻症状

（1）休息：原则上根据心悸原发病的轻重、心功能不全的程度，决定如何休息。严重心律失常（阵发性室上性心动过速，多发、多源、连发的室性期前收缩伴 Ront 现象，Ⅱ度和Ⅲ度房室传导阻滞，发作频繁的窦性停搏等）者应卧床休息，直到心悸好转后再逐渐起床活动。心功能 3 级及以上者，应以绝对卧床休息为主。

（2）体位：心悸明显者卧床时应避免左侧卧位，因左侧卧位较易感觉到心悸；器质性心脏病伴心功能不全者，为减少回心血量和减轻心悸，宜取半坐卧位。衣服宜宽松，以免患者因衣服的束缚而使心悸加重。

（3）吸氧：对心律失常尤其是严重心律失常者，或器质性心脏病引起的心悸伴气急、不能平卧、发绀者，可行面罩或鼻导管吸氧，以增加重要脏器的氧供，提高血氧浓度，改善患者的自觉症状。

5. 饮食　器质性心脏病所致心悸者，应给予少盐、易消化饮食，少量多餐，以减轻水肿及心脏前负荷；多食富含维生素的水果、蔬菜，以利于心肌代谢，防止低钾；控制总热量，以降低新陈代谢，减轻心脏负担；避免饱餐，因饱餐可诱发室性期前收缩、阵发性室上性心动过速等心律失常，加重心悸。

6. 排便护理　养成良好排便习惯，防止便秘发生；适当增加全身运动量，增加直肠血供及肠蠕动，以利排便；做好腹部按摩或仰卧起坐运动，锻炼膈肌、腹肌和提肛肌力，促进排便；避免过久过度无效排便，导致心脏不适、脱肛、痔疮等。

7. 药物治疗的护理　抗心律失常药、强心药、利尿药、扩血管药、降血压药、肾上腺糖皮质激素、

抗生素、抗甲状腺药等被用于治疗不同原因的心悸患者。护士应掌握上述药物的药理机制、使用方法和不良反应，用于指导药物疗效和不良反应的观察。

8. 特殊治疗的护理 对做心电监护、床旁血流动力学监测、电复律、人工心脏起搏等特殊检查和治疗的患者，必须做好相应的护理。

9. 健康教育

（1）指导患者正确描述症状，如心悸的时间、性质、程度、伴随症状、诱发或使症状减轻的因素等。

（2）应向患者说明心悸的原因和发生机制，避免过度劳累、精神刺激、情绪激动、饮酒、饮用咖啡和浓茶等可能诱发或加重心悸的因素。

（3）遵照医嘱用药，定期门诊随访。

三、心源性呼吸困难

（一）定义

呼吸困难（dyspnea），是指患者主观感到空气不足、呼吸费力，客观上表现为呼吸运动用力，严重时可出现张口呼吸、鼻翼翕动、端坐呼吸，甚至发绀，辅助呼吸肌参与活动，并伴有呼吸频率、深度与节律的改变。全身重要脏器疾病常伴有呼吸困难。心源性呼吸困难（cardiac dyspnea），又称气促或气急，是患者在休息和轻体力活动中自我感觉到的呼吸异常。循环系统疾病引起的呼吸困难最常见的病因是左心衰竭，也可出现于右心衰竭、心肌病、心包炎、心脏压塞时。由左心衰竭所致的呼吸困难较为严重。

（二）护理评估

1. 病史 询问患者有无心血管疾病、肺部疾病、神经精神性疾病、血液系统疾病及中毒症状等。呼吸困难发生与发展的特点，呼吸困难的表现形式或严重程度，引起呼吸困难的体力活动类型，睡眠情况，何种方法可使呼吸困难减轻，是否有咳嗽、咳痰、咯血、乏力等伴随症状。

2. 症状与体征的评估

（1）评估呼吸频率、节律、深度；脉搏；血压；意识状况；面容与表情；营养状况；体位；皮肤黏膜有无水肿、发绀；颈静脉有无怒张。

（2）胸部体征：两侧肺部是否可闻及湿啰音或哮鸣音，啰音的分布是否可随体位而改变。

（3）心脏检查：心脏有无扩大，心率、心律、心音有无改变，有无奔马律。

3. 相关因素评估

（1）实验室检查：评估血氧饱和度、血气分析，判断患者缺氧程度及酸碱平衡状况。

（2）肺部X线检查：有助于判断肺瘀血、肺水肿或肺部感染的严重程度，有无胸腔积液或心包积液。

（3）评估呼吸困难对患者生理心理的影响：是否影响睡眠；随着呼吸困难的逐步加重，对日常生活和机体活动耐力的影响，能否生活自理；患者是否有精神紧张和焦虑不安甚至悲观绝望。

（三）护理措施

1. 调整体位 宜采取半卧位或坐位，尤其夜间睡眠应保持半卧位，以改善呼吸和减少回心血量。发生左心衰竭时，应迅速保持其两腿下垂坐位及给予其他对症措施；避免臂、肩、骶、膝部受压或滑脱，可用枕或软垫支托。可让患者伏于床旁桌上保持半卧位。

2. 氧疗 吸氧可增加血氧浓度，改善组织缺氧，减轻呼吸困难。给予氧气间断或持续吸入，根据缺氧程度调节氧流量，根据病情选择合适的湿化液。

3. 活动与休息 患者应尽量减少活动和不必要的谈话，以减少耗氧量，从而减轻呼吸困难。保持环境干净、整洁、空气流通，患者衣服宽松，盖被松软，减轻憋闷感；提供适合的温度和湿度，有利于患者的放松和休息。呼吸困难加重时，加强生活护理，照顾其饮食起居，注意口腔护理，协助大小便等，以减轻心脏负荷。

4. 心理护理　多巡视、关心患者，经常和患者接触，了解其心理动态。鼓励患者充分表达自己的感受。告知患者通过避免诱因，合理用药可以控制病情继续进展，缓解症状；相反，焦虑不利于呼吸困难的改善，甚至加重病情。以安慰和疏导，稳定患者情绪，降低其交感神经的兴奋性，使患者心率减慢、心肌耗氧量减少而减轻呼吸困难。

5. 密切观察病情　如观察呼吸困难有无改善，皮肤发绀是否减轻，血气分析结果是否正常。及时发现病情变化，尤其需加强夜间巡视和床旁安全监护。

6. 遵医嘱用药　如给予抗心衰、抗感染等药物治疗，观察药物的不良反应。用药的目的是改善肺泡通气。静脉输液时严格控制滴速，通常是 20 ~ 30 滴 /min，防止诱发急性肺水肿。准确记录出入量，以了解体液平衡情况。

四、心源性水肿

（一）定义

当人体血管外组织间隙体液积聚过多时称为水肿（edema）。心源性水肿是指由于各种心脏病所致的心功能不全引起体循环静脉瘀血，使机体组织间隙有过多的液体积聚。心源性水肿最常见的病因是右心衰竭或全心衰竭，也可见于渗出性心包炎或缩窄性心包炎。其特点是早期出现在身体低垂部位，如卧床患者的背骶部或非卧床患者的胫前、足踝部，用指端压水肿部位，局部可出现凹陷，称为压陷性水肿。重者可延及全身，出现胸腔积液、腹腔积液。

（二）护理评估

1. 病因或诱发因素评估　从既往病史中了解水肿的原因，如有无心脏病，是否伴活动后心悸、呼吸困难、不能平卧等。

2. 症状与体征的评估

（1）检查水肿的部位、范围、程度，压之是否凹陷，水肿部位皮肤是否完整。

（2）测量血压、脉搏、呼吸、体重、腹围等反映机体液体负荷量的项目，短时间内体重的骤然增加，也提示组织间隙有水钠潴留的可能。

（3）与水肿原发疾病有关的体征：如有无心脏杂音、颈静脉充盈、肝颈静脉回流征阳性、肝大、脾大等，注意有无胸腔积液体征、腹腔积液体征。

3. 相关因素评估

（1）根据水肿的特点，评估水肿与饮食、体位及活动的关系，导致水肿的原因，饮水量、摄盐量、尿量等。

（2）患者目前休息状况，用药名称、剂量、时间、方法及其疗效。

（3）实验室及其他检查：了解患者有无低蛋白血症及电解质紊乱。

（4）评估患者目前的心理状态：是否因水肿引起躯体不适和形象改变而心情烦躁，或因病情反复而失去信心。

（三）护理措施

1. 休息与体位　嘱患者多卧床休息，下肢抬高，伴胸腔积液或腹腔积液的患者宜采取半卧位。

2. 饮食护理　给予低盐、高蛋白、易消化的饮食。根据心功能不全程度和利尿治疗的效果限制钠盐。应向患者和家属说明钠盐与水肿的关系，告诉他们限制钠盐和养成清淡饮食习惯的重要性，注意患者口味和烹调技巧以促进食欲。根据病情适当限制液体摄入量。

3. 维持体液平衡

（1）观察尿量和体重的变化。

（2）严重水肿且利尿效果不佳时，每日进液量控制在前一天尿量加 500mL 左右。

（3）输液时应根据血压、心率、呼吸情况调节和控制滴数，以 20 ~ 30 滴 /min 为宜。

4. 皮肤护理

（1）保持床单清洁、平整、干燥。给患者翻身、使用便盆时动作轻巧，无强行推、拉，防止擦伤皮肤。定时协助和指导患者更换体位，严重水肿者可使用气垫床，预防压疮的发生。

（2）水肿局部血液循环不良，皮肤抵抗力低，感觉迟钝，破损后易感染，注意防护。

（3）用热水袋保暖时，水温不宜太高（<50℃），用毛巾包裹避免烫伤。

（4）肌内注射时应严密消毒皮肤并做深部肌内注射，拔针后用无菌棉球按压避免药液外渗，如有外渗，用无菌敷料包扎。

（5）对水肿明显的部位如骶、踝、足跟等处适当予以抬高，避免长时间受压。

（6）保持会阴部皮肤清洁、干燥，男患者可用托带支托阴囊。

（7）经常观察水肿部位及其他受压处皮肤有无发红、破溃现象；一旦发生压疮，积极按压疮进行处理。

5. 用药护理　遵医嘱使用利尿剂，观察用药后的尿量、体重变化及水肿消退情况，监测药物不良反应及有无电解质紊乱，观察有无低钠、低钾的症状。合理安排用药时间，利尿剂不宜晚间服用，以免夜间因排尿影响患者睡眠。

6. 病情观察　准确记录24h液体出入量，每天用同一台体重秤、在同一时间测量患者体重。注意水肿的分布及程度变化，必要时测量腹围和下肢周径，了解腹腔积液和下肢水肿的消退情况，判断病情发展及对药物治疗的反应。

7. 其他　给予患者及其家人以心理支持，鼓励其坚持治疗，保持积极乐观的心态。

五、心源性晕厥

（一）定义

心源性晕厥是指由于心排血量突然骤减、中断或严重低血压而引起一过性脑缺血、缺氧，表现为突发的短暂意识丧失。

（二）护理评估

1. 病史　向患者询问发作前有无诱因及先兆症状，发作的频率。有无器质性心脏病或其他疾病史，有无服药、外伤史。了解发作时的体位、晕厥持续时间、伴随症状等。

2. 病因评估　通常病因包括严重心律失常和器质性心脏病。常见原因如下。

（1）心律失常：严重的窦性心动过缓、房室传导阻滞、心脏的停搏、阵发性室性心动过速等。

（2）心脏瓣膜病：严重的主动脉狭窄。

（3）心肌梗死。

（4）心肌疾病：梗阻性肥厚型心肌病。

（5）心脏压塞。

（6）其他：左房黏液瘤、二尖瓣脱垂等。

3. 症状与体征的评估

（1）检查患者的生命体征、意识状态，有无面色苍白或发绀，有无心率、心律变化及心脏杂音。

（2）倾听患者晕厥发生前和苏醒后的主诉，有无头晕、心悸等。

（3）肢体活动能力，有无外伤。

4. 相关因素评估

（1）实验室及其他检查：心电图、动态心电图、超声心电图等有助于判断晕厥的原因。

（2）晕厥发生时患者周围环境，看空气是否流通，是否人多嘈杂等，排除外界环境因素。

（3）评估当时周围环境是否安全、是否有利于施救。

（4）评估患者对晕厥发作的心理反应，是否有恐惧、沮丧的心情。

（三）护理措施

1. 发作时的护理　立即平躺于空气流通处，将头部放低，同时松解衣领，注意保暖。尽可能改善脑供血，促使患者较快清醒。

2. 休息与活动　晕厥发作频繁的患者应卧床休息，加强生活护理。嘱患者应避免单独外出，防止意外。

3. 避免诱发因素　嘱患者避免剧烈活动、情绪激动或紧张、快速改变体位等，改善闷热、通风不良的环境，防止晕厥发生。一旦有头晕、黑蒙等先兆时立即平卧，以免摔伤。

4. 遵医嘱给予治疗　如心率显著缓慢的患者可予阿托品、异丙肾上腺素等药物或配合人工心脏起搏治疗；对其他心律失常患者可予抗心律失常药物。建议主动脉瓣狭窄、肥厚型心肌病患者有手术指征时尽早接受手术或其他治疗。

5. 心理护理　耐心进行病情解释，宽慰患者，使其精神放松。

第二节　心力衰竭

在致病因素作用下，心功能必将受到不同程度的影响，即为心功能不全（heart insufficiency）。在疾病的早期，机体能够通过心脏本身的代偿机制以及心外的代偿措施，可使机体的生命活动处于相对恒定状态，患者无明显的临床症状和体征，此为心功能不全的代偿阶段。心力衰竭（heart failure），简称心衰，又称充血性心力衰竭，一般是指心功能不全的晚期，属于失代偿阶段，是指在多种致病因素作用下，心脏泵功能发生异常变化，导致心排血量绝对减少或相对不足，以致不能满足机体组织细胞代谢需要，患者有明显的临床症状和体征的病理过程。常见心力衰竭分类见图 3–1。

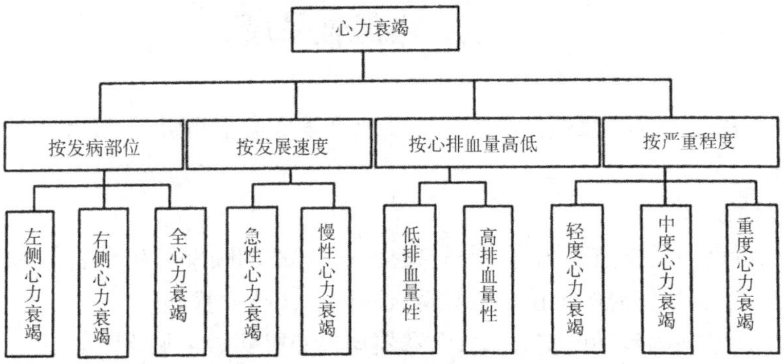

图 3–1　心力衰竭的分类

近年来，很多学者将心力衰竭按危险因素和终末等级进行了分类，并指出新的治疗方式可以改善患者的生活质量。

A 和 B 阶段指患者缺乏心力衰竭早期征象或症状，但存在有风险因素或心脏的异常，这些可能包括心脏形态和结构上的改变。

C 阶段指患者目前或既往有过心力衰竭的症状，如气短等。

D 阶段指患者目前有难治性心力衰竭，并适于进行特殊的进阶治疗，包括心脏移植。

一、病因与发病机制

（一）病因

1. 基本病因　心力衰竭的关键环节是心排血量的绝对减少或相对不足，而心排血量的多少与心肌收缩性的强弱、前负荷和后负荷的高低以及心率的快慢密切相关。因此，凡是能够减弱心肌收缩性、使心脏负荷过度和引起心率显著加快的因素均可导致心力衰竭的发生。

2. 诱因

（1）感染：呼吸道感染为最多，其次是风湿热。女性患者中泌尿道感染亦常见。亚急性感染性心内膜炎也常诱发心力衰竭。

（2）过重的体力劳动或情绪激动。

（3）钠盐摄入过多。

（4）心律失常：尤其是快速性心律失常，如阵发性心动过速、心房颤动等。

（5）妊娠分娩。

（6）输液（特别是含钠盐的液体）或输血过快或过量。

（7）洋地黄过量或不足。

（8）药物作用：如利舍平类、胍乙啶、维拉帕米、奎尼丁、肾上腺皮质激素等。

（9）其他：出血和贫血、肺栓塞、室壁膨胀瘤、心肌收缩不协调，乳头肌功能不全等。

（二）发病机制

心脏有规律的协调的收缩与舒张是保障心排血量的重要前提，其中收缩性是决定心排血量的最关键因素，也是血液循环动力的来源。因此，心力衰竭发病的中心环节，主要是收缩性减弱，但也可见于舒张功能障碍，或二者兼而有之。心肌收缩性减弱的基本机制包括：①心肌结构破坏，导致收缩蛋白和调节蛋白减少。②心肌能量代谢障碍。③心肌兴奋－收缩耦联障碍。④肥大心肌的不平衡生长。

二、临床表现与诊断

（一）临床表现

1. 症状和体征　心力衰竭的临床表现与左右心室或心房受累有密切关系。左侧心力衰竭的临床特点主要是由于左心房和（或）左心室衰竭引起肺瘀血、肺水肿；右侧心力衰竭的临床特点是由于右心房和（或）右心室衰竭引起体循环静脉瘀血和水钠潴留。发生左侧心力衰竭后，右心也常相继发生功能损害，最终导致全心心力衰竭。出现右侧心力衰竭后，左心衰竭的症状可有所减轻。

2. 辅助检查

（1）X 线：左侧心力衰竭可显示心影扩大，上叶肺野内血管纹理增粗，下叶血管纹理细，有肺静脉内血液重新分布的表现，肺门阴影增大，肺间质水肿引起肺野模糊，在两肺野外侧可见水平位的 Kerley B 线。

（2）心脏超声：利用心脏超声可以评价瓣膜、心腔结构、心室肥厚以及收缩和舒张功能等心脏完整功能参数。其对心室容积的测定、收缩功能和局部室壁运动异常的检出结果可靠。可检测射血分数，心脏舒张功能。

（3）血流动力学监测：除二尖瓣狭窄外，肺毛细血管楔嵌压的测定能间接反应左房压或左室充盈压，肺毛细血管楔嵌压的平均压，正常值为 <1.6kPa（12mmHg）。

（4）心脏核素检查：心血池核素扫描为评价左和右室整体收缩功能以及心肌灌注提供了简单方法。利用核素技术可以评价左室舒张充盈早期相。

（5）吸氧运动试验：运动耐量有助于评价其病情的严重性并监测其进展。运动时最大氧摄入量和无氧代谢阈（AT）。

（二）诊断

1. 急性心力衰竭（AHF）　AHF 的诊断主要依靠症状和体征，辅以适当的检查，如心电图、胸部 X 线、生化标志物和超声心动图。

2. 慢性心力衰竭

（1）收缩性心力衰竭（SHF）：多指左侧心力衰竭，主要判定标准为心力衰竭的症状、左心腔增大、左心室收缩末容量增加和左室射血分数（LVEF）≤ 40%。近年研究发现 BNP 在心力衰竭诊断中具有较高的临床价值，其诊断心力衰竭的敏感性为 94%，特异性为 95%，为心力衰竭的现代诊断提供重要的方法。

（2）舒张性心力衰竭（DHF）：是指以心肌松弛性、顺应性下降为特征的慢性充血性心力衰竭，往往发生于收缩性心力衰竭前，约占心力衰竭总数的 1/3，欧洲心脏病协会于 1998 年制定了原发性 DHF 的诊断标准，即必须具有以下 3 点：①有充血性心力衰竭的症状和体征。② LVEF ≥ 45%。③有左心室松弛、充盈、舒张期扩张度降低或僵硬度异常的证据。这个诊断原则在临床上往往难以做到，因此 Zile 等经过研究认为只要患者满足以下 2 项就可以诊断为 DHF：①有心力衰竭的症状和体征。② LVEF>50%。

三、治疗原则

（一）急性心力衰竭

治疗即刻目标是改善症状和稳定血流动力学状态。

（二）慢性心力衰竭

慢性心力衰竭治疗原则：去除病因，减轻心脏负荷，增强心肌收缩力，改善心脏舒张功能，支持疗法与对症处理。治疗目的：纠正血流动力学异常，缓解症状；提高运动耐量，改善生活质量；防治心肌损害进一步加重；降低病死率。

1. 防治病因及诱因　如能应用药物和手术治疗基本病因，则心力衰竭可获改善。如高血压心脏病的降压治疗，心脏瓣膜病及先天性心脏病的外科手术矫治等。避免或控制心力衰竭的诱发因素，如感染，心律失常，操劳过度及甲状腺功能亢进纠正甲状腺功能。

2. 休息　限制其体力活动，以保证有充足的睡眠和休息。较严重的心力衰竭者应卧床休息。

3. 控制钠盐摄入　减少钠盐的摄入，可减少体内水潴留，减轻心脏的前负荷，是治疗心力衰竭的重要措施。在大量利尿的患者，可不必严格限制食盐。

4. 利尿药的应用　利尿药可作为基础用药。控制心力衰竭体液潴留的唯一可靠方法。应用于所有伴有体液潴留的、有症状的心力衰竭患者。但对远期存活率、死亡率的影响尚无大宗试验验证；多与一种 ACEI 类或 β 受体阻滞药合用。旨在减轻症状和体液潴留的表现。

5. 血管扩张药的应用　通过减轻前负荷和（或）后负荷来改善心脏功能。应用小动脉扩张药如肼屈嗪等，可以降低动脉压力，减少左心室射血阻力，增加心排血量。

6. 洋地黄类药物的应用　洋地黄可致心肌收缩力加强，可直接或间接通过兴奋迷走神经减慢房室传导。能改善血流动力学，提高左室射血分数，提高运动耐量，缓解症状；降低交感神经及肾素 - 血管紧张素 - 醛固酮（R–A–A）活性，增加压力感受器敏感性。地高辛为迄今唯一被证明既能改善症状又不增加死亡危险的强心药，地高辛对病死率呈中性作用。

7. 非洋地黄类正性肌力药物　虽有短期改善心力衰竭症状作用，但对远期病死率并无有益的作用。研究结果表明不但不能使长期病死率下降，其与安慰剂相比反而有较高的病死率。

8. 血管紧张素转换酶抑制药（ACEI 类）　其作为神经内分泌拮抗药之一已广泛用于临床。可改善血流动力学，直接扩张血管；降低肾素、血管紧张素Ⅱ（Ang Ⅱ）及醛固酮水平，间接抑制交感神经活性；纠正低血钾、低血镁，降低室性心律失常危险，减少心脏猝死（SCD）。

9. β 受体阻滞药　其作为神经内分泌阻断药的治疗地位日显重要。21 世纪慢性心力衰竭的主要药物是 β 受体阻滞药。可拮抗交感神经及 R–A–A 活性，阻断神经内分泌激活；减缓心肌增生、肥厚及过度氧化，延缓心肌坏死与凋亡；上调 β_1 受体密度，介导信号传递至心肌细胞；通过减缓心率而提高心肌收缩力；改善心肌松弛，增强心室充盈；提高心电稳定性，降低室性心律失常及猝死率。

四、常见护理问题

（一）有急性左侧心力衰竭发作的可能

1. 相关因素　左心房和（或）左心室衰竭引起肺瘀血、肺水肿。

2. 临床表现　突发呼吸困难，尤其是夜间阵发性呼吸困难明显，患者不能平卧，只能端坐呼吸。呼吸急促、频繁，可达 30 ~ 40 次 /min，同时患者有窒息感，面色灰白、口唇发绀、烦躁不安、大汗淋漓、皮肤湿冷、咳嗽，咳出浆液性泡沫痰，严重时咳出大量红色泡沫痰，甚至出现呼吸抑制、窒息、神志障碍、休克、猝死等。

3. 护理措施　急性左侧心力衰竭发生后的急救口诀：坐位下垂降前荷，酒精高氧吗啡静，利尿扩管两并用，强心解痉激素添。

（二）心排血量下降

1. 相关因素　与心肌收缩力降低、心脏前后负荷的改变、缺氧有关。

2. 临床表现　左、右侧心力衰竭常见的症状和体征均可出现。

3. 护理措施

（1）遵医嘱给予强心、利尿、扩血管药物，注意药效和观察不良反应。

（2）保持最佳体液平衡状态：遵医嘱补液，密切观察效果；限制液体和钠的摄入量；根据病情控制输液速度，一般每分钟 20 ～ 30 滴。

（3）根据病情选择适当的体位。

（4）根据患者缺氧程度予（适当）氧气吸入。

（5）保持患者身体和心理上得到良好的休息：限制活动减少氧耗量；为患者提供安静舒适的环境，限制探视。

（6）必要时每日测体重，记录 24h 尿量。

（三）气体交换受损

1. 相关因素　与肺循环瘀血，肺部感染，及不能有效排痰与咳嗽相关。

2. 临床表现

（1）劳力性呼吸困难、端坐呼吸、发绀（毛细血管血液内还原斑红蛋白浓度超过 50g/L，指皮肤、黏膜出现青紫的颜色，以口唇、舌、口腔黏膜、鼻尖、颊部、耳垂和指、趾末端最为明显）。

（2）咳嗽、咳痰、咯血。

（3）呼吸频率、深度异常。

3. 护理措施

（1）休息：为患者提供安静、舒适的环境，保持病房空气新鲜，定时通风换气。

（2）体位：协助患者取有利于呼吸的卧位，如高枕卧位、半坐卧位、端坐卧位。

（3）根据患者缺氧程度给予（适当）氧气吸入。

（4）咳嗽与排痰方法：协助患者翻身、拍背，利于痰液排出，保持呼吸道通畅。

（5）教会患者正确咳嗽、深呼吸与排痰方法：屏气 3 ～ 5s，用力地将痰咳出来，连续 2 次短而有力地咳嗽。

1）深呼吸：首先，患者应舒服地斜靠在躺椅或床上，两个膝盖微微弯曲，垫几个枕头在头和肩部后作为支撑，这样的深呼吸练习，也可以让患者坐在椅子上，以患者的手臂做支撑。其次，护理者将双手展开抵住患者最下面的肋骨，轻轻地挤压，挤压的同时，要求患者尽可能地用力呼吸，使肋骨突起，来对抗护理者手的挤压力。

2）年龄较大的心力衰竭患者排痰姿势：年龄较大、排痰困难的心衰患者，俯卧向下的姿势可能不适合他们，因为这样可能会压迫横膈膜，使得呼吸发生困难。可采取把枕头垫得很高，患者身体侧过来倚靠在枕头上，呈半躺半卧的姿势，这样将有助于患者排痰。

（6）病情允许时，鼓励患者下床活动，以增加肺活量。

（7）呼吸状况监测：呼吸频率、深度改变，有无呼吸困难、发绀。血气分析、血氧饱和度改变。

（8）向患者或家属解释预防肺部感染方法：如避免受凉、避免潮湿、戒烟等。

（四）体液过多

1. 相关因素　与静脉系统瘀血致毛细血管压增高，R–A–A 系统活性和血管加压素水平，升高使水、钠潴留，与饮食不当相关。

2. 临床表现

（1）水肿：表现为下垂部位如双下肢水肿，为凹陷性，起床活动者以足、踝内侧和胫前部较明显。仰卧者则表现为骶部、腰背部、腿部水肿，严重者可发展为全身水肿，皮肤绷紧而光亮。

（2）胸腔积液：全心心力衰竭者多数存在，右侧多见，主要与体静脉压增高及胸膜毛细血管通透性增加有关。

（3）腹腔积液：多发生在心力衰竭晚期，常合并有心源性肝硬化，由于腹腔内体静脉压及门静脉压增高引起。

（4）尿量减少，体重增加。

（5）精神差，乏力，焦虑不安。

（6）呼吸短促，端坐呼吸。

3. 护理措施

（1）水肿程度的评估：每日称体重，一般在清晨起床后排空大小便而未进食前穿同样的衣服、用同样的磅秤测量。如 1 ~ 2d 内体重快速增加，应考虑是否有水潴留，可增加利尿药的用量，应用利尿药后尿量明显增加，水肿消退。体重下降至正常时，体重又称干体重。同时为患者记出入水量。在急性期出量大于入量，出入量的基本平衡，有利于防止或控制心力衰竭。出量为每日全部尿量、大便量、引流量，同时加入呼吸及皮肤蒸发量 600 ~ 800mL。入量为饮食、饮水量、水果、输液等，每日总入量为 1 500 ~ 2 000mL。

（2）体位：尽量抬高水肿的双下肢，以利于下肢静脉回流，减轻水肿的程度。

（3）饮食护理：予低盐、高蛋白饮食，少食多餐。按病情限制钠盐及水分摄入，重度水肿盐摄入量为 1g/d、中度水肿 3g/d、轻度水肿 5g/d；还要控制含钠高的食物摄入，如腊制品、发酵的点心、味精、酱油、皮蛋、方便面、啤酒、汽水等。每日的饮水量通常一半量在用餐时摄取，另一半量在两餐之间摄入，必要时可给患者行口腔护理，以减轻口渴感。

（4）用药护理：应用强心苷和利尿药期间，监测水、电解质平衡情况，及时补钾。控制输液量和速度。

（5）保持皮肤清洁干燥，保持衣着宽松舒适，床单、衣服干净平整。观察患者皮肤水肿消退情况，定时更换体位，避免水肿部位长时间受压，避免在水肿明显的下肢行静脉输液，防止皮肤破损和压疮形成。

（五）活动无耐力

1. 相关因素　与心排血量减少，组织缺血、缺氧及胃肠道瘀血引起食欲缺乏、进食减少有关。

2. 临床表现

（1）生活不能自理。

（2）活动持续时间短。

（3）主诉疲乏、无力。

3. 护理措施

（1）评估心功能状态。

（2）设计活动目标与计划，以调节其心理状况，促进活动的动机和兴趣。让患者了解活动无耐力原因及限制活动的必要性，根据心功能决定活动量。

（3）循序渐进为原则，逐渐增加患者的活动量，避免使心脏负荷突然增加。

（4）注意监测活动时患者心率、呼吸、面色、发现异常立即停止活动。

（5）在患者活动量允许范围内，患者尽可能自理，为患者自理活动提供方便条件。①将患者的常用物品放置在患者容易拿到的地方。②及时巡视病房，询问患者有无生活需要，及时满足其需求。③教会患者使用节力技巧。

（6）教会患者使用环境中的辅助设施，如床栏，病区走廊内、厕所内的扶手等，以增加患者的活动耐力。

（7）根据病情和活动耐力限制探视人次和时间。

（8）间断或持续鼻导管吸氧，氧流量 2 ~ 3L/min，严重缺氧时 4 ~ 6L/min 为宜。

（六）潜在并发症——电解质紊乱

1. 相关因素

（1）全身血流动力学、肾功能及体内内分泌的改变。

（2）交感神经张力增高与 R–A–A 系统活性增高的代偿机制对电解质的影响。

（3）心力衰竭使 Na^{+}–K^{+}–ATP 酶受抑制，使离子交换发生异常改变。

（4）药物治疗可影响电解质：①袢利尿药及噻嗪类利尿药可导致低钾血症、低钠血症和低镁血症。②保钾利尿药如螺内酯可导致高钾血症。③血管紧张素转换酶抑制药（ACEI）可引起高钾血症，尤其肾功能不全的患者。

2. 临床表现

（1）低钾血症：轻度乏力至严重的麻痹性肠梗阻、肌肉麻痹、心电图的改变（T 波低平、U 波）、心律失常，并增加地高辛的致心律失常作用。

（2）低钠血症：轻度缺钠的患者可有疲乏、无力、头晕等症状，严重者可出现休克、昏迷，甚至死亡。

（3）低镁血症：恶心、呕吐、乏力、头晕、震颤、痉挛、麻痹，严重低镁可导致房性或室性心律失常。

（4）高钾血症：乏力及心律失常。高钾血症会引起致死性心律失常，出现以下 ECG 改变：T 波高尖；P–R 间期延长；QRS 波增宽。

3. 护理措施

（1）密切监测患者的电解质，及时了解患者的电解质变化，尤其是血钾、血钠和血镁。

（2）在服用利尿药、ACEI 等药物期间，密切观察患者的尿量和生命体征变化，观察患者有无因电解质紊乱引起的胃肠道反应、神志变化、心电图改变。

（3）一旦出现电解质紊乱，应立即报告医生，给予相应的处理

1）低钾血症：停用排钾利尿药及洋地黄制剂；补充钾剂，通常应用 10% 枸橼酸钾口服与氯化钾静脉应用均可有效吸收。传统观念认为严重低钾者可静脉补钾，静滴浓度不宜超过 40mmol/L，速度最大为 20mmol/h（1.5g/h），严禁用氯化钾溶液直接静脉推注。但新的观点认为在做好患者生命体征监护的情况下，高浓度补钾也是安全的。

高浓度静脉补钾有如下优点：能快速、有效地提高血钾的水平，防止低钾引起的心肌应激性及血管张力的影响；高浓度静脉补钾避免了传统的需输注大量液体，从而减轻了心脏负荷，尤其适合于心力衰竭等低钾血症患者。

高浓度补钾时的护理：①高浓度静脉补钾必须在严密的监测血清钾水平的情况下和心电监护下进行，需每 1 ~ 2h 监测 1 次血气分析，了解血清钾水平并根据血钾提高的程度来调整补钾速度. 一般心力衰竭患者血钾要求控制在 4.0mmol/L 以上，>45mmol/L 需停止补钾。②严格控制补钾速度，最好用微泵调节，速度控制在 20mmol/h 以内，补钾的通道严禁推注其他药物，避免因瞬间通过心脏的血钾浓度过高而致心律失常。③高浓度静脉补钾应在中心静脉管道内输注，严禁在外周血管注射，因易刺激血管的血管壁引起剧痛或静脉炎。④补钾期间应监测尿量 >30mL/h，若尿量不足可结合中心静脉压（CVP）判断血容量，如为血容量不足应及时扩容使尿量恢复。⑤严密观察心电图改变，了解血钾情况，如 T 波低平，ST 段压低，出现 U 波，提示低钾可能，反之 T 波高耸则表示有高钾血症的可能。⑥补钾的同时也应补镁，因为细胞内缺钾的同时多数也缺镁，且缺镁也易诱发心律失常，甚至有人认为即使血镁正常也应适当补镁，建议监测血钾的同时也监测血镁的情况。

2）低钠血症：稀释性低钠血症患者对利尿药的反应很差，血浆渗透压低，因此选用渗透性利尿药甘露醇利尿效果要优于其他利尿药，联合应用强心药和袢利尿药。甘露醇 100 ~ 250mL 需缓慢静滴，一般控制在 2 ~ 3h 内静滴，并在输注到一半时应用强心药（毛花苷 C），10 ~ 20min 后根据患者情况静脉注射呋塞米 100 ~ 200mg。

真性低钠血症利尿药的效果很差。应当采用联合应用大剂量袢利尿药和输注小剂量高渗盐水的治疗方法。补钠的量可以参照补钠公式计算。

$$补钠量（g）=（142mmol/L - 实测血清钠）\times 0.55 \times 体重（kg）/17$$

根据临床情况，一般第 1d 输入补充钠盐量的 1/4 ~ 1/3，根据患者的耐受程度及血清钠的水平决定下次补盐量。具体方案 1.4% ~ 3.0% 的高渗盐水 150mL，30min 内快速输入，如果尿量增多，应注意静脉给予 10%KC l 20 ~ 40mL/d，以预防低钾血症。入液量为 1 000mL，每天测定患者体重、24h 尿量、血电解质和尿的实验室指标。严密观察心肺功能等病情变化，以调节剂量和滴速，一般以分次补给为宜。

3）低镁血症：有症状的低镁血症：口服2～4mmol/kg体重，每8～24h服1次。补镁的过程中应注意不要太快，如过快会超过肾阈值，导致镁从尿液排出。无症状者亦应口服补充。不能口服时，也可用50%硫酸镁20mL溶于50%葡萄糖1 000mL静滴，缓慢滴注。通常需连续应用3～5d才能纠正低镁血症。

4）高钾血症：出现高钾血症时，应立即停用保钾利尿药，纠正酸中毒；静注葡萄糖酸钙剂对抗高钾对心肌传导的作用，这种作用是快速而短暂的，一般数分钟起作用，但只维持不足1h。如ECG改变持续存在，5min后再次应用。为了增加钾向细胞内的转移，应用胰岛素10U加入50%葡萄糖50mL静滴可在10～20min内降低血钾，此作用可持续4～6h；应用袢利尿药以增加钾的肾排出；肾功能不全的严重高血钾（>7mmol/L）患者应当立即给予透析治疗。

（七）潜在的并发症——洋地黄中毒

1. 相关因素　与洋地黄类药物使用过量、低血钾等因素有关。

2. 临床表现

（1）胃肠道反应：一般较轻，常见食欲缺乏、恶心、呕吐、腹泻、腹痛。

（2）心律失常：服用洋地黄过程中，心律突然转变，是诊断洋地黄中毒的重要依据。如心率突然显著减慢或加速，由不规则转为规则，或由规则转为有特殊规律的不规则。洋地黄中毒的特征性心律失常有：多源性室性期前收缩呈二联律，特别是发生在心房颤动基础上；心房颤动伴完全性房室传导阻滞与房室结性心律；心房颤动伴加速的交接性自主心律呈干扰性房室分离；心房颤动频发交界性逸搏或短阵交界性心律；室上性心动过速伴房室传导阻滞；双向性交界性或室性心动过速和双重性心动过速。洋地黄引起的不同程度的窦房和房室传导阻滞也颇常见。应用洋地黄过程中出现室上性心动过速伴房室传导阻滞是洋地黄中毒的特征性表现。

（3）神经系统表现：可有头痛、失眠、忧郁、眩晕，甚至神志错乱。

（4）视觉改变：可出现黄视或绿视以及复视。

（5）血清地高辛浓度>2.0ng/mL。

3. 护理措施

（1）遵医嘱正确给予洋地黄类药物。

（2）熟悉洋地黄药物使用的适应证、禁忌证和中毒反应，若用药前心率<60次/min，禁止给药。

用药适应证：心功能Ⅱ级以上各种心衰，除非有禁忌证，心功能Ⅲ、Ⅳ级收缩性心力衰竭，窦性心律的心力衰竭。

用药禁忌证：预激综合征并心房颤动，二度或三度房室传导阻滞，病态窦房结综合征无起搏器保护者，低血钾。

洋地黄中毒敏感人群：老年人；急性心肌梗死心肌炎、肺心病、重度心力衰竭；肝、肾功能不全；低钾血症、贫血、甲状腺功能减退症。

使地高辛浓度升高的药物：奎尼丁、胺碘酮、维拉帕米。

（3）了解静脉使用毛花苷C的注意事项：需稀释后才能使用，成人静脉注射毛花苷C洋地黄化负荷剂量为0.8mg，首次给药0.2mg或0.4mg稀释后静脉推注，每隔2～4h可追加0.2mg，24h内总剂量不宜超过0.8～1.2mg。对于易于发生洋地黄中毒者及24h内用过洋地黄类药物者应根据情况酌情减量或减半量给药。推注时间一般15～20min，推注过程中密切观察患者心律和心率的变化，一旦心律出现房室传导阻滞、长间歇，心率<60次/min，均应立即停止给药，并通知医生。

（4）注意观察患者有无洋地黄中毒反应的发生。

（5）一旦发生洋地黄中毒，及时处理洋地黄制剂的毒性反应：①临床中毒患者立即停药，同时停用排钾性利尿药，重者内服不久时立即用温水、浓茶或1∶2 000高锰酸钾溶液洗胃，用硫酸镁导泻。②内服通用解毒药或鞣酸蛋白3～5g。③发生少量期前收缩或短阵二联律时可口服10%氯化钾液10～20mL，每日3～4次，片剂有发生小肠炎、出血或肠梗阻的可能，故不宜用。如中毒较重，出现频发的异位搏动，伴心动过速、室性心律失常时，可静脉滴注氯化钾，注意用钾安全。④如有重度房室传导阻滞、窦性心动过缓、窦房阻滞、窦性停搏、心室率缓慢的心房颤动及交界性逸搏心律等，根据病情轻重酌情采用硫酸阿托品静脉滴注、静脉注射或皮下注射。⑤当出现洋地黄引起的各种快速心律失常时如伴有房室传导阻滞的房性心动过速和室性期前收缩等患者，苯妥英钠可称为安全有效的良好药物，可用 250mg 稀释于 20mL 的注射用水或生理盐水中（因为强碱性，不宜用葡萄糖液稀释），于 5 ~ 15min 内注射完，待转为窦性心律后，用口服法维持，每次 0.1g，每日 3 ~ 4 次。⑥出现急性快速型室性心律失常，如频发室性期前收缩、室性心动过速、心室扑动及心室颤动等，可用利多卡因 50 ~ 100mg 溶于 10% 葡萄糖溶液 20mL，在 5min 内缓慢静脉注入，若无效可取低限剂量重复数次，间隔 20min，总量不超过 300mg，心律失常控制后，继以 1 ~ 3mg/min 静脉滴注维持。

除上述方法外，电起搏对洋地黄中毒诱发的室上性心动过速和引起的完全性房室传导阻滞且伴有阿一斯综合征者是有效而适宜的方法。前者利用人工心脏起搏器发出的电脉冲频率，超过或接近心脏的异位频率，通过超速抑制而控制异位心律；后者是采用按需型人工心脏起搏器进行暂时性右室起搏。为避免起搏电极刺激诱发严重心律失常，应同时合用苯妥英钠或利多卡因。

（八）焦虑

1. 相关因素 与疾病的影响、对治疗及预后缺乏信心、对死亡的恐惧有关。

2. 临床表现 精神萎靡、消沉、失望；容易激动；夜间难以入睡；治疗、护理欠合作。

3. 护理措施

（1）患者出现呼吸困难、胸闷等不适时，守候患者身旁，给患者以安全感。

（2）耐心解答患者提出的问题，给予健康指导。

（3）与患者和家属建立融洽关系，避免精神应激，护理操作要细致、耐心。

（4）尽量减少外界压力刺激，创造轻松和谐的气氛。

（5）提供有关治疗信息，介绍治疗成功的病例，注意正面效果，使患者树立信心。

（6）必要时寻找合适的支持系统，如单位领导和家属对患者进行安慰和关心。

五、健康教育

（一）心理指导

急性心力衰竭发作时，患者因不适而烦躁。护士要以亲切语言安慰患者，告知患者尽量做缓慢深呼吸，采取放松疗法，稳定情绪，配合治疗及护理，才能很快缓解症状。长期反复发病患者，需保持情绪稳定，避免焦虑、抑郁、紧张及过度兴奋，以免诱发心力衰竭。

（二）饮食指导

（1）提供令人愉快、舒畅的进餐环境，避免进餐时间进行治疗。饮食宜少食多餐、不宜过饱，在食欲最佳的时间进食，宜进食易消化、营养丰富的食物。控制钠盐的摄入，每日摄入食盐 5g 以下。对使用利尿药患者，由于在使用利尿药的同时，常伴有体内电解质的排出，容易出现低血钾、低血钠等电解质紊乱，并容易诱发心律失常、洋地黄中毒等，可指导患者多食香蕉、菠菜、苹果、橙子等含钾高的食物。

（2）适当控制主食和含糖零食，多吃粗粮、杂粮，如玉米、小米、荞麦等；禽肉、鱼类，以及核桃仁、花生、葵花子等硬果类含不饱和脂肪酸较多，可多用；多食蔬菜和水果，不限量，尤其是超体重者，更应多选用带色蔬菜，如菠菜、油菜、番茄、茄子和带酸味的新鲜水果，如苹果、橘子、山楂和新鲜蔬菜；多用豆油、花生油、菜油及香油等植物油；蛋白质按 2g/kg 供给，蛋白尽量多用黄豆及其制品，如豆腐、豆干、百叶等，其他如绿豆、赤豆。

（3）禁忌食物：限制精制糖，包括蔗糖、果糖、蜂蜜等单糖类；最好忌烟酒，忌刺激性食物及调味品，忌油煎、油炸等烹调方法；少用猪油、黄油等动物油烹调；禁用动物脂肪高的食物，如猪肉、牛肉、羊肉及含胆固醇高的动物内脏、动物脂肪、蛋黄等；食盐不宜多用，每天 2 ~ 4g; 含钠味精也应适量限用。

（三）作息指导

减少干扰，为患者提供休息的环境，保证睡眠时间。有呼吸困难者，协助患者采取适当的体位。教会患者放松疗法如局部按摩、缓慢有节奏地呼吸或深呼吸等。根据不同的心功能采取不同的活动量。在患者活动耐力许可范围内，鼓励患者尽可能生活自理。教会患者保存体力，减少氧耗的技巧，在较长时间活动中穿插休息，日常用品放在易取放位置。部分自理活动可坐着进行，如刷牙、洗脸等。心力衰竭症状改善后增加活动量时，首先是增加活动时间和频率，然后才考虑增加运动强度。运动方式可采取半坐卧、坐起、床边摆动肢体、床边站立、室内活动、短距离步行。

（四）出院指导

（1）避免诱发因素，气候转凉时及时添加衣服，预防感冒。

（2）合理休息，体力劳动不要过重，适当的体育锻炼以提高活动耐力。

（3）进食富含维生素、粗纤维食物，保持大便通畅。少量多餐，避免过饱。

（4）强调正确按医嘱服药，不随意减药或撤换药的重要性。

（5）定期门诊随访，防止病情发展。

第三节　高血压

高血压是一种以动脉压升高为主要特征，同时伴有心、脑、肾、血管等靶器官功能性或器质性损害以及代谢改变的全身性疾病。我国目前采用的高血压诊断标准是《2005 年中国高血压诊治指南》，是在未用抗高血压药情况下，收缩压≥ 140mmHg 和（或）舒张压≥ 90mmHg，按血压水平将高血压分为 3 级。收缩压≥ 140mmHg 和舒张压 <90mmHg 单列为单纯性收缩期高血压。患者既往有高血压史，目前正在用抗高血压药，血压虽然低于 140/90mmHg，亦应该诊断为高血压见表 3–1。

表 3–1　高血压诊断标准

类别	收缩压（mmHg）	舒张压（mmHg）
正常血压	＜ 120	＜ 80
正常高值	120 ～ 139	80 ～ 89
高血压	≥ 140	≥ 90
1 级高血压（轻度）	140 ～ 159	90 ～ 99
2 级高血压（中度）	160 ～ 179	100 ～ 109
3 级高血压（高度）	≥ 180	≥ 110
单纯收缩期高血压	≥ 140	＜ 90

注：若患者的收缩压与舒张压分属不同的级别时，则以较高的分级为准。单纯收缩期高血压也可按照收缩压水平分为 1、2、3 级。

临床上高血压见于两类疾病，第一类为原发性高血压，又称高血压病，是一种以血压升高为主要临床表现而病因尚不明确的独立疾病（占所有高血压病患者的 90% 以上）。第二类为继发性高血压，又称症状性高血压，在这类疾病中病因明确，高血压是该种疾病的临床表现之一，血压可暂时性或持续性升高，如继发于急慢性肾小球肾炎、肾动脉狭窄等肾疾病之后的肾性高血压；继发于嗜络细胞瘤等内分泌疾病之后的内分泌性高血压；继发于脑瘤等疾病之后的神经源性高血压等。下面主要介绍原发性高血压。

一、病因和发病机制

（一）病因

高血压的病因尚未完全明了，可能与下列因素有关。

（1）遗传因素：调查表明，60% 左右的高血压病患者均有家族史，但遗传的方式未明。某些学者认为属单基因常染色体显性遗传，但也有学者认为属多基因遗传。

（2）环境因素：包括饮食习惯（如饮食中热能过高以致肥胖或超重，高盐饮食等）、职业、噪声、吸烟、气候改变、微量元素摄入不足和水质硬度等。

（3）神经精神因素：缺少运动或体力活动，精神紧张或情绪创伤与本病的发生有一定的关系。

（二）发病机制

有关高血压的发病原理的学说较多，包括精神神经源学说、内分泌学说、肾源学说、遗传学说以及钠盐摄入过多学说等。各种学说各有其根据，综合起来认为高级神经中枢功能失调在发病中占主导地位，体液、内分泌因素、肾脏以及钠盐摄入过多也参与本病的发病过程。

外界环境的不良刺激以及某些不利的内在因素，引起剧烈、反复、长时间的精神紧张和情绪波动，导致大脑皮质功能障碍和下丘脑神经内分泌中枢功能失调。由此可通过下列几条途径促使周围小动脉痉挛，进而形成高血压：①皮质下血管舒缩中枢形成了以血管收缩神经冲动占优势的兴奋灶，引起细小动脉痉挛，外周血管阻力增加，血压增高。②大脑皮质功能失调可引起神经垂体释放更多的血管升压素，后者可直接引起小动脉痉挛，也可通过肾素—醛固酮系统，引起钠潴留，进一步促使小动脉痉挛。③大脑皮质功能失调也可引起垂体前叶促肾上腺皮质激素（ACTH）和肾上腺皮质激素分泌增加，促使钠潴留。④大脑皮质功能失调还可引起肾上腺髓质激素分泌增多，后者可直接引起小动脉痉挛，也可通过增加心排血量进一步加重高血压。

二、临床表现

（一）一般表现

大多数的高血压患者在血压升高早期仅有轻微的自觉症状，如头痛、头晕、失眠、耳鸣、烦躁、工作和学习精力不易集中、容易出现疲劳等。

（二）并发症

疼痛或出现颈背部肌肉酸痛紧张感。血压持久升高可导致心、脑、肾、血管等靶器官受损的表现。当出现心慌、气促、胸闷、心前区疼痛时表明心脏已受累；出现尿频、多尿、尿液清淡时表明肾脏受累；如果高血压患者突然出现神志不清、呼吸深沉不规则、大小便失禁等提示可能发生脑出血；如果是逐渐出现一侧肢体活动不利、麻木甚至麻痹应当怀疑是否有脑血栓的形成。

（三）高血压危险度分层

据心血管危险因素和靶器官受损的情况分层如下。

（1）低危组：男性年龄 <55 岁、女性年龄 <65 岁，高血压 1 级、无其他危险因素者，属低危组。典型情况下，10 年随访中患者发生主要心血管事件的危险 <15%。

（2）中危组：高血压 2 级或 1 ~ 2 级同时有 1 ~ 2 个危险因素，患者应否给予药物治疗，开始药物治疗前应经多长时间的观察，医生需予十分缜密的判断。典型情况下，该组患者随后 10 年内发生主要心血管事件的危险为 15% ~ 20%，若患者属高血压 1 级，兼有一种危险因素，10 年内发生心血管事件危险约为 15%。

（3）高危组：高血压水平属 1 级或 2 级，兼有 3 种或更多危险因素、兼患糖尿病或靶器官损害或高血压水平属 3 级但无其他危险因素患者属高危组。典型情况下，他们随后 10 年间发生主要心血管事件的危险为 20% ~ 30%。

（4）很高危组：高血压 3 级同时有 1 种以上危险因素或兼患糖尿病或靶器官损害，或高血压 1 ~ 3 级并有临床相关疾病。典型情况下，随后 10 年间发生主要心血管事件的危险≥ 30%，应迅速开始最积极的治疗。

（四）几种特殊高血压类型

1. 高血压危象　在高血压疾病发展过程中，因为劳累、紧张、精神创伤、寒冷所诱发，出现烦躁不安、心慌、多汗、手足发抖、面色苍白、异常兴奋等临床表现，可伴有心绞痛、心力衰竭，也可伴有高血压脑病的临床表现。血压升高以收缩压升高为主，往往收缩压 >200mmHg。

2. 高血压脑病　在高血压疾病发展过程中，因为劳累、紧张、情绪激动等诱发，急性脑血液循环障碍，引起脑水肿和颅内压增高，出现头痛、呕吐、烦躁不安、心跳慢、视物模糊、意识障碍甚至昏迷等临床表现。血压升高以舒张压升高为主，往往舒张压 >120mmHg。

3. 恶性高血压　又称急进性高血压，是指舒张压和收缩压均显著增高，病情进展迅速，常伴有视网膜病变，多见于青年人，常常出现头晕、头痛、视物模糊、心慌、气短、体重减轻等临床表现，舒张压常 >130mmHg，易并发心、脑、肾等重要脏器的严重并发症，短时间内可因肾衰竭而死亡。

三、治疗

（一）药物治疗

临床上常用的降压药物主要有六大类：利尿药、α 受体阻断药、钙通道阻滞药（CCBs）、血管紧张素转换酶抑制药（ACEI）、β 受体阻断药以及血管紧张素Ⅱ受体拮抗药（ARBs）。临床试验结果证实几种降血压药物，均能减少高血压并发症。

1. 治疗目标　抗高血压治疗的最终目标是减少心血管和肾脏疾病的发病率和病死率。多数高血压患者，特别是 50 岁以上者 SBP 达标时，DBP 也会达标，治疗重点应放在 SBP 达标上。普通高血压患者降至 140/90mmHg 以下，糖尿病、肾病等高危患者降压目标是 <130/80mmHg 以下，老年高血压患者的收缩压降至 150mmHg 以下。

需要说明的是，降压目标是 140/90mmHg 以下，而不仅仅是达到 140/90mmHg。如患者耐受，还可进一步降低，如对年轻高血压患者可降至 130/80mmHg 或 120/80mmHg。

2. 治疗原则　高血压的治疗应全面考虑患者的血压升高水平、并存的危险因素、临床情况，以及靶器官损害，确定合理的治疗方案。对不同危险等级的高血压患者应采用不同的治疗原则。选择抗高血压药物时应考虑到对其他伴随疾病存在有利和不利的影响。

（1）潜在的有利影响：噻嗪类利尿药有助于延缓骨质疏松患者的矿物质脱失。β 受体阻断药可治疗心房快速房性心律失常或心房颤动、偏头痛、甲状腺功能亢进（短期应用）、特发性震颤或手术期高血压。CCBs 治疗雷诺综合征和某些心律失常。仅受体阻断药可治疗前列腺疾病。

（2）潜在的不利影响：噻嗪类利尿药慎用于痛风或有明显低钠血症史的患者。β 受体阻断药禁用于哮喘、反应性气道疾病、二度或三度心脏传导阻滞。ACEI 和 ARBs 不适于准备怀孕的妇女，禁用于孕妇。ACEI 不适于有血管性水肿病史的患者。醛固酮拮抗药和保钾利尿药会导致高钾血症，应避免用于服药前血清钾超过 5.0mmol/L 的患者。

3. 治疗的有效措施　包括以下几点。

（1）降低高血压患者的血压水平是预防脑卒中及冠心病的根本，只要降低高血压患者的血压水平，就对患者有益处。

（2）由于大多数高血压患者需要两种或以上药物联合应用才能达到目标血压，故提倡小剂量降压药的联合应用或固定剂量复方制剂的应用。

（3）利尿药、β 受体阻断药、ACE 抑制药、钙通道阻滞药、血管紧张素受体拮抗药及小剂量复方制剂均可作为初始或维持治疗高血压的药物。

（4）推荐应用每日口服 1 次，降压效果维持 24h 的降压药，强调长期有规律的抗高血压治疗，达到有效、平稳、长期控制的要求。

（二）非药物治疗

非药物治疗是高血压的基础治疗，主要通过改善不合理的生活方式，减低危险因素水平，进而使血压水平下降。对 1 级高血压患者，仅通过非药物治疗就有可能使血压降至正常水平。对于必须接受药物治疗的 2、3 级高血压患者，非药物治疗可以提高药物疗效，减少药物用量，从而降低药物的不良反应，减少治疗费用（表 3-2）。

表 3-2　防治高血压的非药物措施

措施	目标	
减重	减少热量，膳食平衡，增加运动，BMI 保持 20 ~ 24kg/m²	收缩压下降范围 5 ~ 20mmHg/减重 10kg
膳食限盐	北方首先将每人每日平均食热量降至 8g，以后再降至 6g，南方可控制在 6g 以下	2 ~ 8mmHg
减少膳食脂肪	总脂肪 < 总热量的 30%，饱和脂肪 <10%，增加新鲜蔬菜每日 400 ~ 500g，水果 100g，肉类 50 ~ 100g，鱼虾类 50g，兔类每周 3 ~ 4 枚，奶类每日 250g，每日食油 20 ~ 25g，少吃糖类和甜食	-
增加及保持适当体力活动	一般每周运动 3 ~ 5 次，每次持续 20 ~ 60min。如运动后自我感觉良好，且保持理想体重，则表明运动量和运动方式会话	4 ~ 9mmHg
保持乐观心态，提高应激能力	通过宣教和咨询，提高人群自我防病能力。提倡选择适合个体的体育，绘画等文化活动，增加老年人社交机会，提高生活质量	-
戒烟、限酒	不吸烟；不提倡饮酒，如饮酒，男性每日饮酒精量不超过 25g，即葡萄酒小于 100 ~ 50mL(相当于 2 ~ 3 两)，或啤酒小于(相当于 0.5 ~ 1 斤)，或白酒小于 25 ~ 50mL(相当于 0.5 ~ 1 两)；女性则减半量，孕妇不饮酒。不提倡饮高度烈性酒。高血压及心脑血管病患者应尽量戒酒	2 ~ 4mL

注：BMI: 体重指数 = 体重 / 身高 ^{2} (kg/m²)。

（三）特殊人群高血压治疗方案

1. 老年高血压　65 岁以上的老年人中 2/3 以上有高血压，老年人降压治疗强调平缓降压，应给予长效制剂，对可耐受者应尽可能降至 140/90mmHg 以下，但舒张压不宜低于 60mmHg，否则是预后不佳的危险因素。

2. 糖尿病　常合并血脂异常、直立性低血压、肾功能不全、冠心病，选择降压药应兼顾或至少不加重这些异常。

3. 冠心病　高血压合并冠心病的患者发生再次梗死或猝死的机会要高于不合并高血压的冠心病患者，它们均与高血压有直接关系，应积极治疗。研究显示，伴有冠心病的高血压患者，不论选用 β－受体阻断药还是钙通道阻滞药，作为控制血压的一线药物，最后结果是一样的。

4. 脑血管病　对于病情稳定的非急性期脑血管病患者，血压水平应控制在 140/90mmHg 以下。急性期脑血管病患者另当别论。

5. 肾脏损害　血肌酐 <221μmol/L，首选 ACEI，因其对减少蛋白尿及延缓肾病变的进展有利；血肌酐 > 265μmol/L 应停用 ACEI，可选择钙通道阻滞药、α 受体阻断药、β 受体阻断药。伴有肾脏损害或蛋白尿的患者（24h 蛋白尿 >1g），控制血压宜更严格。

6. 妊娠高血压　因妊娠早期的血管扩张作用，在妊娠 20 周前，轻度高血压的患者不需药物治疗，从 16 周至分娩通常使用的较为安全的药物包括：甲基多巴、β 受体阻滞药、肼屈嗪（短期），降低所有的心血管危险因素，须停止吸烟。改变生活方式产生的效果与量和时间有关，某些人的效果更好。

四、高血压病常见护理问题

（一）疼痛——头痛

1. 相关因素　与血压升高有关。

2. 临床表现　头部疼痛。

3. 护理措施

（1）评估患者头痛的情况，如头痛程度（长海痛尺）、持续时间、是否伴有恶心、呕吐、视物模糊等伴随症状。

（2）尽量减少或避免引起或加重头痛的因素，保持病室环境安静，减少探视，护理人员做到操作轻、说话轻、走路轻、关门轻，保证患者有充足的睡眠。

（3）向患者讲解引起头痛的原因，嘱患者合理安排工作和休息，避免劳累、精神紧张、情绪激动等，戒烟、酒。

（4）指导患者放松的技巧，如听轻音乐、缓慢呼吸等。

（5）告知患者控制血压稳定和坚持长期、规律服药的重要性，加强患者的服药依从性。

（二）活动无耐力

1. 相关因素　与并发心力衰竭有关。

2. 临床表现　乏力，轻微活动后即感呼吸困难、无力等。

3. 护理措施

（1）告知患者引起乏力的原因，尽量减少增加心脏负担的因素，如剧烈活动等。

（2）评估患者心功能状态，评估患者活动情况，根据患者心功能情况制定合理的活动计划。督促患者坚持动静结合，循序渐进增加活动量。

（3）嘱患者一旦出现心慌、呼吸困难，胸闷等情况应立即停止活动，保证休息，并一次作为最大活动量的指征。

（三）有受伤的危险

1. 相关因素　与头晕、视物模糊有关。

2. 临床表现　头晕、眼花、视物模糊，严重时可出现晕厥。

3. 护理措施

（1）警惕急性低血压反应，避免剧烈运动、突然改变体位，改变体位时动作应缓慢，特别是夜间起床时；服药后不要站立太久，因为长时间的站立会使腿部血管扩张，血流增加，导致脑部供血不足；避免用过热的水洗澡，防止周围血管扩张导致晕厥。

（2）如出现晕厥、恶心、乏力时应立即平卧，头低足高位，促进静脉回流，增加脑部的血液供应。上厕所或外出应有人陪伴，若头晕严重应尽量卧床休息，床上大小便。

（3）避免受伤，活动场所应灯光明亮，地面防滑，厕所安装扶手，房间应减少障碍物。

（4）密切检测血压的变化，避免血压过高或过低。

（四）执行治疗方案无效

1. 相关因素　与缺乏相应治疗知识和治疗长期性、复杂性有关。

2. 临床表现　不能遵医嘱按时服药。

3. 护理措施

（1）告知患者按时服药的重要性，不能血压正常时就自行停药。

（2）嘱患者定期门诊随访，监测血压控制情况。

（3）坚持服药的同时还要注意观察药物的不良反应，如使用利尿药时应注意监测血钾水平，防止低血钾；用 β 受体阻断药应注意其抑制心肌收缩力、心动过缓、支气管痉挛、低血糖等不良反应：使用血管紧张素转换酶（ACE）抑制应注意其头晕、咳嗽、肾功能损害等不良反应。

（五）潜在并发症——高血压危重症

1. 相关因素　与血压短时间突然升高有关。

2. 临床表现　在高血压病病程中，患者血压显著升高，出现头痛、烦躁、心悸、气急、恶心、呕吐、视物模糊等。

3. 护理措施

（1）患者应进入加强监护室，绝对卧床休息，避免一切不良刺激，保证良好的休息环境。持续监测血压和尽快应用适合的降压药。

（2）安抚患者，做好心理护理，严密观察患者病情变化。

（3）迅速减压，静脉输注降压药，1h 使平均动脉血压迅速下降但不超过 25%，在以后的 2 ~ 6h 内血压降至 100 ~ 110 mmHg。血压过度降低可引起肾、脑或冠脉缺血。如果这样的血压水平可耐受和临床情况稳定，在以后 24 ~ 48h 逐步降低血压达到正常水平。

（4）急症常用降压药有硝普钠（静脉）、尼卡地平、乌拉地尔、二氮嗪，肼屈嗪、拉贝洛尔、艾司洛尔、酚妥拉明等。用药时注意效果以及有无不良反应，如静滴硝酸甘油等药物时应注意监测血压变化。

（5）向患者讲明遵医嘱按时服药，保证血压稳定的重要性，争取患者及家属的配合。

（6）告知患者如出现血压急剧升高、剧烈头痛。呕吐等不适应及时来院就诊。

（7）协助生活护理，勤巡视病房，勤询问患者的生活需要。

五、健康教育

高血压的健康教育就是根据文化、经济、环境和地理的差异，针对不同的目标人群采用多种形式进行信息的传播，公众教育应着重于宣传高血压的特点、原因和并发症的有关知识；它的可预防性和可治疗性，以及生活方式在高血压的预防和治疗中的作用。尤其应针对不同人群开展不同内容的健康教育。

（一）随访教育

1. 教育诊断　确定患者的目前行为状况、知识、技能水平和学习能力、态度和信念以及近期内患者首先要采取改变的问题。

2. 咨询指导　指导要具体化，行为改变从小量开始，多方面的参与支持，从各方面给患者持续的一致的正面的健康信息可加强患者行为的改变。要加强家庭和朋友的参与和全体医务人员的参与。

3. 随访和监测　定期随访患者，及时评价和反馈，并继续设定下一步的目标，可使患者改变的行为巩固和持续下去。一旦开始应用抗高血压药物治疗，多数患者应每月随诊，调整用药直至达到目标血压。2 级高血压或有复杂并发症的患者应增加随访的次数。每年至少监测 1 或 2 次血钾和肌酐。如血压已达标并保持稳定，可每隔 3 ~ 6 个月随访 1 次。如有伴随疾病如心力衰竭；或合并其他疾病如糖尿病；或实验室检查的需要均会影响随诊的频率。其他的心血管危险因素也应达到相应的治疗目标，并大力提倡戒烟。由于未控制的高血压患者服用小剂量阿司匹林脑出血的危险增加，只有在血压控制的前提下，才提倡小剂量阿司匹林治疗。

（二）饮食指导

在利尿药及其他降压药问世以前，高血压的治疗主要以饮食为主，随着药物学的发展，饮食治疗逐渐降至次要地位。然而近年来关于高血压病病因和发病机制的研究又促进人们重新评价营养在本病防治中的重要作用。其主要原因是由于：第一，高血压病作为一种常见病，其发生与环境因素，特别是与营养因素密切相关；第二，现有的各种降压药物均有一定的不良反应，而营养治疗不仅具有一定的疗效，而且合乎生理，因此更适宜于大规模人群的防治。

1. 营养因素在高血压病防治中的作用

（1）钠和钾的摄入与高血压病的发病和防治有关：首先，流行病学方面大量资料表明，高血压病的发病率与居民膳食中钠盐摄入量呈显著正相关；其次，临床观察发现，不少轻度高血压患者，只需中度限制钠盐摄入，即可使其血压降至正常范围。即使是重度或顽固性高血压病患者，低盐饮食也常可增加药物疗效，减少用药剂量。再次，动物实验表明，钠盐摄入过多可使小鸡和大鼠形成高血压，血压增高的程度与盐量成正比。进一步研究还表明，钠盐对血压的影响与遗传因素有关。通过近亲交配所产生的对盐敏感的大鼠，即使喂以钠盐不高的饲料，也可产生高血压。钠盐摄入过多引起高血压的机制尚未明了。认为可能与细胞外液扩张，心排血量增加，组织过分灌注，以致造成周围血管阻力增加和血压增高。有人发现高血压患者小动脉中每单位干重所含钠盐较正常人为高，这可使动脉壁增厚，血管阻力增加，也可使血管的舒缩性发生改变。

不论动物实验或人体观察均提示钾具有对抗钠所引起的不利作用。临床观察表明，氯化钾可使血压呈规律性下降，而氯化钠则可使之上升。

（2）水质硬度和微量元素：软水地区高血压的发病率较硬水地区为高，这可能与微量元素镉有关。动物实验已证明，镉可引起大鼠的高血压，而当用镉的螯合剂时则可使其逆转。上海市高血压病研究所发现不论健康人或高血压患者的血压增高与血中镉含量的对数呈正相关。锌具有对抗镉的作用，其含量降低可使血压升高。此外，也有报道提到镁对高血压患者有扩张血管作用，能使大多数类型患者的心排血量增加。

（3）其他因素：包括热能、蛋白质、糖类和脂肪等也与本病的发生和防治有一定的联系。

2. 防治措施

（1）限制钠盐摄入：健康成人每天钠的需要量仅为200mg（相当于0.5g食盐）。WHO建议每人每日食盐量不超过6g。我国膳食中约80%的钠来自烹调或含盐高的腌制品，因此限盐首先要减少烹调用盐及含盐高的调料，少食各种咸菜及盐腌食品。根据WHO的建议，北方居民应减少日常用盐一半，南方居民减少1/3。

（2）减少膳食脂肪，补充适量优质蛋白质：有流行病学资料显示，即使不减少膳食中的钠和不减重，如果将膳食脂肪控制在总热量25%以下，P/S比值维持在1，连续40d可使男性SBP和DBP下降12%，女性下降5%。有研究表明每周吃鱼4次以上与吃鱼最少的相比，冠心病发病率减少28%。建议改善动物性食物结构，减少含脂肪高的猪肉，增加含蛋白质较高而脂肪较少的禽类及鱼类。蛋白质占总热量15%左右，动物蛋白占总蛋白质20%。蛋白质质量依次为：奶、蛋；鱼、虾；鸡、鸭；猪、牛、羊肉；植物蛋白，其中豆类最好。

（3）注意补充钾和钙：研究资料表明钾与血压呈明显负相关，中国膳食低钾、低钙，因此要增加含钾多、含钙高的食物，如绿叶菜、鲜奶、豆类制品等。这一点在使用利尿药，特别是当血钾含量偏低时尤为重要。

（4）多吃蔬菜和水果：增加蔬菜或水果摄入，减少脂肪摄入可使SBP和DBP有所下降。素食者比肉食者有较低的血压，其降压的作用可能基于水果、蔬菜、食物纤维和低脂肪的综合作用。人类饮食应以素食为主，适当肉量最理想。

（5）限制饮酒：尽管有研究表明非常少量饮酒可能减少冠心病发病的危险，但是饮酒和血压水平及高血压患病率之间却呈线性相关，大量饮酒可诱发心脑血管事件发作。因此不提倡用少量饮酒预防冠心病，提倡高血压患者应戒酒，因饮酒可增加服用降压药物的耐药性。如饮酒，建议每日饮酒量应为少量，男性饮酒的酒精不超过25g，即葡萄酒<100 ~ 150mL，或啤酒<250 ~ 500mL，或白酒<25 ~ 50mL;女性则减半量，孕妇不饮酒。不提倡饮高度烈性酒。WHO对酒的新建议是越少越好。

（三）心理护理

1. 评估患者　通过问诊了解患者的家庭、社会、文化状况及行为，分析患者的心理，向患者解释造成高血压病最主要的原因及疾病的转归，再向患者说明高血压病可以控制，甚至可以治愈，从而增强患者战胜疾病的信心。

2. 克服心理障碍　针对中年高血压患者存在的不良心理进行施护。麻痹大意心理：自以为年轻，身强力壮，采取无所谓的态度。针对这种心理首先要唤起患者对疾病的重视，使之认识到防治高血压病的重要性，在调养方法和注意事项上给予正确的引导，使之配合医师治疗，同时给患者制定个体化健康教育计划，并调动家属参与治疗活动，配合医护完成治疗任务，使之早日康复。焦虑、紧张、恐惧心理：一些患者，认为得了高血压病就是终身疾病，而且还会得心脑血管病，于是，久而久之产生焦虑恐惧心理。采取的措施是暗示诱导，应诱导患者使其注意力从一个客体转移到另一个客体，从而打破原来心理上存在的恶性循环，保持乐观情绪，轻松愉快地接受治疗，以达到防病治病的目的。

（四）正确测量血压

血压测量是诊断高血压及评估其严重程度的主要手段，目前主要用以下3种方法：

1. 诊所血压　是目前临床诊断高血压和分级的标准方法，由医护人员在标准条件下按统一的规范进行测量。具体要求如下：

（1）选择符合计量标准的水银柱血压计或者经国际标准（BHS和AAMD）检验合格的电子血压计进行测量。

（2）使用大小合适的袖带，袖带气囊至少应包裹80%上臂。大多数人的臂围25 ~ 35cm，应使用长35cm、宽12 ~ 13cm规格气囊的袖带；肥胖者或臂围大者应使用大规格袖带；儿童使用小规格袖带。

（3）被测量者至少安静休息 5min，在测量前 30min 内禁止吸烟或饮咖啡，排空膀胱。

（4）被测量者取坐位，最好坐靠背椅，裸露右上臂，上臂与心脏处在同一水平。如果怀疑外周血管病，首次就诊时应测量左、右上臂血压。特殊情况下可以取卧位或站立位。老年人、糖尿病患者及出现直立性低血压情况者，应加测直立位血压。直立位血压应在卧位改为直立位后 1min 和 5min 时测量。

（5）将袖带缚于被测者的上臂，袖带的下缘应在腕弯上 2.5cm，松紧适宜。将听诊器探头置于肱动脉搏动处。

（6）测量时快速充气，使气囊内压力达到桡动脉搏动消失后再升高 30mmHg（4.0kPa），然后以恒定的速率（2 ~ 6mmHg/s）缓慢放气。在心率缓慢者，放气速率应更慢些。获得舒张压读数后，快速放气至零。

（7）在放气过程中仔细听取柯氏音，观察柯氏音第 1 时相（第一音）和第Ⅴ时相（消失音）水银柱凸面的垂直高度。收缩压读数取柯氏音第 1 时相，舒张压读数取柯氏音第Ⅴ时相。<12 岁儿童、妊娠妇女、严重贫血、甲状腺功能亢进、主动脉瓣关闭不全及柯氏音不消失者，以柯氏音第Ⅳ时相（变音）定为舒张压。

（8）血压单位在临床使用时采用毫米汞柱（mmHg），在我国正式出版物中注明毫米汞柱与千帕斯卡（kPa）的换算关系，1mmHg =0.133kPa。

（9）应相隔 1 ~ 2min 重复测量，取 2 次读数的平均值记录。如果收缩压或舒张压的 2 次读数相差 5mmHg 以上，应再次测量，取 3 次读数的平均值记录。

2. 自测血压

（1）对于评估血压水平及严重程度，评价降压效应，改善治疗依从性，增强治疗的主动参与，自测血压具有独特优点。且无白大衣效应，可重复性较好。目前，患者家庭自测血压在评价血压水平和指导降压治疗上已经成为诊所血压的重要补充。然而，对于精神焦虑或根据血压读数常自行改变治疗方案的患者，不建议自测血压。

（2）推荐使用符合国际标准的上臂式全自动或半自动电子血压计，正常上限参考值为 135/85mmHg。应注意患者向医生报告自测血压数据时可能有主观选择性，即报告偏差，患者有意或无意选择较高或较低的血压读数向医师报告，影响医师判断病情和修改治疗。有记忆存储数据功能的电子血压计可克服报告偏差。血压读数的报告方式可采用每周或每月的平均值。家庭自测血压低于诊所血压，家庭自测血压 135/85mmHg 相当于诊所血压 140/90mmHg。对血压正常的人建议定期测量血压（20 ~ 29 岁，每 2 年测 1 次；30 岁以上每年至少 1 次）。

3. 动态血压

（1）动态血压监测能提供日常活动和睡眠时血压的情况：动态血压监测提供评价在无靶器官损害的情况下（白大衣效应）高血压的可靠证据，也有助于评估明显耐药的患者，抗高血压药物引起的低血压综合征，阵发性高血压以及自主神经功能失调。动态血压测值常低于诊所血压测值。通常高血压患者清醒时血压≥ 135/85mmHg，睡眠时≥ 120/75mmHg。动态血压监测值与靶器官损害的相关性优于诊所血压。动态血压监测能提供血压升高占测量总数的百分比、整体血压负荷及睡眠时血压降低的程度。大多数人在夜间血压下降 10% ~ 20%，如果不存在这种血压下降现象，则其发生心血管事件的危险会增加。

（2）动态血压测量应使用符合国际标准的监测仪：动态血压的正常值推荐以下国内参考标准：24h 平均值 <130/80mmHg，白昼平均值 <135/85mmHg，夜间平均值 <125/75mmHg。正常情况下，夜间血压均值比白昼血压值低 10% ~ 15%。

（3）动态血压监测在临床上可用于诊断白大衣性高血压、隐蔽性高血压、顽固难治性高血压、发作性高血压或低血压，评估血压升高严重程度，但是目前主要仍用于临床研究，例如评估心血管调节机制、预后意义、新药或治疗方案疗效考核等，不能取代诊所血压测量。

（4）动态血压测量时应注意以下问题：①测量时间间隔应设定一般为每 30min 测 1 次。可根据需要而设定所需的时间间隔。②指导患者日常活动，避免剧烈运动。测血压时患者上臂要保持伸展和静止状态。③若首次检查由于伪迹较多而使读数 <80% 的预期值，应再次测量。④可根据 24h 平均血压，日间血压或夜间血压进行临床决策参考，但倾向于应用 24h 平均血压。

（五）适量运动

1. 运动的作用　运动除了可以促进血液循环，降低胆固醇的生成，并能增强肌肉、骨骼，减少关节僵硬的发生，还能增加食欲，促进肠胃蠕动、预防便秘、改善睡眠。

2. 运动的形式　最好养成持续运动的习惯，对中老年人应包括有氧、伸展及增强肌力练习 3 类，具体项目可选择步行、慢跑、太极拳、门球、气功等。

3. 运动强度的控制　每个参加运动的人特别是中老年人和高血压患者在运动前最好了解一下自己的身体状况，以决定自己的运动种类、强度、频度和持续运动时间。运动强度必须因人而异，按科学锻炼的要求，常用运动强度指标可用运动时最大心率达到 180（或 170）减去年龄，如 50 岁的人运动心率为 120 ~ 130 次 /min，如果求精确则采用最大心率的 60% ~ 85% 作为运动适宜心率，需在医师指导下进行，运动频度一般要求每周 3 ~ 5 次，每次持续 20 ~ 60min 即可，可根据运动者身体状况和所选择的运动种类以及气候条件等而定。

（六）在医生指导下正确用药

1. 减药　高血压患者一般须终身治疗。患者经确诊为高血压后若自行停药，其血压（或迟或早）终将回复到治疗前水平。但患者的血压若长期控制，可以试图小心、逐步地减少服药数或剂量。尤其是认真地进行非药物治疗，密切地观察改进生活方式进度和效果的患者。患者在试行这种“逐步减药”时，应十分仔细地监测血压。

2. 记录　一般高血压病患者的治疗时间长达数十年，治疗方案会有多次变换，包括药物的选择。最好建议患者详细记录其用过的治疗药物及疗效。医生则更应为经手治疗的患者保存充分的记录，随时备用。

3. 剂量的调整　对大多数非重症或急症高血压，要寻找其最小有效耐受剂量药物，也不宜降压太快。故开始给小剂量药物，经 1 个月后，如疗效不够而不良反应少或可耐受，可增加剂量；如出现不良反应不能耐受，则改用另一类药物。随访期间血压的测量应在每天的同一时间，对重症高血压，须及早控制其血压，可以较早递增剂量和合并用药。随访时除患者主观感觉外，还要做必要的化验检查，以了解靶器官状况和有无药物不良反应。对于非重症或急症高血压，经治疗血压长期稳定达 1 年以上，可以考虑减少剂量，目的为减少药物的可能不良反应，但以不影响疗效为前提。

（1）选择针对性强的降血压药：降血压药物品种很多，个体差异很大，同一种药物不同的患者服用后的效果会因人而异。对医生开的降血压药，护理人员和患者必须了解药物的名称、作用、剂量、用法、不良反应等，并遵照医嘱按时服药。

（2）合适的剂量：一般由小剂量开始，逐渐调整到合适的剂量。晚上睡觉前的治疗剂量，尤其要偏小，因入睡后如果血压降得太低，则易出现脑动脉血栓形成。药品剂量不能忽大忽小，否则血压波动太大，会造成实质性脏器的损伤。

（3）不能急于求成：如血压降得太低，常会引起急性缺血性脑血管病和心脏缺血性疾病的发生。

（4）不要轻易中断治疗：应用降血压药过程中，症状改善后，仍需坚持长期服药，也不可随意减少剂量，必须听从医生的治疗安排。

（5）不宜频繁更换降血压药物：各种降血压药，在人体内的作用时间不尽相同，更换降血压药时，往往会引起血压的波动，换降血压药必须在医生指导下进行，不宜多种药合用，以避免药物不良反应。

（6）患痴呆症或意识不清的老人，护理人员必须协助服药，并帮助管理好药物，以免发生危险。

（7）注意观察不良反应，必要时，采取相应的防范措施。若患者突然出现头痛、多汗、恶心、呕吐、烦躁、心慌等症状，家人协助患者立即平卧抬高头部，用湿毛巾敷在头部；测量血压，若血压过高，应用硝苯地平嚼碎舌下含服等，以快速降血压；如果半小时后血压仍不下降，且症状明显，应立即去医院就诊。

第四节 心绞痛

心绞痛（angina pectoris）是冠状动脉供血不足，心肌急剧的、暂时的缺血与缺氧引起的综合征。其特点为阵发性的前胸压榨性疼痛感觉，主要位于胸骨后部，可放射至左上肢，常发生于劳累或情绪激动时，持续数分钟，休息或服用硝酸酯制剂后消失。本病多见于男性，多数患者在40岁以上，劳累、情绪激动、饱食、受寒、阴雨天气、急性循环衰竭等为常见的诱因。

一、病因

1. 基本病因 对心脏予以机械性刺激并不引起疼痛，但心肌缺血、缺氧则引起疼痛。当冠状动脉的“供血”与心肌的“需氧”出现矛盾，冠状动脉血流量不能满足心肌代谢需要时，引起心肌急剧的、暂时的缺血、缺氧时，即产生心绞痛。

2. 其他病因 除冠状动脉粥样硬化外，主动脉瓣狭窄或关闭不全、梅毒性主动脉炎、肥厚性心肌病、先天性冠状动脉畸形、风湿性冠状动脉炎，都可引起冠状动脉在心室舒张期充盈障碍，引发心绞痛。

二、临床表现与诊断

（一）临床表现

1. 症状和体征

（1）部位：典型心绞痛主要在胸骨体上段或中段之后，可波及心前区，有手掌大小范围，可放射至左肩、左上肢前内侧，达无名指和小指；不典型心绞痛疼痛可位于胸骨下段、左心前区或上腹部，放射至颈，下颌、左肩胛部或右前胸。

（2）性质：胸痛为压迫、发闷，或紧缩性，也可有烧灼感。发作时，患者往往不自觉地停止原来的活动，直至症状缓解。

（3）诱因：典型的心绞痛常在相似的条件下发生。以体力劳累为主，其次为情绪激动。登楼、平地快步走、饱餐后步行、逆风行走，甚至用力大便或将臂举过头部的轻微动作，暴露于寒冷环境、进冷饮、身体其他部位的疼痛，以及恐怖、紧张、发怒、烦恼等情绪变化，都可诱发。晨间痛阈低，轻微劳力如刷牙、剃须、步行即可引起发作；上午及下午痛阈提高，则较重的劳力亦可不诱发。

（4）时间：疼痛出现后常逐步加重，然后在3 ~ 5min内逐渐消失，一般在停止原活动后缓解。一般为1 ~ 15min，多数3 ~ 5min，偶可达30min的，可数天或数星期发作1次，亦可1d内发作多次。

（5）硝酸甘油的效应：舌下含有硝酸甘油片如有效，心绞痛应于1 ~ 2min内缓解，对卧位型心绞痛，硝酸甘油可能无效。在评定硝酸甘油的效应时，还要注意患者所用的药物是否已经失效或接近失效。

2. 体征 平时无异常体征，心绞痛发作时常见心律增快、血压升高、表情焦虑、皮肤冷或出汗，有时出现第四或第三奔马律。可有暂时性心尖部收缩期杂音，是乳头肌缺血以致功能失调引起二尖瓣关闭不全所致。

（二）诊断

1. 冠心病诊断

（1）据典型的发作特点和体征，含用硝酸甘油后缓解，结合年龄和存在冠心病易患因素，除外其他原因所致的心绞痛，一般即可建立诊断。

（2）心绞痛发作时心电图：绝大多数患者ST段压低0.1mV（1mm）以上，T波平坦或倒置（变异型心绞痛者则有关导联ST段抬高），发作过后数分钟内逐渐恢复。

（3）心电图无改变的患者可考虑做负荷试验：发作不典型者，诊断要依靠观察硝酸甘油的疗效和发作时心电图的改变；如仍不能确诊，可多次复查心电图、心电图负荷试验或24h动态心电图连续监测，如心电图出现阳性变化或负荷试验诱发心绞痛发作亦可确诊。

（4）诊断有困难者可考虑行选择性冠状动脉造影或做冠状动脉 CT: 考虑施行外科手术治疗者则必须行选择性冠状动脉造影。冠状动脉内超声检查可显示管壁的病变，对诊断可能更有帮助。

2. 近年对确诊心绞痛的患者主张进行仔细的分型诊断　根据世界卫生组织“缺血性心脏病的命名及诊断标准”，现将心绞痛做如下归类。

（1）劳累性心绞痛：是由运动或其他增加心肌需氧量的情况所诱发的心绞痛。包括 3 种类型。①稳定型劳累性心绞痛：简称稳定型心绞痛，亦称普通型心绞痛。是最常见的心绞痛。指由心肌缺血缺氧引起的典型心绞痛发作，其性质在 1 ~ 3 个月内并无改变。即每日和每周疼痛发作次数大致相同，诱发疼痛的劳累和情绪激动程度相同，每次发作疼痛的性质和疼痛部位无改变，用硝酸甘油后也在相同时间内发生疗效。②初发型劳累性心绞痛：简称初发型心绞痛。指患者过去未发生过心绞痛或心肌梗死，而现在发生由心肌缺血缺氧引起的心绞痛，时间尚在 1 ~ 2 个月内。有过稳定型心绞痛但已数月不发生心绞痛，再发生心绞痛未到 1 个月者也归入本型。③恶化型劳累性心绞痛：进行型心绞痛指原有稳定型心绞痛的患者，在 3 个月内疼痛的频率、程度、诱发因素经常变动，进行性恶化。可发展为心肌梗死与猝死。

（2）自发性心绞痛：心绞痛发作与心肌需氧量无明显关系，与劳累性心绞痛相比，疼痛持续时间一般较长，程度较重，且不易为硝酸甘油所缓解。包括四种类型：①卧位型心绞痛：在休息时或熟睡时发生的心绞痛，其发作时间较长，症状也较重，发作与体力活动或情绪激动无明显关系，常发生在半夜，偶尔在午睡或休息时发作。疼痛常剧烈难忍，患者烦躁不安、起床走动。硝酸甘油的疗效不明显或仅能暂时缓解。可能与夜梦、夜间血压降低或发生未被察觉的左心室衰竭，以致狭窄的冠状动脉远端心肌灌注不足；或平卧时静脉回流增加，心脏工作量增加，需氧增加等有关。②变异型心绞痛：本型患者心绞痛的性质、与卧位型心绞痛相似，也常在夜间发作，但发作时心电图表现不同，显示有关导联的 ST 段抬高而与之相对应的导联中则 ST 段压低。本型心绞痛是由于在冠状动脉狭窄的基础上，该支血管发生痉挛，引起一片心肌缺血所致。③中间综合征：亦称冠状动脉功能不全。指心肌缺血引起的心绞痛发作历时较长，达 30min 或 1h 以上，发作常在休息时或睡眠中发生，但心电图、放射性核素和血清学检查无心肌坏死的表现。本型疼痛其性质是介于心绞痛与心肌梗死之间，常是心肌梗死的前奏。④梗死后心绞痛：在急性心肌梗死后不久或数周后发生的心绞痛。

由于供血的冠状动脉阻塞，发生心肌梗死，但心肌尚未完全坏死，一部分未坏死的心肌处于严重缺血状态下又发生疼痛，随时有再发生梗死的可能。

（3）混合性心绞痛：劳累性和自发性心绞痛混合出现，因冠状动脉的病变使冠状动脉血流储备固定地减少，同时又发生短暂的再减损所致，兼有劳累性和自发性心绞痛的临床表现。有人认为这种心绞痛在临床上实甚常见。

（4）不稳定型心绞痛：在临床上被广泛应用并被认为是稳定型劳累性心绞痛和心肌梗死和猝死之间的中间状态。它包括了除稳定型劳累性心绞痛外的上述所有了类型。其病理基础是在原有病变上发生冠状动脉内膜下出血、粥样硬化斑块破裂、血小板或纤维蛋白凝集、冠状动脉痉挛等除了没有诊断心肌梗死的明确的心电图和心肌酶谱变化外，目前应用的不稳定心绞痛的定义根据以下 3 个病史特征做出。①在相对稳定的劳累相关性心绞痛基础上出现逐渐增强的疼痛。②新出现的心绞痛（通常 1 个月内），由很轻度的劳力活动即可引起心绞痛。③在静息和很轻劳力时出现心绞痛。

三、治疗原则

预防：主要预防动脉粥样硬化的发生和发展。

治疗原则：改善冠状动脉的血供；减低心肌的耗氧；同时治疗动脉粥样硬化。

（一）发作时的治疗

（1）休息：发作时立刻休息，经休息后症状可缓解。

（2）药物治疗：应用作用较快硝酸酯制剂。

（3）在应用上述药物的同时，可考虑用镇静药。

（二）缓解期的治疗

系统治疗，清除诱因、注意休息、使用作用持久的抗动脉粥样硬化药物，以防心绞痛发作，可单独、交替或联合应用。宜尽量避免各种确知足以诱致发作的因素。调节饮食，特别是一次进食不应过饱；禁绝烟酒。调整日常生活与工作量；减轻精神负担；保持适当的体力活动，但以不致发生疼痛症状为度；一般不需卧床休息。

（三）其他治疗

低分子右旋糖酐或羟乙基淀粉注射液，作用为改善微循环的灌流，可用于心绞痛的频繁发作。抗凝药，如肝素；溶血栓药和抗血小板药可用于治疗不稳定型心绞痛。高压氧治疗增加全身的氧供应，可使顽固的心绞痛得到改善，但疗效不易巩固。体外反搏治疗可能增加冠状动脉的血供，也可考虑应用。兼有早期心力衰竭者，治疗心绞痛的同时宜用快速作用的洋地黄类制剂。

（四）外科手术治疗

主动脉－冠状动脉旁路移植手术（coronary artery bypass grafting，CABG）方法：取患者自身的大隐静脉或内乳动脉作为旁路移植材料。一端吻合在主动脉，另一端吻合在有病变的冠状动脉段的远端，引主动脉的血液以改善该冠状动脉所供血的心肌的血流量。

（五）经皮腔内冠状动脉成形术

经皮腔内冠状动脉成形术（percutaneous transluminal coronary angioplasty，PTCA）方法：冠状动脉造影后，针对相应病变，应用带球囊的心导管经周围动脉送到冠状动脉，在导引钢丝的指引下进入狭窄部位；向球囊内加压注入稀释的造影剂使之扩张，解除狭窄。

（六）其他冠状动脉介入性治疗

由于PTCA有较高的术后再狭窄发生率，近来采用一些其他成形方法如激光冠状动脉成形术（PTCLA）、冠状动脉斑块旋切术、冠状动脉斑块旋磨术、冠状动脉内支架安置等，期望降低再狭窄发生率。

（七）运动锻炼疗法

谨慎安排进度适宜的运动锻炼有助于促进侧支循环的发展，提高体力活动的耐受量，改善症状。

四、常见护理问题

（一）舒适的改变——心绞痛

1. 相关因素　与心肌急剧、短暂地缺血、缺氧，冠状动脉痉挛有关。

2. 临床表现　阵发性胸骨后疼痛。

3. 护理措施

（1）心绞痛发作时立即停止步行或工作，休息片刻即可缓解。根据疼痛发生的特点，评估心绞痛严重程度（表3–3），制定相应活动计划。频发者或严重心绞痛者，严格限制体力活动，并绝对卧床休息。

表3–3　劳累性心绞痛分级

心绞痛分级	表现
Ⅰ级：日常活动时无症状	较日常活动重的体力活动，如平地小跑步、快速或持重物上三楼、上陡坡等时引起心绞痛
Ⅱ级：日常活动稍受限	一般体力活动，如常速不行1.5～5km、上三楼。上坡等即引起心绞痛
Ⅲ级：日常活动明显受损	较日常活动轻的体力活动，如常速步行0.5～1km、上二楼、上小坡等即引起心绞痛
Ⅳ级：任何体力活动均引起心绞痛	轻微体力活动（如在室内缓行）即引起心绞痛，严重者休息时亦发生心绞痛

（2）遵医嘱给予患者舌下含服硝酸甘油、吸氧，记录心电图，并通知医生。心绞痛频发或严重者遵医嘱使用硝酸甘油静脉微泵推注。由于此类药物能扩张头面部血管，有些患者使用后会出现颜面潮红、头痛等症状，应向患者说明。

（3）用药后动态观察患者胸痛变化情况，同时监测ECG，必要时进行心电监测。

（4）告知患者在心绞痛发作时的应对技巧：一是立即停止活动；二是立即含服硝酸甘油。向患者讲解含服硝酸甘油是因为舌下有丰富的静脉丛，吸收见效比口服硝酸甘油快。若疼痛持续15min以上不缓解，则有可能发生心肌梗死，需立即急诊就医。

（二）焦虑

1. 相关因素　与心绞痛反复频繁发作、疗效不理想有关。

2. 临床表现　睡眠不佳，缺乏自信心、思维混乱。

3. 护理措施

（1）向患者讲解心绞痛的治疗是一个长期过程，需要有毅力，鼓励其说出内心想法，针对其具体心理情况给予指导与帮助。

（2）心绞痛发作时，尽量陪伴患者，多与患者沟通，指导患者掌握心绞痛发作的有效应对措施。

（3）及时向患者分析讲解疾病好转信息，增强患者治疗信心。

（4）告知患者不良心理状况对疾病的负面影响，鼓励患者进行舒展身心的活动（如听音乐、看报纸）等活动，转移患者注意力。

（三）知识缺乏

1. 相关因素　与缺乏知识来源，认识能力有限有关。

2. 临床表现　患者不能说出心绞痛相关知识，不知如何避免相关因素。

3. 护理措施

（1）避免诱发心绞痛的相关因素：如情绪激动、饱食、焦虑不安等不良心理状态。

（2）告知患者心绞痛的症状为胸骨后疼痛，可放射至左臂、颈、胸，常为压迫或紧缩感。

（3）指导患者硝酸甘油使用注意事项。

（4）提供简单易懂的书面或影像资料，使患者了解自身疾病的相关知识。

五、健康教育

（一）心理指导

告知患者需保持良好心态，因精神紧张、情绪激动、饱食、焦虑不安等不良心理状态，可诱发和加重病情。患者常因不适而烦躁不安，且伴恐惧，此时鼓励患者表达感觉，告知尽量做深呼吸，放松情绪才能使疾病尽快消除。

（二）饮食指导

1. 减少饮食热能　控制体重，少量多餐（每天4～5餐），晚餐尤应控制进食量，提倡饭后散步，切忌暴饮暴食，避免过饱；减少脂肪总量，限制饱和脂肪酸和胆固醇的摄入量，增加不饱和脂肪酸；限制单糖和双糖摄入量，供给适量的矿物质及维生素，戒烟戒酒。

2. 在食物选择方面，应适当控制主食和含糖零食　多吃粗粮、杂粮，如玉米、小米、荞麦等；禽肉、鱼类，以及核桃仁、花生、葵花子等硬果类含不饱和脂肪酸较多，可多食用；多食蔬菜和水果，不限量，尤其是超体重者，更应多选用带色蔬菜，如菠菜、油菜、番茄、茄子和带酸味的新鲜水果，如苹果、橘子、山楂，提倡吃新鲜泡菜；多用豆油、花生油、菜油及香油等植物油；蛋白质按劳动强度供给，冠心病患者蛋白质按2g/kg供给。尽量多食用黄豆及其制品，如豆腐、豆干、百叶等，其他如绿豆、赤豆也很好。

3. 禁忌食物　忌烟、酒、咖啡以及辛辣的刺激性食品；少用猪油、黄油等动物油烹调；禁用动物脂肪高的食物，如猪肉、牛肉、羊肉及含胆固醇高的动物内脏、动物脂肪、脑髓、贝类、乌贼鱼、蛋黄等；食盐不宜多用，每天2～4g；含钠味精也应适量限用。

（三）作息指导

制定固定的日常活动计划，避免劳累。避免突发性的劳力动作，尤其在较长时间休息以后。如凌晨起来后活动动作宜慢。心绞痛发作时，应停止所有活动，卧床休息。频发或严重心绞痛患者，严格限制体力活动，应绝对卧床休息。

（四）用药指导

1. 硝酸酯类　硝酸甘油是缓解心绞痛的首选药。

（1）心绞痛发作时可用短效制剂 1 片舌下含化，1 ~ 2min 即开始起作用，持续半小时；勿吞服。如药物不易溶解，可轻轻嚼碎继续含化。

（2）应用硝酸酯类药物时可能出现头晕、头胀痛、头部跳动感、面红、心悸，继续用药数日后可自行消失。

（3）硝酸甘油应储存在棕褐色的密闭小玻璃瓶中，防止受热、受潮，使用时应注意有效期，每用 6 个月须更换药物。如果含服药物时无舌尖麻刺、烧灼感，说明药物已失效，不宜再使用。

（4）为避免直立性低血压所引起的晕厥，用药后患者应平卧片刻，必要时吸氧。长期反复应用会产生耐药性而效力降低，但停用 10d 以上，复用可恢复效力。

2. 长期服用 β 受体阻滞药者　如使用阿替洛尔（氨酰心安）、美托洛尔（倍他乐克）时，应指导患者用药。

（1）不能随意突然停药或漏服，否则会引起心绞痛加重或心肌梗死。

（2）应在饭前服用，因食物能延缓此类药物吸收。

（3）用药过程中注意监测心率、血压、心电图等。

3. 钙通道阻滞药　目前不主张使用短效制剂（如硝苯地平），以减少心肌耗氧量。

（五）特殊及行为指导

（1）寒冷刺激可诱发心绞痛发作，不宜用冷水洗脸，洗澡时注意水温及时间。外出应戴口罩或围巾。

（2）患者应随身携带心绞痛急救盒（内装硝酸甘油片）：心绞痛发作时，立即停止活动并休息，保持安静。及时使用硝酸甘油制剂，如片剂舌下含服，喷雾剂喷舌底 1 ~ 2 下，贴剂粘贴在心前区。如果自行用药后，心绞痛未缓解。应请求协助救护。

（3）有条件者可以氧气吸入，使用氧气时，避免明火。

（4）患者洗澡时应告诉家属，不宜在饱餐或饥饿时进行，水温勿过冷过热，时间不宜过长，门不要上锁，以防发生意外。

（5）与患者讨论引起心绞痛的发作诱因，确定需要的帮助，总结预防发作的方法。

（六）病情观察指导

注意观察胸痛的发作时间、部位、性质、有无放射性及伴随症状，定时监测心率、心律。若心绞痛发作次数增加，持续时间延长，疼痛程度加重，含服硝酸甘油无效者，有可能是心肌梗死先兆，应立即就诊。

（七）出院指导

（1）减轻体重，肥胖者需限制饮食热量及适当增加体力活动，避免采用剧烈运动防治各种可加重病情的疾病，如高血压、糖尿病、贫血、甲亢等。特别要控制血压，使血压维持在正常水平。

（2）慢性稳定型心绞痛患者大多数可继续正常性生活，为预防心绞痛发作，可在 1h 前含服硝酸甘油 1 片。

（3）患者应随身携带硝酸甘油片以备急用，患者及家属应熟知药物的放置地点，以备急需。

第五节　心肌梗死

心肌梗死（myocardial infarction）是心肌缺血性坏死，为在冠状动脉病变基础上，发生冠状动脉供血急剧减少或中断，使相应的心肌严重而持久地急性缺血所致。

一、病因和发病机制

1. 病因　基本病因是冠状动脉粥样硬化（偶为冠状动脉痉挛、栓塞、炎症、先天性畸形、外伤、冠状动脉阻塞所致）。造成管腔狭窄和心肌供血不足，而侧支循环尚未建立时，下列原因加重心肌缺血即可发生心肌梗死。在此基础上，一旦冠状动脉血供进一步急剧减少或中断 20 ~ 30min，使心肌严重而持久地急性缺血达 0.5h 以上，即可发生心肌梗死。

另心肌梗死发生严重心律失常、休克、心力衰竭，均可使冠状动脉血流量进一步下降，心肌坏死范围扩大。

2. 发病机制　冠状动脉病变：血管闭塞处于相应的心肌部位坏死。

二、临床表现

临床表现与梗死面积大小、梗死部位、侧支循环情况密切相关。

1. 先兆　多数患者于发病前数日可有前驱症状，如原有心绞痛近日发作频繁，程度加重，持续时间较久，休息或硝酸甘油不能缓解，甚至在休息中或睡眠中发作。表现为突发上腹部剧痛、恶心、呕吐、急性心力衰竭，或严重心律失常。心电图检查可显示 ST 段一过性抬高或降低，T 波高大或明显倒置。

2. 症状

（1）疼痛：最早出现症状。少数患者可无疼痛，起病即表现休克或急性肺水肿。有些患者疼痛部位在上腹部，且伴有恶心、呕吐、易与胃穿孔、急性胰腺炎等急腹症相混淆。

（2）全身症状：发热、心动过速、白细胞增高、红细胞沉降率增快，由坏死物质吸收所引起。一般在疼痛 24 ~ 48h 出现，程度与梗死范围呈正相关，体温 38℃左右，很少超过 39℃，持续约 1 周。

（3）胃肠道症状：疼痛可伴恶心、呕吐、上腹胀痛，与迷走神经受坏死物质刺激和胃肠道组织灌注不足等有关。

（4）心律失常：75% ~ 95% 的患者伴有心律失常，以 24h 内为最多见，以室性心律失常最多。

（5）休克：20% 患者，数小时至 1 周内发生，主要原因如下。①心肌遭受严重损害，左心室排血量急剧将低（心源性休克）。②剧烈胸痛引起神经反射性周围血管扩张。③因呕吐、大汗、摄入不足所致血容量不足。

（6）心力衰竭：主要是急性左侧心力衰竭。可在最初几天内发生，或在疼痛、休克好转阶段，为梗死后心脏舒缩力减弱或不协调所致。

急性心肌梗死引起的心力衰竭称为泵衰竭。按 Killip 分级法可分为：Ⅰ级，尚无明显心力衰竭；Ⅱ级，有左侧心力衰竭；Ⅲ级，有急性肺水肿；Ⅳ级，右心源性休克。

3. 体征

（1）心脏体征：心率多增快，第一心音减弱，出现第四心音。若心尖区出现收缩期杂音，多为乳头肌功能不全所致。反应性纤维心包炎者，有心包摩擦音。

（2）血压：均有不同程度的降低，起病前有高血压者，血压可降至正常。

（3）其他：可有心力衰竭、休克体征、心律失常有关的体征。

三、治疗原则

心肌梗死的救治原则为：①挽救濒死心肌，防止梗死扩大，缩小心肌缺血范围。②保护、维持心脏功能。③及时处理严重心律失常、泵衰竭及各种并发症。

（一）监护及一般治疗（mointoring and general care）

1. 休息　卧床休息 1 周，保持安静，必要时给予镇静药。

2. 吸氧　持续吸氧 2 ~ 3d，有并发症者须延长吸氧时间。

3. 监测　在 CCU 进行 ECG、血压、呼吸、监测 5 ~ 7d。

4. 限制活动　无并发症者，根据病情制定活动计划，详见护理部分。

5. 进食易消化食物 不宜过饱，可少量多餐。保持大便通畅，必要时给予缓泻药。

（二）解除疼痛（relief of pain）

尽快止痛，可应用强力止痛药。

（1）哌替啶（杜冷丁）50 ~ 100mg 紧急肌内注射。

（2）吗啡 5 ~ 10mg 皮下注射，必要时 1 ~ 2h 后再注射 1 次以后每 4 ~ 6h 可重复应用，注意呼吸抑制作用。

（3）轻者：可待因 0.03 ~ 0.06g 口服或罂粟碱 0.03 ~ 0.06g 肌内注射或口服。

（4）试用硝酸甘油 0.3mg，异山梨酯 5 ~ 10mg 舌下含用或静脉滴注，注意心率增快，Bp 下降等不良反应。

（5）顽固者，人工冬眠疗法。

（三）再灌注心肌（myocardial reperfusion）

意义：再通疗法是目前治疗 AMI 的积极治疗措施，在起病 3 ~ 6h 内，使闭塞的冠状动脉再通，心肌得到再灌注，挽救濒死的心肌，以缩小梗死范围，改善预后。

适应证：再通疗法只适于透壁心肌梗死，所以心电图上必须要有 2 个或 2 个以上相邻导联 ST 段抬高 >0.1mV，方可进行再通治疗。心肌梗死发病后 6h 内再通疗法是最理想的；发病 6 ~ 12h ST 段抬高的 AMI。

方法：溶栓疗法，紧急施行 PTCA，随后再安置支架。

1. 溶栓疗法（thrombolysis）

（1）溶栓的药物：尿激酶、链激酶、重组组织型纤维蛋白溶酶原激活药（rt-PA）等。

（2）注意事项：①溶栓期间进行严密心电监护：及时发现并处理再灌注心律失常。溶栓 3h 内心律失常发生率最高，84% 心律失常发生在溶栓 4h 之内。前壁心肌梗死时，心律失常多为室性心律失常，如频发室性期前收缩，加速室性自主心律、室性心动过速、心室颤动等；下壁梗死时，心律失常多发生窦性心动过缓、房室传导阻滞。②血压监测：低血压是急性心梗的常见症状，可由于心肌大面积梗死、心肌收缩力明显降低、心排血量减少所至，但也可能与血容量不足、再灌注性损伤、血管扩张药及合并出血等有关。一般低血压在急性心肌梗死后 4h 最明显。对单纯的低血压状态，应加强对血压的监测。在溶栓进行的 30min 内，10min 测量 1 次血压；溶栓结束后 3h 内，30min 测量 1 次；之后 1h 测量 1 次；血压平稳后根据病情延长测量时间。③用药期间注意出血倾向：在溶栓期间应严密观察患者有无皮肤黏膜出血、尿血、便血及颅内出血（观察瞳孔意识），输液穿刺部位有无瘀点、瘀斑、牙龈出血等。溶栓后 3d 内每天检查 1 次尿常规、大便隐血和出凝血时间，溶栓次日复查血小板，应尽早发现出血性并发症，早期采取有效的治疗措施。

（3）不宜溶栓的情况：①年龄大于 70 岁。② ST 段抬高，时间 >24h。③就诊时严重高血压（>180/110mmHg）。④仅有 ST 段压低（如非 Q 心梗，心内膜下心梗）及不稳定性心绞痛。⑤有出血倾向、外伤、活动性溃疡病、糖尿病视网膜病变，脑出血史及 6 个月内缺血性脑卒中史，夹层动脉瘤，半个月内手术等。

（4）判断再通指标。

1）冠状动脉造影直接判断。

2）临床间接判断血栓溶解（再通）指标：① ECG 抬高的 ST 段于 2h 内回降 >50%。②胸痛 2h 内基本消失。③ 2h 内出现再灌注性心律失常。④血清 CK-MB 酶峰值提前出现（14h 内）。

2. 经皮冠状动脉腔内成形术

（1）补救性 PTCA：经溶栓治疗，冠状动脉再通后又再堵塞，或再通后仍有重度狭窄者，如无出血禁忌，可紧急施行 PTCA，随后再安置支架。预防再梗和再发心绞痛。

（2）直接 PTCA：不进行溶栓治疗，直接进行 PTCA 作为冠状动脉再通的手段，其目的在于挽救心肌。

适应证：①对有溶栓禁忌或不适宜溶栓治疗的患者，以及对升压药无反应的心源性休克患者应首选直接 PTCA。②对有溶栓禁忌证的高危患者，如年龄 >70 岁、既往有 AMI 史、广泛前壁心肌梗死以及收缩压 <100mmHg、心率 >100 次 /min 或 Killip 分级 > Ⅰ级的患者若有条件最好选择直接 PTCA。

（四）控制休克

最好根据血流动力学监测结果用药。

1. 补充血容量　估计血容量不足，中心静脉压下降者，用低分子右旋糖酐、10% GS 500mL 或 0.9% NS 500mL 静脉滴入。输液后中心静脉压 >18cmH_2O，则停止补充血容量。

2. 应用升压药　补充血容量后血压仍不升，而心排血量正常时，提示周围血管张力不足，此时可用升压药物。多巴胺或间羟胺微泵静脉使用，两者亦可合用。亦可选用多巴酚丁胺。

3. 应用血管扩张药　经上述处理后血压仍不升，周围血管收缩致四肢厥冷时可使用硝酸甘油。

4. 其他措施　纠正酸中毒，保护肾功能，避免脑缺血，必要时应用糖皮质激素和洋地黄制剂。

5. 主动脉内球囊反搏术（intraaortic balloon pumping，IABP）　上述治疗无效时可考虑应用 IABP，在 IABP 辅助循环下行冠脉造影，随即行 PTCA、CABG。

（五）治疗心力衰竭

主要治疗左侧心力衰竭，见心力衰竭急性左侧心力衰竭的急救。

（六）其他治疗

有助于挽救濒死心肌，防止梗死扩大，缩小缺血范围，根据患者具体情况选用。

1. β 受体阻滞药、钙通道阻滞药，ACE 抑制药的使用　改善心肌重构，防止梗死范围扩大改善预后。

2. 抗凝疗法　口服阿司匹林等药物。

3. 极化液疗法　有利于心脏收缩，减少心律失常，有利 ST 段恢复。极化液具体配置 10% KCl 15mL+ 胰岛素 8U ＋ 10% GS 500mL。

4. 促进心肌代谢药物　维生素 C、维生素 B_6、1、6– 二磷酸果糖、辅酶 Q_{10} 等。

5. 右旋糖酐 40 或羟乙基淀粉　降低血黏度，改善微循环。

（七）并发症的处理

1. 栓塞　溶栓或抗凝治疗。

2. 心脏破裂　乳头肌断裂、VSD 者手术治疗。

3. 室壁瘤　影响心功能或引起严重心律失常者手术治疗。

4. 心肌梗死后综合征　可用糖皮质激素、阿司匹林、吲哚美辛等。

（八）右室心肌梗死的处理

表现为右侧心力衰竭伴低血压者治疗以扩容为主，维持血压治疗，不宜用利尿药。

四、常见护理问题

（一）疼痛

1. 相关因素　与心肌急剧缺血、缺氧有关。

2. 主要表现　胸骨后剧烈疼痛，伴烦躁不安、出汗、恐惧或有濒死感。

3. 护理措施

（1）绝对卧床休息（包括精神和体力）：休息即为最好的疗法之一，病情稳定无特殊不适，且在急性期均应绝对卧床休息，严禁探视，避免精神紧张，一切活动包括翻身、进食、洗脸、大小便等均应在医护人员协助下进行，避免生扯硬拽现象。如果患者焦虑、抑郁情绪严重并有睡眠障碍等表现时，应根据病情选择没有禁忌的镇静药物，如哌替啶等。

（2）做好氧疗管理：心肌梗死时由于持续的心肌缺血缺氧，代谢物积聚或产生多肽类致痛物等，刺激神经末梢，经神经传导至大脑产生痛觉，而疼痛使患者烦躁不安、情绪恶化，加重心肌缺氧，影响治疗效果。若胸闷、疼痛剧烈或症状不缓解、持续时间长，氧流量可控制在 5 ～ 6L/min，待症状消失后改为 3 ～ 4L/min，一般不少于 72h，5d 后可根据情况间断给氧。

（3）患者的心理管理：疾病给患者带来胸闷、疼痛等压抑的感觉，再加上环境的生疏，可使患者恐惧、紧张不安，而这又导致交感神经兴奋引起血压升高，心肌耗氧量增加，诱发心律失常，加重心肌缺血坏死，因此，应了解患者的职业、文化、经济、家庭情况及发病的诱因，关心体贴患者，消除紧张恐惧心理，让患者树立战胜疾病的信心，使患者处于一个最佳心理状态。

（二）恐惧

1. 相关因素　可与下列因素有关。①胸闷不适、胸痛、濒死感。②因病房病友病重或死亡。③病室环境陌生 / 监护、抢救设备。

2. 主要表现　心情紧张、烦躁不安。

3. 护理措施

（1）消除患者紧张与恐惧心理：救治过程中要始终关心体贴，态度和蔼，鼓励患者表达自己的感受，安慰患者，使之尽快适应环境，进入患者角色。

（2）了解患者的思想状况，向患者讲清情绪与疾病的关系，使患者明白紧张的情绪会加重病情，使病情恶化。劝慰患者消除紧张情绪，使患者处于接受治疗的最佳心理状态。

（3）向患者介绍救治心梗的特效药及先进仪器设备，肯定效果与作用，使患者得到精神上的安慰和对医护人员的信任。在治疗护理过程中做到忙而不乱，紧张而有序，迅速而准确。

（4）给患者讲解抢救成功的例子，使其树立战胜疾病的信心。

（5）针对心理反应进行耐心解释，真诚坦率地为其排忧解难，做好生活护理，给他们创造一个安静、舒适、安全、整洁的休息环境。

（三）自理缺陷

1. 相关因素　与治疗性活动受限有关。

2. 主要表现　日常生活不能自理。

3. 护理措施

（1）心肌梗死急性期卧床期间协助患者洗漱进食、大小便及个人卫生等生活护理。

（2）将患者经常使用的物品放在易拿取的地方，以减少患者拿东西时的体力消耗。

（3）将呼叫器放在患者手边，听到铃响立即给予答复。

（4）提供患者有关疾病治疗及预后的确切消息，强调正面效果，以增加患者自我照顾的能力和信心，并向患者说明健康程序，不要允许患者延长卧床休息时间。

（5）在患者活动耐力范围内，鼓励患者从事部分生活自理活动和运动，以增加患者的自我价值感。

（6）让患者有足够的时间，缓慢地进行自理活动或者在活动过程中提供多次短暂的休息时间；或者给予较多的协助，以避免患者过度劳累。

（四）便秘

1. 相关因素　与长期卧床、不习惯床上排便、进食量减少有关。

2. 主要表现　大便干结，超过 2d 未排大便。

3. 护理措施

（1）合理饮食：提醒患者饮食要节制，要选择清淡易消化、产气少、无刺激的食物。进食速度不宜过快、少食多餐。

（2）遵医嘱给予大便软化药或缓泻药。

（3）鼓励患者定时排便，安置患者于舒适体位排便。

（4）不习惯于床上排便的患者，应向其讲明病情及需要在床上排便的理由并用屏风遮挡。

（5）告知病患者排便时不要太用力，可用手掌在腹部按乙状结肠走行方向做环形按摩。

（五）潜在并发症——心力衰竭

1. 相关因素　与梗死面积过大、心肌收缩力减弱有关。

2. 主要表现　咳嗽、气短、心悸、发绀，严重者出现肺水肿表现。

3. 护理措施

（1）避免诱发心力衰竭的因素：上感、劳累、情绪激动、感染，不适当的活动。

（2）若突然出现急性左侧心力衰竭，应立即采取急救，详见“心力衰竭”一节。

（六）潜在并发症——心源性休克

1. 相关因素　心肌梗死、心排血量减少。

2. 主要表现　血压下降，面色苍白、皮肤湿冷、脉细速、尿少。

3. 护理措施

（1）严密观察神志、意识、血压、脉搏、呼吸、尿量等情况并做好纪录。

（2）观察患者末梢循环情况，如皮肤温度、湿度、色泽。

（3）注意保暖。

（4）保持输液通畅，并根据心率、血压、呼吸及用药情况随时调整滴速。

（七）潜在并发症——心律失常

1. 相关因素　与心肌缺血、缺氧、电解质失衡有关。

2. 主要表现　室性期前收缩、快速型心律失常、缓慢型心律失常。

3. 护理措施

（1）给予心电监护，监测患者心律、心率、血压、脉搏、呼吸及心电图改变，并做好记录。

（2）嘱患者尽量避免诱发心律失常的因素：如情绪激动、烟酒、浓茶、咖啡等。

（3）向患者说明心律失常的临床表现及感受，若出现心悸、胸闷、胸痛、心前区不适等症状，应及时告诉医护人员。

（4）遵医嘱应用抗心律失常药物，并观察药物疗效及不良反应。

（5）备好各种抢救药物和仪器：如除颤器、起搏器，抗心律失常药及复苏药。

五、健康教育

（一）心理指导

本病起病急，症状明显，患者因剧烈疼痛而有濒死感，又因担心病情及疾病预后而产生焦虑、紧张等情绪，护士应陪伴在患者身旁，允许患者表达出对死亡的恐惧如呻吟、易怒等，用亲切的态度回答患者提出的问题。解释先进的治疗方法及监护设备的作用。

（二）饮食指导

急性心梗 2 ~ 3d 时以流质为主，每天总热能 500 ~ 800kcal；控制液体量，减轻心脏负担，口服液体量应控制在 1 000mL/d；用低脂、低胆固醇、低盐、适量蛋白质、高食物纤维饮食，脂肪限制在 40g/d 以内，胆固醇应 <300mg/d；选择容易消化吸收的食物，不宜过热过冷，保持大便通畅，排便时不可用力过猛；病情稳定 3d 后可逐渐改半流质、低脂饮食，总热能 1 000kcal/d 左右。避免食用辛辣或发酵食物，减少便秘和腹胀。康复期低糖、低胆固醇饮食，多吃富含维生素和钾的食物，伴有高血压病或心力衰竭者应限制钠盐摄入量。

在食物选择方面，心梗急性期主食可用藕粉、米汤、菜水、去油过筛肉汤、淡茶水、红枣泥汤；选低胆固醇及有降脂作用的食物，可食用的有鱼类、鸡蛋清、瘦肉末、嫩碎蔬菜及水果，降脂食物有山楂、香菇、大蒜、洋葱、海鱼、绿豆等。病情好转后改为半流质，可食用浓米汤、厚藕粉、枣泥汤、去油肉绒、鸡绒汤、薄面糊等。病情稳定后，可逐渐增加或进软食，如面条、面片、馄饨、面包、米粉、粥等。恢复期饮食治疗按冠心病饮食治疗。

禁忌食物：凡胀气、刺激性流质不宜吃，如豆浆、牛奶、浓茶、咖啡等；忌烟酒及刺激性食物和调味品，限制食盐和味精用量。

（三）作息指导

保证睡眠时间，2 次活动间要有充分的休息。急性期后 1 ~ 3d 应绝对卧床，第 4 ~ 6d 可在床上做上下肢被动运动。1 周后，无并发症的患者可床上坐起活动。每天 3 ~ 5 次，每次 20min，动作宜慢。

有并发症者，卧床时间延长。第2周起开始床边站立—床旁活动—室内活动—完成个人卫生。根据患者对运动的反应，逐渐增加活动量。第2周后室外走廊行走，第3～4周试着上下1层楼梯。

（四）用药指导

常见治疗及用药观察如下。

1. 止痛　使用吗啡或哌替啶止痛，配合观察镇静止痛的效果及有无呼吸抑制，脉搏加快。

2. 溶栓　治疗溶栓过程中应配合监测心率、心律、呼吸、血压，注意胸痛情况和皮肤、牙龈、呕吐物及尿液有无出血现象，发现异常应及时报告医护人员，及时处理。

3. 硝酸酯类药　配合用药时间及用药剂量，使用过程中要注意观察疼痛有无缓解，有无头晕、头痛、血压下降等不良反应。

4. 抑制血小板聚集药物　药物宜餐后服。用药期间注意有无胃部不适，有无皮下、牙龈出血，定期检查血小板数量。

（五）行为指导

（1）大便干结时忌用力排便，应用开塞露塞肛或服用缓泻药如口服酚酞等方法保持大便通畅。

（2）接受氧气吸入时，要保证氧气吸入的有效浓度以达到改善缺氧状态的效果，同时注意用氧安全，避免明火。

（3）病情未稳定时忌随意增加活动量，以免加重心脏负担，诱发或加重心肌梗死。

（4）在输液过程中，应遵循医护人员控制的静脉滴注速度，切忌随意加快输液速度。

（5）当患者严重气急，大汗，端坐呼吸，应取坐位或半坐卧位，两腿下垂，有条件者立即吸氧。并应注意用氧的安全。

（6）当患者出现心脏骤停时，应积极处理。

（7）指导患者3个月后性生活技巧。

（8）选择一天中休息最充分的时刻行房事（早晨最好）。避免温度过高或过低时，避免饭后或酒后进行房事。

（9）如需要，可在性生活时吸氧。

（10）如果出现胸部不舒适或呼吸困难，应立即终止。

（六）病情观察指导

注意观察胸痛的性质、部位、程度、持续时间，有无向他处放射；配合监测体温、心率、心律、呼吸及血压及电解质情况，以便及时处理。

（七）出院指导

（1）养成良好的生活方式，生活规律，作息定时，保证充足的睡眠。病情稳定无并发症的急性心肌梗死，6周后可每天步行、打太极拳。8～12周可骑车、洗衣等。3～6个月后可部分或完全恢复工作。但不应继续从事重体力劳动、驾驶员、高空作业或工作量过大。

（2）注意保暖，适当添加衣服。

（3）饮食宜清淡，避免饱餐，忌烟酒及减肥，防止便秘。

（4）坚持按医嘱服药，随身备硝酸甘油，有多种剂型的药物，如片剂、喷雾剂，定期复诊。

（5）心肌梗死最初3个月内不适宜坐飞机及单独外出，原则上不过性生活。

第六节　感染性心内膜炎

感染性心内膜炎是心内膜表面的微生物感染，伴赘生物形成。生物是大小不等、形状不一的血小板和纤维素团块，内有微生物和炎症细胞。瓣膜是最常受累部位，间隔缺损部位、腱索或心壁内膜也可发生感染。而动静脉瘘、动脉瘘（如动脉导管未闭）、主动脉缩窄部位的感染虽然属于动脉内膜炎，但临床与病理均类似于感染性心膜炎。

感染性心内膜炎根据病程可分为急性和亚急性。急性感染性心内膜炎特点是：中毒症状明显；病情发展迅速，数天或数周引起瓣膜损害；迁移性感染多见；病原体主要是金黄色葡萄球菌。亚急性感染性心内膜炎特点是：中毒症状轻；病程长，可数周至数月；迁移性感染少见；病原体多见草绿色链球菌，其次为肠球菌。

感染性心内膜炎又可分为自体瓣膜心内膜炎、人工瓣膜心内膜炎和静脉药瘾者的心内膜炎。本章主要阐述自体瓣膜心内膜炎。

一、病因与发病机制

（一）病因

感染性心内膜炎主要是由链球菌和葡萄球菌感染。急性感染性心内膜炎主要由金黄色葡萄球菌引起，少数患者由肺炎球菌、淋球菌、A 族链球菌和流感杆菌等所致。亚急性感染性心内膜炎由草绿色链球菌感染最常见，其次为 D 族链球菌（牛链球菌和肠球菌）、表皮葡萄球菌，其他细菌较少见。真菌、立克次体和衣原体等是感染性心内膜炎少见的致病微生物。

（二）发病机制

1. 急性感染性心内膜炎　目前尚不明确，由来自皮肤、肌肉、骨骼、肺等部位的活动性感染灶的病原菌，细菌量大，细菌毒力强，具有很强的侵袭性和黏附于心内膜的能力。主要累及正常心瓣膜，主动脉瓣常受累。

2. 亚急性感染性心内膜炎　亚急性感染性心内膜炎临床上至少占据病例的 2/3，其发病与以下因素有关。

（1）血流动力学因素：亚急性感染性心内膜炎患者约有 3/4 主要发生于器质性心脏病，多为心脏瓣膜病，主要是二尖瓣和主动脉瓣，其次是先天性心血管病，如室间隔缺损、动脉导管未闭、法洛四联症和主动脉狭窄。赘生物常位于二尖瓣关闭不全的瓣叶心房面、主动脉瓣关闭不全的瓣叶心室面和室间隔缺损的间隔右心室侧，可能与这些部位的压力下降和内膜灌注减少，利于微生物沉积和生长有关。高速射流冲击心脏或大血管内膜处可使局部损伤，如二尖瓣反流面对的左心房壁、主动脉反流面对的二尖瓣前叶有关腱索和乳头肌，未闭动脉导管射流面对的肺动脉壁的内皮损伤，并容易感染。在压差小的部位，发生亚急性感染性心内膜炎少见，如房间隔缺损和大室间隔缺损或血流缓慢时，如房颤和心力衰竭时少见，瓣膜狭窄时比关闭不全少见。

近年来，随着风湿性心脏病发病率的下降，风湿性瓣膜心内膜炎发生率也随之下降。由于超声心动图诊断技术的普遍应用，主动脉瓣二叶瓣畸形、二尖瓣脱垂和老年性退行性瓣膜病的诊断率提高和风湿性瓣膜病心内膜炎发病率的下降，而非风湿性瓣膜病的心内膜炎发病率有所升高。

（2）非细菌性血栓性心内膜病变：研究证实，当内膜的内皮受损暴露内皮下结缔组织的胶原纤维时，血小板聚集，形成血小板微血栓和纤维蛋白沉积，成为结节样无菌性赘生物，称其为非细菌性血栓性心内膜病变，是细菌定居瓣膜表面的重要因素。无菌性赘生物最常见于湍流区域、瘢痕处（如感染性心内膜炎后）和心脏外因素所致内膜受损。正常瓣膜可偶见。

（3）短暂性菌血症感染无菌性赘生物：各种感染或细菌寄居的皮肤黏膜的创伤（如手术、器械操作等）导致暂时性菌血症。皮肤和心脏外其他部位葡萄球菌感染的菌血症；口腔创伤常致草绿色链球菌菌血症；消化道和泌尿生殖道创伤或感染常引起肠球菌和革兰阴性杆菌菌血症，循环中的细菌如定居在无菌性赘生物上。细菌定居后，迅速繁殖，促使血小板进一步聚集和纤维蛋白沉积，感染性赘生物增大。纤维蛋白层覆盖在赘生物外，阻止吞噬细胞进入，为细菌生存繁殖提供良好的庇护所，即发生感染性心内膜炎。

细菌感染无菌性赘生物需要有几个因素：①发生菌血症的频度。②循环中细菌的数量，这与感染程度和局部寄居细菌的数量有关。③细菌黏附于无菌性赘生物的能力。草绿色链球菌从口腔进入血流的机会频繁，黏附性强，因而成为亚急性感染性心内膜炎最常见致病菌；虽然大肠埃希菌的菌血症常见，但黏附性差，极少引起心内膜炎。

二、临床表现

从短暂性菌血症的发生至症状出现之间的时间多在2周以内，但有不少患者无明确的细菌进入途径可寻。

（一）症状

1. 发热　发热是感染性心内膜炎最常见的症状，除有些老年或心、肾衰竭重症患者外，几乎均有发热，常伴有头痛、背痛和肌肉关节痛的症状。亚急性感染性心内膜炎起病隐匿，可伴有全身不适、乏力、食欲缺乏和体重减轻等症状，可有弛张性低热，一般 < 39℃，午后和晚上高。急性感染性心内膜炎常有急性化脓性感染，呈暴发性败血症过程，有高热、寒战。常可突发心力衰竭。

2. 非特异性症状

（1）脾大：有15% ~ 50%，病程 >6 周的患者可出现。急性感染性心内膜炎少见。

（2）贫血：贫血较为常见，尤其多见于亚急性感染性心内膜炎，伴有苍白无力和多汗。多为轻、中度贫血，晚期患者有重度贫血。主要由于感染骨髓抑制所致。

（3）杵状指（趾）：部分患者可见。

3. 动脉栓塞　多发生于病程后期，但也有少部分患者为首发症状。赘生物引起动脉栓塞可发生在机体的任何部位，如脑、心脏、脾、肾、肠系膜及四肢。脑栓塞的发生率最高。在由左向右分流的先天性心血管病或右心内膜炎时，肺循环栓塞常见。如三尖瓣赘生物脱落引起肺栓塞，表现为突然咳嗽、呼吸困难、咯血或胸痛等症状。肺栓塞还可发展为肺坏死、空洞，甚至脓气胸。

（二）体征

1. 心脏杂音　80% ~ 85% 的患者可闻心脏杂音，是基础心脏病和（或）心内膜炎导致瓣膜损害所致。

2. 周围体征　可能是微血管炎或微栓塞所致，多为非特异性，包括：①瘀点：多见病程长者，可出现于任何部位，以锁骨、皮肤、口腔黏膜和睑结膜常见。②指、趾甲下线状出血。③ Roth 斑：多见于亚急性感染性心内膜炎，表现为视网膜的卵圆形出血斑，其中心呈白色。④ Osler 结节：为指和趾垫出现豌豆大的红或紫色痛性结节，较常见于亚急性感染性心内膜炎。⑤ Janeway 损害：是手掌和足底处直径 1 ~ 4mm，无痛性出血红斑，主要见于急性感染性心内膜炎。

（三）并发症

1. 心脏　包括以下几点。

（1）心力衰竭：是最常见并发症，主要由瓣膜关闭不全所致，以主动脉瓣受损患者最多见。其次为二尖瓣受损的患者，三尖瓣受损的患者也可发生。各种原因的瓣膜穿孔或腱索断裂导致急性瓣膜关闭不全时，均可诱发急性左心衰竭。

（2）心肌脓肿：常见于急性感染性心内膜炎患者，可发生于心脏任何部位，以瓣膜周围特别在主动脉瓣环多见，可导致房室和室内传导阻滞。可偶见心肌脓肿穿破。

（3）急性心肌梗死：多见于主动脉瓣感染时，出现冠状动脉细菌性动脉瘤，引起冠状动脉栓塞，发生急性心肌梗死。

（4）化脓性心包炎：主要发生于急性感染性心内膜炎患者，但不多见。

（5）心肌炎。

2. 细菌性动脉瘤　多见于亚急性感染性心内膜炎患者，发生率为 3% ~ 5%。一般见于病程晚期，多无自觉症状。受累动脉多为近端主动脉及主动脉窦、脑、内脏和四肢，可扪及的搏动性肿块，发生周围血管时易诊断。如果发生在脑、肠系膜动脉或其他深部组织的动脉时，常到动脉瘤出血时才可确诊。

3. 迁移性脓肿　多见于急性感染性心内膜炎患者，亚急性感染性心内膜炎患者少见，多发生在肝、脾、骨髓和神经系统。

4. 神经系统　神经系统受累表现，约有1/3患者发生。

（1）脑栓塞：占其中1/2。最常受累的是大脑中动脉及其分支。

（2）脑细菌性动脉瘤：除非破裂出血，多无症状。

（3）脑出血：由脑栓塞或细菌性动脉瘤破裂所致。

（4）中毒性脑病：可有脑膜刺激征。

（5）化脓性脑膜炎：不常见，主要见于急性感染性心内膜炎患者，尤其是金黄色葡萄球菌性心内膜炎。

（6）脑脓肿。

5. 肾　大多数患者有肾损害：①肾动脉栓塞和肾梗死：多见于急性感染性心内膜炎患者。②局灶性或弥漫性肾小球肾炎：常见于亚急性感染性心内膜炎患者。③肾脓肿：但少见。

三、实验室检查

（一）常规项目

1. 尿常规　显微镜下常有血尿和轻度蛋白尿。肉眼血尿提示肾梗死。红细胞管型和大量蛋白尿提示弥漫性肾小球性肾炎。

2. 血常规　白细胞计数正常或轻度升高，分类计数轻度左移。可有“耳垂组织细胞”现象，即揉耳垂后穿刺的第一滴血液涂片时可见大单核细胞，是单核 – 吞噬细胞系统过度受刺激的表现。急性感染性心内膜炎常有血白细胞计数增高，并有核左移。红细胞沉降率升高。亚急性感染性心内膜炎患者常见正常色素型正常细胞性贫血。

（二）免疫学检查

80% 的患者血清出现免疫复合物，25% 的患者有高丙种球蛋白血症。亚急性感染性心内膜炎在病程 6 周以上的患者中有 50% 类风湿因子阳性。当并发弥漫性肾小球肾炎的患者，血清补体可降低。免疫学异常表现在感染治愈后可消失。

（三）血培养

血培养是诊断菌血症和感染性心内膜炎的最有价值的重要方法。近期未接受过抗生素治疗的患者血培养阳性率可高达 95% 以上。血培养的阳性率降低，常由于 2 周内用过抗生素或采血、培养技术不当所致。

（四）X 线检查

肺部多处小片状浸润阴影，提示脓毒性肺栓塞所致的肺炎。左心衰竭时可有肺瘀血或肺水肿征。主动脉增宽可是主动脉细菌性动脉瘤所致。

细菌性动脉瘤有时需经血管造影协助诊断。

CT 扫描有助于脑梗死、脓肿和出血的诊断。

（五）心电图

心肌梗死心电图表现可见于急性感染性心内膜炎患者。主动脉瓣环或室间隔脓肿的患者可出现房室、室内传导阻滞的情况。

（六）超声心动图

超声心动图发现赘生物、瓣周并发症等支持心内膜炎的证据，对明确感染性心内膜炎诊断有重要价值。经食管超声（TTE）可以检出 <5mm 的赘生物，敏感性高达 95% 以上。

四、治疗原则

（一）抗微生物药物治疗

抗微生物药物治疗是治疗本病最重要的措施。用药原则为：①早期应用。②充分用药，选用灭菌性抗微生物药物，大剂量和长疗程。③静脉用药为主，保持稳定、高的血药浓度。④病原微生物不明时，急性感染性心内膜炎应选用针对金黄色葡萄球菌、链球菌和革兰阴性杆菌均有效的广谱抗生素，亚急性感染性心内膜炎应用针对链球菌、肠球菌的抗生素。⑤培养出病原微生物时，应根据致病菌对药物的敏感程度选择抗微生物药物。

1. 经验治疗　病原菌尚未培养出时，对急性感染性心内膜炎患者，采用萘夫西林、氨苄西林和庆大霉素，静脉注射或滴注。亚急性感染性心内膜炎患者，按常见的致病菌链球菌的用药方案，以青霉素为主或加庆大霉素静脉滴注。

2. 已知致病微生物时的治疗

（1）青霉素敏感的细菌治疗：至少用药4周。对青霉素敏感的细菌如草绿色链球菌、牛链球菌、肺炎球菌等。①首选大剂量青霉素分次静脉滴注。②青霉素加庆大霉素静脉滴注或肌内注射。③青霉素过敏时可选择头孢曲松或万古霉素静脉滴注。

（2）青霉素耐药的链球菌治疗：①青霉素加庆大霉素，青霉素应用4周，庆大霉素应用2周。②万古霉素剂量同前，疗程4周。

（3）肠球菌心内膜炎治疗：①大剂量青霉素加庆大霉素静脉滴注。②氨苄西林加庆大霉素，用药4～6周，治疗过程中酌减或撤除庆大霉素，防其不良反应。③治疗效果不佳或不能耐受者可改用万古霉素，静脉滴注，疗程4～6周。

（4）对金黄色葡萄球菌和表皮葡萄球菌的治疗：①萘夫西林或苯唑西林，静脉滴注，用药4～6周，治疗开始3～5d加用庆大霉素，剂量同前。②青霉素过敏或无效患者，可用头孢唑林，静脉滴注，用药4～6周，治疗开始3～5d，加用庆大霉素。③如青霉素和头孢菌素无效时，可用万古霉素4～6周。

（5）耐药的金黄色葡萄球菌和表皮葡萄球菌治疗：应用万古霉素治疗4周。

（6）对其他细菌治疗：用青霉素、头孢菌素或万古霉素，加或不加氨基糖苷类，疗程4～6周。革兰阴性杆菌感染，可用氨苄西林、哌拉西林、头孢噻肟或头孢拉定，静脉滴注。加庆大霉素，静脉滴注。环丙沙星，静脉滴注也可有效。

（7）真菌感染治疗：用两性霉素B，静脉滴注。首日1mg，之后每日递增3～5mg，总量3～5g。在用药过程中，应注意两性霉素的不良反应。完成两性霉素疗程后，可口服氟胞嘧啶，用药需数月。

（二）外科治疗

有严重心脏并发症或抗生素治疗无效的患者，应考虑手术治疗。

五、护理措施

（一）一般护理

要保持室内环境清洁整齐，定时开窗通风，保持空气新鲜。注意防寒保暖，保持口腔、皮肤清洁，预防呼吸道、皮肤感染。

（二）饮食护理

给予高热量、高蛋白、高维生素、易消化的半流食或软食，注意补充蔬菜、水果，变换膳食花样和口味，促进食欲，补充高热引起的机体消耗。

（三）发热护理

观察体温和皮肤黏膜，每4～6h测量1次，并准确记录，以判断病情进展和治疗效果。观察患者皮肤情况，检查有无指、趾甲下线状出血、指和趾垫出现豌豆大的红或紫色痛性结节、手掌和足底无痛性出血红斑等周围体征。

高热患者应卧床休息，给予物理降温如温水擦浴、冰袋等，及时记录降温后体温变化。及时更换被汗浸湿的床单、被套，为避免患者因大汗频繁更换衣服而受凉，可在患者出汗多的时候，在衣服与皮肤之间衬以柔软的毛巾，便于及时更换，增加舒适感。

患者高热、大汗要及时补充水分，必要时注意补充电解质，记录出入量，保证水及电解质的平衡。注意口腔护理，防止感染，增加食欲。

（四）正确采集血标本

正确留取合格的血培养标本，对于本病的诊断、治疗十分重要，而采血方法、培养技术及应用抗生素的时间，都可影响血培养阳性率。告诉患者暂时停用抗生素和反复多次抽取血的必要性，以取得患者的理解和配合。留取血培养标本方法如下：

对于未开始治疗的亚急性感染性心内膜炎患者应在第1d每间隔1h采血1次，共3次。如次日未见细菌生长，重复采血3次后，开始抗生素治疗。

已用过抗生素患者，应停药2～7d后采血。急性感染心内膜炎患者应在入院后3h内，每隔1h 1次共取3个血标本后开始治疗。

每次取静脉血10～20mL，做需氧和厌氧培养，至少应培养3周，并周期性做革兰染色涂片和次代培养。必要时培养基需补充特殊营养或采用特殊培养技术。

（五）病情观察

严密观察体温及生命体征的变化；观察心脏杂音的部位、强度、性质有无变化，如有新杂音出现、杂音性质的改变往往与赘生物导致瓣叶破损、穿孔或腱索断裂有关；注意观察脏器动脉栓塞有关症状，当患者发生可疑征象，尽早报告医师及时处理。

（六）用药护理

遵医嘱给予抗生素治疗，告诉患者病原菌隐藏在赘生物内和内皮下，需要坚持大剂量、全疗程、时间长的抗生素治疗才能杀灭，要严格按时间、剂量准确地用药，以确保维持有效的血药浓度。注意保护患者静脉血管，有计划地使用，以保证完成长时间的治疗。在用药过程中要注意观察用药效果和可能出现的不良反应，如有发生及时报告医师，调整抗生素应用方案。

（七）健康教育

1. 提高患者依从性　帮助患者及家属认识本病的病因、发病机制，坚持足够疗程的治疗意义。

2. 就诊注意事项　告诉患者在就诊时应向医师讲明本人有心内膜炎病史，在实施口腔内手术如拔牙、扁桃体摘除、上呼吸道手术或操作及生殖、泌尿、消化道侵入性检查或其他外科手术前，应预防性使用抗生素。

3. 预防感染　嘱咐患者平时要注意防寒、保暖，保持口腔及皮肤清洁，不要挤压痤疮、疖、痈等感染病灶，减少病原菌侵入机会。

4. 病情观察　帮助患者掌握病情自我观察方法，如自测体温，观察体温变化，观察有无栓塞表现等，定期门诊随诊，有病情变化及时就诊。

5. 家属支持　教育患者家属要在长时间疾病诊治过程中，注意给患者生活照顾，心理支持，鼓励协助患者积极治疗。

第七节　心脏瓣膜病

心脏瓣膜病是由于多种原因引起的单个或多个瓣膜的结构异常和功能异常，导致瓣口狭窄和（或）关闭不全。同时具有两个或两个以上瓣膜受损时，称为联合瓣膜病。风湿性心瓣膜病以二尖瓣狭窄伴主动脉瓣关闭不全最常见。

慢性风湿性心瓣膜病，简称风心病，是指急性风湿性心脏炎症反复发作后所遗留的心脏瓣膜病变，最常受累的是二尖瓣，其次是主动脉瓣。

风湿性心瓣膜病与甲族乙型溶血型链球菌反复感染有关，患者感染后对链球菌产生免疫反应，使心脏结缔组织发生炎症病变，在炎症的修复过程中，心脏瓣膜增厚、变硬、畸形、相互粘连致瓣膜的开放受到限制，阻碍血液正常流通，称为瓣膜狭窄；如心脏瓣膜因增厚、缩短而不能完全闭合，称为关闭不全。

一、二尖瓣疾病

（一）二尖瓣狭窄

1. 病因、病理　二尖瓣狭窄的最常见病因是风湿热，近半数患者有反复链球菌感染病史如扁桃体炎、咽峡炎等。虽然青霉素在预防链球菌感染的应用，使风湿热、风湿性心瓣膜病的发病率下降，但是风湿性二尖瓣狭窄仍是我国主要的瓣膜病。急性风湿热后，需要两年多形成明显二尖瓣狭窄，急性风湿热多次发作较一次发作出现狭窄早。先天性畸形、结缔组织病也是二尖瓣狭窄的病因。

风湿热导致二尖瓣不同部位的粘连融合，导致二尖瓣狭窄，二尖瓣开放受限，瓣口截断面减少。二尖瓣终呈漏斗状，瓣口常为“鱼口”状。瓣叶钙化沉积常累及瓣环，使其增厚。

慢性二尖瓣狭窄可导致左心房扩大及房壁钙化，尤其在出现房颤时左心耳、左心房内易发生血栓。

2. 病理生理　正常二尖瓣口的面积是 4 ～ 6cm^2，当瓣口面积减小到对跨瓣血流产生影响时，即定义为狭窄。二尖瓣狭窄可分为轻、中、重度三个狭窄程度，瓣口面积 1.5cm^2 以上为轻度，1 ～ 1.5cm^2 为中度，<1cm^2 为重度。测量跨瓣压差可以判断二尖瓣狭窄的程度。重度二尖瓣狭窄跨瓣压差显著增加，可达 20mmHg。

随着瓣口的狭窄，当心室舒张时，血液自左房进入左室受阻，使左心房不能正常排空，致左心房压力增高，当严重狭窄时，左房压可高达 25mmHg，才可使血流通过狭窄的瓣口充盈左室，维持正常的心排血量。左房压力升高，致使肺静脉压升高，肺的顺应性减少，出现劳力性呼吸困难、心率增快，左房压会更高。当有促使心率增快的诱因出现时，急性肺水肿被诱发。

左心房压力增高，肺静脉压升高，使肺小动脉收缩，最终导致肺血管的器质性闭塞性改变产生肺动脉高压、增加右室后负荷，使右心室肥大，甚至右心衰竭，出现体循环瘀血的相应表现。

3. 临床表现

（1）症状：最常出现的早期症状是劳力性呼吸困难，常伴有咳嗽、咯血。首次出现呼吸困难常以运动、精神紧张、性交、感染、房颤、妊娠为诱因。随着瓣膜口狭窄加重，可出现阵发性夜间呼吸困难，严重时可导致急性肺水肿，咳嗽、咳粉红色泡沫痰。常出现心律失常，可有心悸、乏力、疲劳，甚至可有食欲减退、腹胀、肝区疼痛、下肢水肿症状。部分患者首发症状为突然大量咯鲜血，并能自行止住，往往常见于严重二尖瓣狭窄患者。

（2）体征：可出现面部两颧绀红、口唇轻度发绀，称“二尖瓣面容”。心尖部可触及舒张期震颤；心尖部可闻及舒张期隆隆样杂音是最重要的体征；心尖部第一心音亢进及二尖瓣开放拍击音；肺动脉瓣区第二心音亢进、分裂。

（3）并发症。

1）房颤：是早期常见的并发症，亦是患者就诊的首发症状。房颤发生率随左房增大和年龄增长而增加。发生前常出现房性期前收缩，初始是阵发性房扑和房颤，之后转为慢性房颤。

2）急性肺水肿：是重度二尖瓣狭窄的严重并发症，如不及时救治，可能致死。

3）血栓栓塞：约有 20% 患者发生体循环栓塞，偶尔为首发症状。发生栓塞的 80% 患者是有房颤病史。血栓脱落引起周围动脉栓塞，以脑动脉栓塞常见。左心房带蒂球形血栓或游离漂浮球形血栓可能突然阻塞二尖瓣口，导致猝死。而肺栓塞发生常是房颤或右心衰竭时，在右房有附壁血栓形成脱落所致。发生血栓栓塞的危险因素有房颤。直径 >55mm 的大左心房。栓塞史。心排血量明显降低。

4）右心衰竭：是晚期常见并发症，也是二尖瓣狭窄主要死亡原因。

5）感染：因本病患者常有肺瘀血，极易出现肺部感染。

4. 实验室检查

（1）X 线：左房增大，后前位见左缘变直，右缘双心房影。左前斜位可见左主支气管上抬，右前斜位可见食管下端后移等。

（2）心电图：二尖瓣狭窄重者可有“二尖瓣型 P 波”，P 波宽度 >0.12s，并伴有切迹。

（3）超声心动图：是明确诊断和量化的可靠方法。

（4）心导管检查：当临床表现、体征与超声心动图检查的二尖瓣口面积不一致，而且考虑介入或手术治疗时，可进行心导管检查，正确判断狭窄程度。

5. 治疗原则　内科治疗以保持和改善心脏代偿功能、积极预防及控制风湿活动及并发症发生为主。有风湿活动的患者应长期应用苄星青霉素肌内注射 120 万 U/ 月。无症状者要避免剧烈活动和诱发并发症的因素。

外科手术是治疗本病的根本方法，如二尖瓣交界分离术、人工心瓣膜置换术等。对于中、重度单纯二尖瓣狭窄，瓣叶无钙化，瓣下组织无病变，左房无血栓的患者，也可应用经皮瓣膜球囊扩张术介入治疗。

（二）二尖瓣关闭不全

1. 病因、病理　心脏收缩期二尖瓣的关闭要依靠二尖瓣的瓣叶、瓣环、腱索、乳头肌和左心室的结构及功能的完整性，任何部分出现异常均可导致二尖瓣关闭不全。

（1）瓣叶：风湿热损害最常见，约占二尖瓣关闭不全患者1/3，女性为多见。风湿性病变造成瓣膜僵硬、变性，瓣缘卷缩，瓣膜交界处的粘连融合，导致二尖瓣关闭不全。

各种原因所致二尖瓣脱垂，心脏收缩时进入左心房影响二尖瓣的关闭；感染性心内膜炎、肥厚型心肌病、先天性心脏病心内膜垫缺损均能使瓣叶结构及功能损害，导致二尖瓣关闭不全。感染性心内膜炎、二尖瓣创伤性损伤、人工瓣损伤等都可造成瓣叶穿孔，发生急性二尖瓣关闭不全。

（2）瓣环：各种原因引起的左室增大或伴有左心衰竭，都可使瓣环扩大，导致二尖瓣关闭不全。但随心脏缩小、心功能改善，二尖瓣关闭不全情况也会改善。二尖瓣环钙化和退行性变，多发生于老年女性患者，亦导致二尖瓣关闭不全。严重二尖瓣环钙化累及传导系统，可引起不同程度的房室或室内传导阻滞。

（3）腱索：先天性或各种继发性的腱索病变，如腱索过长、腱索的粘连挛缩或断裂，均可导致二尖瓣关闭不全。

（4）乳头肌：冠状动脉灌注不足致使乳头肌血供不足，使其功能失调，导致二尖瓣关闭不全。如是暂时性乳头肌缺血，出现二尖瓣关闭不全也是短暂的。乳头肌坏死是心肌梗死的常见并发症，会造成永久性二尖瓣关闭不全。虽然乳头肌断裂发生率低，但一旦发生，即可出现严重致命的二尖瓣关闭不全。

乳头肌脓肿，肉芽肿、淀粉样变和结节病等，也是二尖瓣关闭不全的病因。一侧乳头肌缺如、降落伞二尖瓣综合征等先天性乳头肌畸形，也可使二尖瓣关闭不全。

2. 病理生理　心室收缩时，二尖瓣关闭不全，部分血液反流入左心房，使左心房承接肺静脉和反流的血液，而使左房压力增高，心室舒张期左心房有过多的血液流入左心室，左心室压力增高，导致左心房和左心室代偿性肥大。当左室功能失代偿，不仅心搏出量减少，而且加重反流，导致左房进一步扩大，最后引起左心衰竭，出现急性肺水肿，继之肺动脉高压。持续肺动脉高压又必然导致右心衰竭，最终为全心衰竭。

3. 临床表现

（1）症状：轻者可无症状，风心病患者可从首次风湿热后，无症状期常可超过20年。重者出现左心功能不全的表现如疲倦、心悸、劳力性呼吸困难等，后期可出现右心功能不全的表现。急性二尖瓣关闭不全，轻度反流可有轻度的劳力性呼吸困难。重度反流如乳头肌断裂，将立刻发生急性左心衰竭，甚至发生急性肺水肿或心源性休克。

（2）体征：心脏搏动增强并向左下移位；心尖区全收缩期粗糙吹风样杂音是最重要体征，第一心音减弱，肺动脉瓣区第二心音亢进。

（3）并发症：二尖瓣关闭不全的并发症与二尖瓣狭窄的并发症相似，但心力衰竭情况出现较晚。感染性心内膜炎较二尖瓣狭窄常见；房颤、血栓栓塞较二尖瓣狭窄少见。急性二尖瓣关闭不全，重度反流，可短期内发生急性左心衰竭，甚至发生急性肺水肿或心源性休克，预后差。

4. 实验室检查

（1）X线：左房增大，伴肺瘀血。重者左房左室增大，可有间质性肺水肿征。左侧位、右前斜位可见因二尖瓣环钙化而出现的致密、粗的C形阴影。

（2）心电图：急性者常见有窦性心动过速。重者可有左房增大左室肥厚，ST-T非特异改变。也可有右心室肥厚征，常出现房颤。

（3）超声心动图：脉冲式多普勒超声、彩色多普勒血流显像明确诊断的敏感性高。

（4）放射性核素心室造影：通过左心室与右心室心搏量的比值评估反流程度，当比值 >2.5 则提示严重反流。

（5）左心室造影：左心室造影是二尖瓣反流程度的“金标准”，通过观察收缩期造影剂反流入左心房的量，评估二尖瓣关闭不全的轻重程度。

5. 治疗原则

（1）急性：治疗的目的是降低肺静脉压，增加心排血量，纠正病因。内科治疗一般为术前过渡措施，降低心脏的前后负荷，减轻肺瘀血，减少反流，增加心排血量。外科治疗是根本措施，根据病因、病情情况、反流程度和对药物治疗的反应，进行不同手术方式。

（2）慢性。

1）内科治疗：①无症状、心功能正常者无须特殊治疗，应定期随访。②预防感染性心内膜炎；风心病患者应预防风湿活动。③房颤处理如二尖瓣狭窄，但除因心功能恶化需要恢复窦性心律外，多数只需控制心室率。慢性房颤、有栓塞史或左房有血栓的患者，应长期抗凝治疗。

2）外科治疗：是恢复瓣膜关闭完整性的根本措施。为保证手术效果，应在发生不可逆的左心室功能不全之前进行。手术方法有瓣膜修补术和人工瓣膜置换术两种。

二、主动脉瓣疾病

（一）主动脉瓣狭窄

1. 病因、病理

（1）风心病：风湿性炎症使主动脉瓣膜交界处粘连融合，瓣叶纤维化、钙化、僵硬、挛缩畸形，造成瓣口狭窄。同时伴有主动脉瓣关闭不全和二尖瓣狭窄。

（2）先天性畸形：先天性二尖瓣畸形是最常见的先天性主动脉瓣狭窄的病因，而且二尖瓣畸形易并发感染性心内膜炎。成年期形成的椭圆或窄缝形狭窄瓣口，是成人孤立性主动脉瓣狭窄的常见原因。

（3）退行性病变：退行性老年钙化性主动脉瓣狭窄，常见于 65 岁以上老人，常伴有二尖瓣环钙化。

2. 病理生理　由于主动脉瓣狭窄，使左心室后负荷加重，收缩期排血受阻而使左心室肥大，导致左心功能不全。

主动脉瓣狭窄严重时可以引起心肌缺血，其机制为：①左心室肥大、心室收缩压升高、射血时间延长，增加心肌耗氧量。②左心室肥大，心肌毛细血管密度相对减少。③心腔内压力在舒张期增高，压迫心内膜下冠状动脉。④左心室舒张末压升高使舒张期主动脉－左心室压差降低，冠状动脉灌注压降低。后两条造成冠状动脉血流减少。供血减少，心肌耗氧量增加，如果有运动等负荷因素，就可出现心肌缺血症状。

3. 临床表现

（1）症状：劳力性呼吸困难、心绞痛、晕厥是主动脉瓣狭窄典型的三联征。劳力性呼吸困难为晚期肺瘀血引起的首发症状，进一步可发生夜间阵发性呼吸困难、端坐呼吸，甚至急性肺水肿。心绞痛常因运动等诱发，休息后缓解。晕厥多数发生于直立、运动中或后即刻，少数也有在休息时发生。

（2）体征：主动脉瓣区可闻及响亮、粗糙的收缩期吹风样杂音是主动脉瓣狭窄最重要的体征，可向颈部传导。主动脉瓣区可触及收缩期震颤。

（3）并发症。

1）心律失常：约 10% 患者可发生房颤，将导致临床表现迅速恶化，可出现严重的低血压、晕厥、肺水肿。心肌供血不足时可发生室性心律失常。病变累及传导系统可致房室传导阻滞。室性心律失常、房室传导阻滞常是导致晕厥，甚至猝死的原因。

2）心脏性猝死：一般发生在有症状者。

3）感染性心内膜炎：虽不常见，但年轻患者较轻的瓣膜畸形也比老年钙化性瓣膜狭窄的患者，发生感染性心内膜炎的危险性大。

4）心力衰竭：可见左心衰竭。因左心衰竭发生后，自然病程明显缩短，因而少见终末期的右心衰竭。

5）消化道出血：出血多为隐匿性慢性，多见于老年瓣膜钙化患者，手术根治后出血常可停止。

6）栓塞：少见。

4. 实验室检查

（1）X 线：心影正常或左心房、左心室轻度增大，升主动脉根部可见狭窄后扩张。重者可有肺瘀血征。

（2）心电图：重度狭窄者左心房增大、左心室肥厚并有 ST-T 改变。可有房颤、房室传导阻滞、室内阻滞及室性心律失常。

（3）超声心动图：是明确诊断、判断狭窄程度的重要方法。特别二维超声心动图探测主动脉瓣异常十分敏感，有助于确定狭窄的病因，但不能准确定量狭窄程度。应用连续波多普勒，测定通过主动脉瓣的最大血流速度，计算出跨膜压和瓣口面积。

（4）心导管检查：当超声心动图不能确定狭窄程度，又要进行外科手术治疗，应进行心导管检查。常以左心室主动脉收缩期压差，判断狭窄程度，平均压 >50mmHg 或峰压≥ 70mmHg 为重度狭窄。

5. 治疗原则

（1）内科治疗：治疗目的是明确狭窄程度，观察进展情况，选择合理手术时间。

1）感染：预防感染性心内膜炎；预防风湿热活动。

2）心律失常：积极治疗心律失常，预防房颤，一旦出现房颤，应及时转为窦性心律。

3）心绞痛：可用硝酸酯类药治疗心绞痛。

4）心力衰竭：限制钠盐摄入，谨慎使用洋地黄和利尿药药物，不可使用作用于小动脉的血管扩张药，避免使用 β 受体阻滞药等负性肌力药物。

5）无症状：无症状的轻度狭窄患者要每 2 年复查 1 次。中、重度狭窄的患者每 6 ~ 12 个月复查 1 次，同时要避免剧烈体力活动。

（2）介入治疗：经皮球囊主动脉瓣成形术与经皮球囊二尖瓣成形术不同，临床应用范围局限。另外经皮球囊主动脉瓣成形术不能代替人工瓣膜置换术，只对高危患者在血流动力学方面产生暂时的轻微的益处，不能降低死亡率。

（3）外科治疗：人工瓣膜置换术是治疗成人主动脉瓣狭窄的主要方法。儿童、青少年的非钙化性先天性主动脉瓣严重狭窄者，可在直视下行瓣膜交界处分离术。

（二）主动脉瓣关闭不全

1. 病因、病理　主要由于主动脉瓣和（或）主动脉根部疾病所致。

（1）急性。

1）创伤：造成升主动脉根部、瓣叶的损伤。

2）主动脉夹层：使主动脉瓣环扩大、一个瓣叶被夹层挤压、瓣环或瓣叶被夹层血肿撕裂，常发生在马方综合征、特发性升主动脉扩张、高血压、妊娠。

3）感染性心内膜炎：致使主动脉瓣膜穿孔、瓣周脓肿。

4）人工瓣膜撕裂。

（2）慢性。

1）主动脉瓣疾病：绝大部分患者的主动脉瓣关闭不全是由于风心病所致，单纯主动脉瓣关闭不全少见，常因瓣膜交界处伴有程度不同狭窄，常合并二尖瓣损害。感染性心内膜炎是单纯性主动脉瓣关闭不全的常见病因，赘生物使瓣叶损害、穿孔，瓣叶结构损害、脱垂及赘生物介于瓣叶之间，均影响主动脉瓣关闭。即便感染控制，瓣叶纤维化、挛缩也继续发展。临床上表现为急性、亚急性、慢性主动脉瓣关闭不全。先天性畸形，其中在儿童期出现主动脉瓣关闭不全，二叶主动脉瓣畸形是单纯性主动脉瓣关闭不全的 1/4。室间隔缺损也可引起主动脉瓣关闭不全。主动脉瓣黏液样变，瓣叶舒张期脱垂入左心室，致使主动脉瓣关闭不全。强直性脊柱炎也可瓣叶受损，出现主动脉瓣关闭不全。

2）主动脉根部扩张疾病：造成瓣环扩大，心脏舒张期瓣叶不能对合。如梅毒性主动脉炎、马方综合征、特发性升主动脉扩张、重症高血压和（或）动脉粥样硬化而导致升主动脉瘤以及强直性脊柱炎造成的升主动脉弥漫性扩张。

2. 病理生理 由于主动脉瓣关闭不全，在舒张期左心室接受左心房流入的血液及主动脉反流来的血液，使左心室代偿性肥大和扩张，逐渐发生左心衰竭，出现肺瘀血。左心室心肌重量增加使心肌耗氧量增加，主动脉舒张压低致使冠状动脉血流减少，两方面造成心肌缺血，使左心室心肌收缩功能降低。

3. 临床表现

（1）症状：轻者可无症状。重者可有心悸，心前区不适、心绞痛、头部强烈的震动感，常有体位性头晕。晚期可发生左心衰竭。

急性患者重者可出现低血压和急性左心衰竭。

（2）体征：第二主动脉瓣区可听到舒张早期叹气样杂音。颈动脉搏动明显；脉压增大；周围血管征常见，如点头征（De Musset 征）、颈动脉和桡动脉扪及水冲脉、股动脉枪击音（Traube 征）、股动脉听诊可闻及双期杂音（Duroziez 征）和毛细血管搏动征。主动脉根部扩大患者，在胸骨右侧第 2、3 肋间可扪及收缩期搏动。

（3）并发症：常见的是感染性心内膜炎；发生心力衰竭急性患者出现早，慢性患者则出现于晚期；可出现室性心律失常，但心脏性猝死少见。

4. 实验室检查

（1）X 线：急性期可有肺瘀血或肺水肿征。慢性期左心房、左心室增大，升主动脉继发性扩张。并可累及整个主动脉弓。左心衰竭时可有肺瘀血征。

（2）心电图：急性者常见有窦性心动过速和 ST–T 非特异改变，慢性者可有左心室肥厚。

（3）超声心动图：M 型显示二尖瓣前叶或室间隔舒张期纤细扑动，是可靠诊断征象。急性患者可见二尖瓣期前关闭，主动脉瓣舒张期纤细扑动是瓣叶破裂的特征。

（4）放射性核素心室造影：可以判断左心室功能；根据左、右心搏量比值估测反流程度。

（5）磁共振显像：诊断主动脉疾病极为准确，如主动脉夹层。

（6）主动脉造影：当无创技术不能确定反流程度，并准备手术治疗时，可采用选择性主动脉造影，半定量反流程度。

5. 治疗原则

（1）急性：外科人工瓣膜置换术或主动脉瓣修复术是根本的措施。内科治疗目的是降低肺静脉压，增加心排血量，稳定血流动力学。

（2）慢性。

1）内科治疗：积极控制感染；预防感染性心内膜炎；预防风湿热。应用青霉素治疗梅毒性主动脉炎。当舒张压 >90mmHg 时需用降压药。左心衰竭时应用血管紧张素转换酶抑制药和利尿药，需要时可加用洋地黄类药物。心绞痛可使用硝酸酯类药物。积极控制心律失常，纠正房颤。无症状的轻度、中度反流患者应限制重体力活动，每 1 ~ 2 年复查 1 次。无症状的中度主动脉瓣关闭不全和左室扩大者，也需使用血管紧张素转换酶抑制药，延长无症状期。

2）外科治疗：人工瓣膜置换术或主动脉瓣修复术是严重主动脉瓣关闭不全的主要治疗方法，为不影响手术后的效果，应在不可逆心功能衰竭发生之前进行，但须遵守手术适应证，避免过早手术。

三、心瓣膜疾病护理措施

（一）活动与休息

按心功能分级安排适当的活动，合并主动脉病变者应限制活动，风湿活动时卧床休息，活动时出现不适，应立即停止活动并给予吸氧 3 ~ 4L/min。

（二）饮食护理

给予高热量、高蛋白、高维生素易消化饮食，以协助提高机体抵抗力。

（三）病情观察

1. 体温观察　定时观测体温，注意热型，体温超过38.5℃时给予物理降温，半小时后测量体温并记录降温效果。观察有无风湿活动的表现，如皮肤出现环形红斑、皮下结节、关节红肿疼痛等。

2. 心脏观察　观察有无心力衰竭的征象，监测生命体征和肺部、水肿、肝大的体征，观察有无呼吸困难、乏力、尿少、食欲减退等症状。

3. 评估栓塞　借助各项检查评估栓塞的危险因素，密切观察有无栓塞征象，一旦发生应立即报告医师，给予溶栓、抗凝治疗。

（四）风湿的预防与护理

注意休息，病变关节应制动、保暖，避免受压和碰撞，可用局部热敷或按摩，减轻疼痛，必要时遵医嘱使用止痛药。

（五）心衰的预防与护理

避免诱因，积极预防呼吸道感染及风湿活动，纠正心律失常，避免劳累、情绪激动。严格控制入量及输液滴速，如发生心力衰竭置患者半卧位，给予吸氧，给予营养易消化饮食，少量多餐。保持大便通畅。

（六）防止栓塞发生

1. 预防措施　鼓励与协助患者翻身，避免长时间蹲、坐，勤换体位，常活动下肢，经常按摩、用温水泡脚，以防发生下肢静脉血栓。

2. 有附壁血栓形成患者护理　应绝对卧床，避免剧烈运动或体位突然改变，以免血栓脱落，形成动脉栓塞。

3. 观察栓塞发生的征兆　脑栓塞可引起言语不清、肢体活动受限、偏瘫；四肢动脉栓塞可引起肢体剧烈疼痛、皮肤颜色及温度改变；肾动脉栓塞可引起剧烈腰痛；肺动脉栓塞可引起突然剧烈胸痛和呼吸困难、发绀、咯血、休克等。

（七）亚急性感染性心内膜炎的护理

应做血培养以查明病原菌；注意观察体温、新出血点、栓塞等情况。注意休息，合理饮食，补充蛋白质和维生素，提高抗病能力。

（八）用药护理

遵医嘱给予抗生素、抗风湿热药物、抗心律失常药物及抗凝治疗，观察药物疗效和不良反应。如阿司匹林导致的胃肠道反应，柏油样便，牙龈出血等不良反应；观察有无皮下出血、尿血等；注意观察和防止口腔黏膜及肺部有无二重感染；严密观察患者心率／律变化，准确应用抗心律失常药物。

（九）健康教育

1. 解释病情　告诉患者及家属此病的病因和病程发展特点，将其治疗长期性和困难讲清楚，同时要给予鼓励，建立信心。对于有手术适应证的患者，要劝患者择期手术，提高生活质量。

2. 环境要求　居住环境要避免潮湿、阴暗等不良条件，保持室内空气流通，温暖干燥，阳光充足，防风湿复发。

3. 防止感染　在日常生活中要注意适当锻炼，注意保暖，加强营养，合理饮食，提高机体抵抗力，加强自我保健，避免呼吸道感染，一旦发生，应立即就诊、用药治疗。

4. 避免诱发因素　协助患者做好休息及活动的安排，避免重体力劳动、过度劳累和剧烈运动。要教育患者家属理解患者病情并要给予照顾。要劝告反复发生扁桃体炎患者，在风湿活动控制后2～4个月可手术摘除扁桃体。在拔牙、内镜检查、导尿、分娩、人工流产等手术前，应告诉医师自己有风心病史，便于预防性使用抗生素。

5. 妊娠　育龄妇女要在医师指导下，根据心功能情况，控制好妊娠与分娩时机。对于病情较重不能妊娠与分娩患者，做好患者及配偶的心理工作，接受现实。

6. 提高患者依从性　告诉患者坚持按医嘱服药的重要性，提供相关健康教育资料。同时告诉患者定期门诊复诊，对于防止病情进展也是重要的。

第八节 心包炎

国内临床资料统计表明，心包疾病占心脏疾病住院患者的1.5% ~ 5.9%。心包炎按病因分类，分为感染性心包炎和非感染性心包炎。非感染性心包炎多由肿瘤、代谢性疾病、自身免疫性疾病、尿毒症等所致。按病情进展可分为急性心包炎（伴或不伴心包积液）、亚急性渗出性缩窄性心包炎、慢性心包积液、粘连性心包炎、慢性缩窄性心包炎等。临床上以急性心包炎和慢性缩窄性心包炎为最常见。

一、急性心包炎

急性心包炎是心包脏层与壁层间的急性炎症，可由细菌、病毒、自身免疫、物理、化学等因素引起。心包炎亦常是某种疾病的一部分表现或为某种疾病的并发症，为此常被原发病掩盖，但也可独立表现。根据急性心包炎病理变化，可以分为纤维蛋白性或渗出性两种。

（一）病因、病理、病理生理

1. 病因　急性心包炎的病因有：①原因不明者，称为急性非特异性。②病毒、细菌、真菌、寄生虫、立克次体等感染。③自身免疫反应：风湿热、结缔组织疾病如系统性红斑狼疮、类风湿关节炎、结节性多动脉炎、白塞病、艾滋病；心肌梗死后综合征、心包切开后综合征；某药物引发如普鲁卡因胺、青霉素等。④肿瘤性：原发性如间皮瘤、脂肪瘤、纤维肉瘤，继发性如乳腺癌、肺癌、白血病、淋巴瘤等。⑤内分泌、代谢性疾病：如尿毒症、痛风、甲状腺功能减低、淀粉样变。⑥物理因素：如放射性、外伤如心肺复苏后、穿透伤、钝伤、介入治疗操作相关等。⑦邻近器官疾病引发：如急性心肌梗死、胸膜炎、主动脉夹层、肺梗死等。

常见病因为风湿热、结核、细菌感染，近年来病毒感染、肿瘤、尿毒症性和心肌梗死性心包炎发病率显著增多。

2. 病理　在急性期心包壁层、脏层上有纤维蛋白、白细胞和少量内皮细胞的渗出，无明显液体积聚，此时称为纤维蛋白性心包炎。以后如果液体增加，则为渗出性心包炎，液体多为黄而清的，偶可混浊不清、化脓性或呈血性，量可由100mL至3L，一般积液在数周至数月内吸收，可伴随发生壁层与脏层的粘连、增厚、缩窄。

液体也可较短时间内大量积聚引起心脏压塞。急性心包炎心外膜下心肌有炎性变化，如范围较广可称为心肌心包炎。炎症也可累及纵隔、横膈和胸膜。

3. 病理生理　心包腔正常时平均压力接近于零或低于大气压，吸气时呈轻度负压，呼气时近于正压。急性纤维蛋白性心包炎或积液少量不致引起心包内压力增高，故不影响血流动力学。如果液体迅速增多，心包无法伸展或来不及伸展以适应其容量的变化，造成心包内压力急剧上升，引起心脏受压，致使心室舒张期充盈受阻，周围静脉压亦升高，使心排血量降低，血压下降，导致急性心脏压塞临床表现发生。

（二）临床表现

1. 症状

（1）胸痛：心前区疼痛是纤维蛋白性心包炎主要症状，如急性非特异性心包炎、感染性心包炎。疼痛常位于心前区或胸骨后，可放射到颈部、左肩、左臂及左肩胛骨，也可达上腹部，疼痛性质呈压榨样或锐痛，也可闷痛，常与呼吸有关，常因咳嗽、深呼吸、变换体位或吞咽而加重。

（2）呼吸困难：呼吸困难是心包积液时最突出的症状。严重的呼吸困难患者可呈端坐呼吸，身躯前倾、呼吸浅速、面色苍白、发绀。

（3）全身症状：可有干咳、声音嘶哑及吞咽困难等症状，常因压迫气管、食管而产生。也可有发冷、发热、乏力、烦躁、心前区或上腹部闷胀等。大量渗液可影响静脉回流，出现体循环瘀血表现如颈静脉怒张、肝大、腹腔积液及下肢水肿等。

（4）心脏压塞：心包积液快速增加可引起急性心脏压塞，出现气促、心动过速、血压下降、大汗淋漓、四肢冰凉，严重者可意识恍惚，发生急性循环衰竭、休克等。如积液积聚较慢，可出现亚急性或慢性心脏压塞，表现为颈静脉怒张、静脉压升高、奇脉。

2. 体征

（1）心包摩擦音：心包摩擦音是纤维蛋白性心包炎的典型体征，多位于心前区，以胸骨左缘第3、4肋间、坐位时身体前倾、深吸气最为明显，心包摩擦音可持续数小时或持续数天、数周，当积液增多将二层心包分开时，摩擦音即消失，如有部分心包粘连仍可闻及。心前区听到心包摩擦音就可做出心包炎的诊断。

（2）心包积液：心浊音界向两侧增大，皆为绝对浊音区；心尖冲动弱，且位于心浊音界的内侧或不能扪及；心音低钝、遥远；积液大量时可出现心包积液征（Ewart 征），即在左肩胛骨下叩诊浊音和闻及因左肺受压引起的支气管呼吸音。

（3）心脏压塞：除有体循环瘀血体征外。按心脏压塞程度，脉搏可表现为正常、减弱或出现奇脉。奇脉是大量积液患者，触诊时桡动脉搏动呈吸气性显著减弱或消失，呼气时又复原的现象。也可通过血压测量来诊断，即吸气时动脉收缩压下降 10mmHg 或更多。急性心脏压塞可因动脉压极度降低，奇脉难察觉出来。

3. 并发症

（1）复发性心包炎：复发性心包炎是急性心包炎最难处理的并发症，在初次发病后数月至数年反复发病并伴严重的胸痛。发生率 20% ~ 30%，多见于急性非特异性心包炎、心脏损伤后综合征。

（2）缩窄性心包炎：缩窄性心包炎常见于结核性心包炎、化脓性心包炎、创伤性心包炎。

（三）实验室检查

1. 化验检查　由原发病决定，如感染性心包炎常有白细胞计数增加、血沉增快等。

2. X 线检查　对渗出性心包炎有一定价值，可见心影向两侧增大，心脏搏动减弱或消失；尤其是肺部无明显充血而心影显著增大是心包积液的 X 线表现特征。但成人液体量少于 250mL、儿童少于 150mL 时，X 线难以检出。

3. 心电图　急性心包炎时来自心包下心肌的心电图异常表现为：①常有窦性心动过速。② ST 段抬高，呈弓背向下，见于除 aVR 导联以外的所有导联，aVR 导联中 ST 段压低。③一至数日后，ST 段回到基线，T 波低平或倒置，持续数周至数月后 T 波逐渐恢复正常。④心包积液时有 QRS 低电压。⑤包膜下心房肌受损时可有除 aVR 和 V_1 导联外 P-R 段压低。

4. 超声心动图　对诊断心包积液迅速可靠。M 型或二维超声心动图中均可见液性暗区以确定诊断。心脏压塞的特征为：右心房及右心室舒张期塌陷；吸气时室间隔左移，右心室内径增大，左心室内径减小等。

5. 心包穿刺　抽取的积液做生物学、生化、细胞分类、查瘤细胞的检查等，确定病因；缓解心脏压塞症状；必要时在心包腔内给予抗菌或化疗药物等。

6. 心包镜及心包活检　有助于明确病因。

（四）治疗原则

1. 病因治疗　根据病因给予相应治疗，如结核性心包炎给予规范化抗结核治疗，化脓性心包炎应用敏感抗生素治疗等。

2. 非特异性心包炎的治疗

（1）应用非甾体类抗炎药物治疗：可应用数月的时间，缓慢减量直至停药。

（2）应用糖皮质激素药物治疗：如果应用非甾体类抗炎药物治疗无效，则可应用糖皮质激素治疗，常用泼尼松 40 ~ 60mg/d，1 ~ 3 周，症状严重者可静脉应用甲泼尼龙。须注意当激素减量时，症状常可反复。

3. 复发性心包炎的治疗　秋水仙碱 0.5 ~ 1mg/d，至少 1 年，缓慢减量停药。但终止治疗后部分患者有复发倾向。对顽固性复发性心包炎伴严重胸痛患者，可考虑外科心包切除术治疗。

4. 心包积液、心脏压塞治疗　①结核性或化脓性心包炎要充分、彻底引流，提高治疗效果和减少心包缩窄发生率。②心包积液中、大量，将要发生心脏压塞的患者，行心包穿刺引流。③已发生心脏压塞患者，无论积液量多少都要紧急心包穿刺引流。④由于积液中有较多凝块、纤维条索状物，会影响引流效果或风险大的患者，可行心包开窗引流。

二、缩窄性心包炎

缩窄性心包炎是心脏被纤维化或钙化的心包致密厚实地包围，使心室舒张期充盈受限而引发一系列循环障碍的疾病。

（一）病因、病理、病理生理

1. 病因　缩窄性心包炎继发于急性心包炎，病因以结核性心包炎为最常见，其次为化脓或创伤性心包炎。少数患者与急性非特异性心包炎、心包肿瘤及放射性心包炎等有关，也有部分患者其病因不明。

2. 病理　急性心包炎随着渗液逐渐吸收，心包出现弥漫的或局部的纤维组织增生、增厚粘连、壁层与脏层融合钙化，使心脏及大血管根部受限。心包长期缩窄，心肌可萎缩。如心包显微病理示为透明样变性组织，提示为非特异性，如为结核性肉芽组织或干酪样病变，则提示为结核性。

3. 病理生理　纤维化、钙化的心包使心室舒张期扩张受阻，心室舒张期充盈减少，使心搏量下降。为维持心排血量，心率增快。上、下腔静脉也因心包缩窄而回流受阻，出现静脉压升高，颈静脉怒张、肝大、腹腔积液、下肢水肿，出现 Kussmaul 征。

Kussmaul 征：吸气时周围静脉回流增多而已缩窄的心包使心室失去适应性扩张的能力，致静脉压增高，吸气时颈静脉更明显扩张。

（二）临床表现

1. 症状　常见症状为劳力性呼吸困难、疲乏、食欲缺乏、上腹胀满或疼痛。也可因肺静脉压高而导致症状如咳嗽、活动后气促。也可有心绞痛样胸痛。

2. 体征　有颈静脉怒张、肝大、腹腔积液、下肢水肿、心率增快，可见 Kussmaul 征。腹腔积液常较皮下水肿出现得早、明显得多，这情况与心力衰竭中所见相反。窦性心律，有时可有房颤。脉搏细弱无力，动脉收缩压降低，脉压变小。心尖冲动不明显，心音减低，少数患者在胸骨左缘第 3、4 肋间可闻及心包叩击音。

（三）实验室检查

1. X 线检查　心影偏小、正常或轻度增大；左右心缘变直，主动脉弓小而右上纵隔增宽（上腔静脉扩张），有时可见心包钙化。

2. 心电图　窦性心律，常有心动过速，有时可有房颤。QRS 波群低电压、T 波低平或倒置。

3. 超声心动图　对缩窄性心包炎的诊断价值远不如对心包积液诊断价值，可见心包增厚、僵硬、钙化，室壁活动减弱，舒张早期室间隔向左室侧移动等，但均非特异而恒定的征象。

4. 右心导管检查　右心导管检查的特征性表现：是肺毛细血管压力、肺动脉舒张压力、右心室舒张末期压力、右心房压力均升高且都在相同或相近高水平，右心房压力曲线呈 M 或 W 波形，右心室收缩压轻度升高，舒张早期下陷及高原形曲线。

（四）治疗原则

1. 外科治疗　应尽早施行心包剥离术。但通常在心包感染、结核被控制，即应手术并在术后继续用药 1 年。

2. 内科辅助治疗　应用利尿药和限盐缓解机体液体潴留，水肿症状；对于房颤伴心室率快的患者，可首选地高辛，之后再应用 β 受体阻滞药和钙拮抗药。

三、心包炎护理措施

（一）体位与休息

对于呼吸困难患者要根据病情帮助患者采取半卧位或前倾坐位，依靠床桌，保持舒适体位。协助患者满足生活需要。对于有胸痛的患者，要卧床休息，保持情绪稳定，不要用力咳嗽、深呼吸或突然改变体位，以免使疼痛加重。

（二）呼吸观察与给氧

观察呼吸困难的程度，有无呼吸浅快、发绀，观察血气变化。根据缺氧程度调节氧流量，观察吸氧效果。

（三）预防感染

嘱患者加强营养，给予高热量、高蛋白、高维生素的易消化饮食，限制钠盐摄入，增强机体抵抗力。避免受凉，防止呼吸道感染，以免加重呼吸困难症状。

（四）输液护理

控制输液速度，防止加重心脏负担。

（五）用药护理

遵医嘱给予非甾体抗炎药，注意有无胃肠道反应、出血等不良反应。遵医嘱给予糖皮质激素、抗生素、抗结核、抗肿瘤等药物治疗。

（六）健康教育

1. 增强抵抗力　告诉患者注意充分休息，加强营养，给予高热量、高蛋白、高维生素的易消化饮食，限制钠盐摄入。注意防寒保暖，预防呼吸道感染。

2. 坚持药物治疗　指导患者必须坚持足够疗程的药物治疗，不能擅自停药，防止复发。注意药物不良反应，定期随访。

3. 积极治疗　对缩窄性心包炎的患者，讲明行心包剥离术的重要性，解除心理障碍，尽早接受手术治疗。

第九节　心肌疾病

心肌病（cardiomyopathy）是由遗传、感染等不同原因引起的以心肌结构及功能异常为主的一组心肌疾病。2008 欧洲心脏病学学会（ESC）根据心脏结构和功能表现把心肌病分为 5 型（表 3–4）。本节重点阐述扩张型心肌病和肥厚型心肌病。

表 3-4　心肌病的定义和分类（ESC，2008 年）

1. 心肌病的定义　为非冠心病、高血压、瓣膜病和先天性心脏病等所引起的心肌结构及功能异常的心肌疾病
2. 心肌病分类分家族性和非家族性。根据心脏结构和功能表现分类如下。
（1）扩张型心肌病（DCM）：左心室或双心室扩张，有收缩功能障碍
（2）肥厚型心肌病（HCM）：左心室或双心室肥厚，多为非对称性室间隔肥厚
（3）限制型心肌病（RCM）：左室生理功能异常，心肌间质纤维化，室壁不厚，左室充盈状态，单或双心室舒张容积正常或降低
（4）致心律失常型右室心肌病（ARVC）：右心室进行性纤维脂肪变，右室功能障碍
（5）未定型心肌病：不适合归类于上述类型的心肌病，如左室致密化不全（LVNC）、应激性心肌病

一、扩张型心肌病

扩张型心肌病（dilated cardiomyopathy，DCM）主要特征是单侧或双侧心腔扩大，心肌收缩功能减退，伴或不伴有充血性心力衰竭。本病常伴有心律失常，病死率较高。在我国发病率为 13/10 万 ~ 84/10 万。男性多于女性。

（一）病因与发病机制

病因与发病机制尚不清楚。DCM 中 30% ~ 50% 有基因突变和家族遗传背景。对继发性 DCM，持续病毒感染是其重要原因，最常见的病原有柯萨奇病毒、流感病毒、腺病毒、巨细胞病毒和人类免疫缺陷病毒等。持续病毒感染对心肌组织的直接损伤、自身抗体或细胞因子介导的心肌损伤等导致扩张型心肌病。

（二）临床表现

起病缓慢，早期多无明显症状，逐渐出现活动后气急、心悸、胸闷、乏力甚至端坐呼吸、水肿和肝大等充血性心力衰竭的症状和体征，部分患者可发生栓塞、心律失常或猝死。主要体征为心脏明显扩大、奔马律、肺循环和体循环瘀血的表现。

（三）辅助检查

1. X 线检查　心影明显增大，可见肺瘀血征象。

2. 心电图　可见心房颤动、房室传导阻滞等心律失常改变及 ST–T 改变。

3. 超声心动图　各心腔均扩大，左心室扩大早而显著。室壁运动普遍减弱，提示心肌收缩力下降。

4. 其他　心导管检查和心导管造影，心内膜心肌活检、核素显影等。

（四）治疗要点

治疗原则是防治基础病因介导的心肌损害，控制心力衰竭和心律失常，预防栓塞和猝死，提高患者生活质量。本病主要是对症治疗，一般是限制体力活动、低盐饮食、应用洋地黄和利尿剂等减轻心脏负荷药物，但应慎用洋地黄。必须及时有效地控制心律失常，晚期条件允许可行心脏移植术。

二、肥厚型心肌病

肥厚型心肌病（hypertrophic cardiomyopathy，HCM）是一类常染色体显性遗传造成的原发性心肌病，以心室壁非对称性肥厚、心室腔缩小、左心室血液充盈受阻为特征。在我国发病率为 180/10 万，好发于男性，是青年人猝死的常见原因之一，临床上根据有无左心室流出道梗阻分为梗阻型与非梗阻型。

（一）病因与发病机制

本病多为家族性常染色体显性遗传。还有研究认为儿茶酚胺、代谢异常、细胞内钙调节机制异常、高血压、高强度运动等是本病发病的促进因子。

（二）临床表现

1. 症状　HCM 的主要症状有劳力性呼吸困难、心悸、胸痛、头晕及晕厥。梗阻型患者可在起立或运动时诱发或加重上述症状，甚至发生猝死。部分患者可无症状，因猝死或在体检中被发现。

2. 体征　主要体征有心脏轻度增大。梗阻型患者在胸骨左缘 3、4 肋间可闻及喷射性收缩期杂音，心尖部常可闻及收缩期吹风样杂音。

3. 并发症　心律失常和心脏性猝死。

（三）辅助检查

1. 胸部 X 线检查　心影增大多不明显，如有心衰则心影明显增大。

2. 心电图　最常见左心室肥大、ST –T 改变、深而不宽的病理性 Q 波。

3. 超声心动图　临床上主要诊断手段，可显示室间隔的非对称肥厚，舒张期室间隔的厚度与左心室后壁厚度之比≥ 1.3，间隔运动减弱。

4. 其他　磁共振对诊断有重要价值，心导管检查及心血管造影有助于确诊，心内膜心肌活检有助于诊断。

（四）治疗要点

本病的主要治疗原则为弛缓肥厚的心肌，防止心动过缓及维持正常窦性心律，减轻左心室流出道狭窄程度和抗室性心律失常。常用 β 受体阻滞剂（普萘洛尔）及钙离子拮抗剂（维拉帕米）。对重症梗阻性肥厚型心肌病患者可做介入或手术治疗，消融或切除肥厚的室间隔心肌。

三、护理措施

（一）一般护理

1. 休息与活动　限制心肌病患者进行体力活动甚为重要，可使心率减慢，减轻心脏负荷，增强心肌收缩力，改善心功能。有心力衰竭症状者应绝对卧床休息，当心力衰竭控制后仍应限制其活动量，促使扩大的心脏得到恢复。肥厚型心肌病患者体力活动后有晕厥和猝死的危险，应避免持重、屏气及剧烈的运动如跑步、球类比赛等。有晕厥史者避免独自外出活动，以免发生意外。

2. 饮食　给予高蛋白、高维生素的清淡饮食，以促进心肌代谢，增加机体抵抗力。多食新鲜蔬菜和水果、少量多餐及增加粗纤维食物，防止便秘。心力衰竭时低盐饮食，限制水分摄入。

（二）病情观察

1. 生命体征观察　密切观察患者的生命体征，必要时进行心电监护。

2. 并发症观察　观察有无乏力、颈静脉怒张、肝大、水肿等心力衰竭表现；及时发现心律失常的先兆，防止发生猝死。心脏附壁血栓脱落则致动脉栓塞，需随时观察有无偏瘫、失语、血尿、胸痛、咯血等症状，以便及时处理。肥厚型心肌病患者应注意晕厥发生。

（三）对症护理

（1）给予氧气吸入，根据缺氧的程度调节流量。

（2）准确记录出入液量，定期测量体重。

（3）备好抢救用物和药品，以便进行电复律等急救措施。

（四）用药护理

遵医嘱用药，以控制心衰为主，同时给予改善心肌代谢药物，观察疗效及不良反应，严格控制输液速度。扩张型心肌病用洋地黄者因其耐受性差，应警惕发生中毒。

（五）健康指导

1. 疾病知识　指导保证充足的休息与睡眠，避免劳累。防寒保暖，预防上呼吸道感染。

2. 用药指导　坚持服用抗心力衰竭、纠正心律失常的药物，说明药物的名称、剂量、用法，教会患者及家属观察药物疗效及不良反应。

3. 病情监测　定期随访，症状加重立即就诊，防止病情进展。

第十节　病毒性心肌炎

病毒性心肌炎（viral myocarditis）指嗜心肌性病毒感染引起的，以心肌非特异性间质性炎症为主要病变的心肌炎。包括无症状的心肌局灶性炎症和心肌弥漫性炎症所致的重症心肌炎。

一、病因与发病机制

很多病毒可引起心肌炎，其中以肠道病毒包括柯萨奇 A、B 组病毒、ECHO 病毒、脊髓灰质炎病毒等为常见。尤其是柯萨奇 B 组病毒，占 30% ~ 50%。此外，流感、风疹、单纯疱疹、肝炎病毒及 HIV 等也能引起心肌炎。

病毒性心肌炎的发病机制为病毒的直接作用，包括急性病毒感染及持续病毒感染对心肌的损害，免疫机制产生的心肌损害和微血管损伤，这些变化均可损害心脏功能和结构。

二、临床表现

病毒性心肌炎患者临床表现常取决于病变的广泛程度，轻重变异很大，可完全没有症状，也可以猝死。

1. 症状　约半数以上患者在发病前 1 ~ 3 周有病毒感染前驱症状，如发热、全身倦怠感、即所谓“感冒”症状或恶心、呕吐等消化道症状，然后出现心悸、胸痛、呼吸困难、水肿甚至阿一斯综合征等心脏受累表现。

2. 主要体征　可见与发热程度不相符的心动过速，各种心律失常，第一心音减弱，可闻及第三心音及舒张期奔马律。或有颈静脉怒张、肺部啰音、肝大等心力衰竭体征。

三、辅助检查

1. 血液生化及心肌损伤标志物检查　血清肌钙蛋白、心肌肌酸激酶（CK–MB）升高，血沉增快，C反应蛋白增加，外周血白细胞肠道病毒核酸阳性等。

2. X线　心影扩大或正常。

3. 心电图　对心肌炎诊断的敏感性高但特异性差。常见ST–T改变和各种心律失常，特别是室性心律失常和房室传导阻滞等。

四、治疗要点

1. 一般治疗　急性期应卧床休息，补充营养。

2. 对症治疗　心力衰竭者给予利尿剂和血管紧张素转换酶抑制剂等。期前收缩或有快速心律失常者应用抗心律失常药物。高度房室传导阻滞者可考虑使用临时性起搏器。采用黄芪、辅酶Q_{10}等抗病毒治疗，调节免疫和改善心脏功能。

五、护理措施

（一）一般护理

1. 休息与活动　提供一个安静、舒适的环境，急性期需卧床休息2～3个月，直到症状消失，血清心肌酶、心电图等恢复正常，方可逐渐增加活动量。若出现心律失常，应延长卧床时间。心脏扩大或出现心力衰竭者应卧床休息半年。恢复期仍应适当限制活动3～6个月。

2. 饮食　指导患者进食高蛋白、高维生素、易消化的饮食，多吃新鲜蔬菜和水果，戒烟酒。

3. 保持大便通畅　患者长期卧床易发生便秘，指导患者多食富含纤维素的食物，适量饮水，防止便秘，必要时给予缓泻剂。

（二）病情观察

急性期应行心电监护，密切观察生命体征及心电图变化，有无胸闷、呼吸困难、颈静脉怒张等表现。一旦发生，立即报告医生，同时准备好抢救仪器及药物。如发现频发室性期前收缩、短阵室性心动过速、房室传导阻滞等及时报告医师，并遵医嘱给予抗心律失常药物或配合临时起搏、电复律等。

（三）用药护理

病毒性心肌炎患者可发生心力衰竭，对于应用洋地黄的患者应特别注意其毒性反应，因为患心肌炎时心肌细胞对洋地黄的耐受性差。

（四）健康指导

1. 疾病知识指导　指导患者及家属合理休息，加强营养，适当锻炼，提高机体抵抗力。急性心肌炎患者出院后继续休息，避免劳累。3～6个月后可适当恢复部分或全部轻体力工作或学习。

2. 病情监测　教会患者及家属自测脉搏，发现异常随时就诊。注意保暖，防止呼吸道感染，避免诱发心力衰竭和心律失常。坚持药物治疗，定期随访。

第四章 消化内科疾病护理

第一节 常见症状体征的护理

一、恶心与呕吐

恶心和呕吐两者可单独发生，但多数患者先有恶心（nausea），继而呕吐（vomiting）。引起恶心与呕吐的病因很多，其中消化系统的常见病因有：①胃炎、消化性溃疡并发幽门梗阻、胃癌；②肝、胆囊、胆管、胰、腹膜的急性炎症；③胃肠功能紊乱引起的心理性呕吐。呕吐出现的时间、频度、呕吐物的量与性状因病种而异。上消化道出血时呕吐物呈咖啡色甚至鲜红色；消化性溃疡并发幽门梗阻时呕吐常在餐后发生，呕吐量大，呕吐物含酸性发酵宿食；低位肠梗阻时呕吐物带粪臭味；急性胰腺炎可出现频繁剧烈的呕吐，吐出胃内容物甚至胆汁。呕吐频繁且量大者可引起水电解质紊乱、代谢性碱中毒；长期呕吐伴畏食者可致营养不良；昏迷患者呕吐时易发生误吸，引起肺部感染、窒息等。

（一）护理评估

1. 病史　恶心与呕吐发生的时间、频率、原因或诱因，与进食的关系；呕吐的特点及呕吐物的性质、量；呕吐伴随的症状，如是否伴有腹痛、腹泻、发热、头痛、眩晕等。患者的精神状态，有无疲乏无力，有无焦虑、抑郁，呕吐是否与精神因素有关。

2. 身体评估　①全身情况：生命体征、神志、营养状况，有无失水表现。②腹部检查：腹胀、腹痛、肠鸣音等。

3. 实验室及其他检查　必要时做呕吐物毒物分析或细菌培养等检查，呕吐量大者注意有无水电解质紊乱、酸碱平衡失调。

（二）常用护理诊断／问题

1. 有体液不足的危险　与大量呕吐导致失水有关。

2. 活动无耐力　与频繁呕吐导致失水、电解质丢失有关。

3. 焦虑　与频繁呕吐、不能进食有关。

（三）目标

（1）患者生命体征在正常范围内，无失水、电解质紊乱和酸碱失衡。

（2）呕吐减轻或停止，逐步恢复进食。

（3）能保证机体所需热量、水分、电解质的摄入。

（4）活动耐力恢复或有所改善。

（5）焦虑程度减轻。

（四）护理措施及依据

1. 有体液不足的危险　尽快采取补液措施，主要有以下几项措施。

（1）失水征象监测：①生命体征：定时测量和记录生命体征直至稳定。血容量不足时可出现心率加快、呼吸急促、血压降低，特别是直立性低血压。持续性呕吐致大量胃液丢失而发生代谢性碱中毒时，患者呼吸变浅、慢。②准确测量和记录每天的出入量、尿比重、体重。③观察患者有无失水征象，依失水程度不同，患者可出现软弱无力、口渴、皮肤黏膜干燥和弹性减低，尿量减少、尿比重增高，并可有烦躁、神志不清以至昏迷等表现。④动态观察实验室检查结果，例如血清电解质、酸碱平衡状态。

（2）呕吐的观察与处理：观察患者呕吐的特点，记录呕吐的次数，呕吐物的性质和量、颜色、气味。按医嘱应用止吐药及其他治疗，促使患者逐步恢复正常饮食和体力。

（3）积极补充水分和电解质：给予口服补液时，应少量多次饮用，以免引起恶心、呕吐。如口服补液未能达到所需补液量时，需静脉输液以恢复机体的液体平衡状态。剧烈呕吐不能进食或严重水电解质失衡时，则主要通过静脉输液给予纠正。

2. 活动无耐力　以生活及安全护理为主。

（1）生活护理：协助患者进行日常生活活动。患者呕吐时应帮助其坐起或侧卧，头偏向一侧，以免误吸。吐毕给予漱口，更换污染衣物被褥，开窗通风以去除异味。

（2）安全的护理：告知患者突然起身可能出现头晕、心悸等不适。指导患者坐起时动作缓慢，以免发生直立性低血压。

3. 焦虑　采取心理疏导和放松技术。

（1）心理疏导：耐心解答患者及家属提出的问题，消除其紧张情绪，特别是呕吐与精神因素有关的患者。紧张、焦虑还会影响食欲和消化能力，而对于治疗的信心及情绪稳定则有利于缓解症状。必要时使用镇静剂。

（2）应用放松技术：常用深呼吸法（用鼻吸气，然后张口慢慢呼气，反复进行），以及交谈、听音乐、阅读等方法转移患者的注意力，减少呕吐的发生。

（五）评价

（1）患者生命体征稳定在正常范围，无口渴、尿少、皮肤干燥和弹性减退等失水表现，血生化指标正常。

（2）呕吐减轻或消失，逐步耐受及增加进食量。

（3）摄入足够的热量、水分、电解质和各种营养素，营养状态改善。

（4）活动耐力增加，活动后无头晕、心悸、气促或直立性低血压。

（5）能认识自己的焦虑状态并运用适当的应对技术。

二、腹痛

临床上一般将腹痛（abdominal pain）按起病急缓、病程长短分为急性与慢性腹痛。急性腹痛多由腹腔脏器的急性炎症、扭转或破裂，空腔脏器梗阻或扩张，腹腔内血管阻塞等引起；慢性腹痛的原因常为腹腔脏器的慢性炎症、腹腔脏器包膜的张力增加，消化性溃疡、胃肠神经功能紊乱、肿瘤压迫及浸润等。此外，某些全身性疾病、泌尿生殖系统疾病、腹外脏器疾病如急性心肌梗死和下叶肺炎等亦可引起腹痛。腹痛可表现为隐痛、钝痛、灼痛、胀痛、刀割样痛、钻痛或绞痛等，可为持续性或阵发性疼痛，其部位、性质和程度常与疾病有关。如胃、十二指肠疾病引起的腹痛多为中上腹部隐痛、灼痛或不适感，伴畏食、恶心、呕吐、嗳气、反酸等。小肠疾病多呈脐周疼痛，并有腹泻、腹胀等表现。大肠病变所致的腹痛为腹部一侧或双侧疼痛。急性胰腺炎常出现上腹部剧烈疼痛，为持续性钝痛、钻痛或绞痛，并向腰背部呈带状放射。急性腹膜炎时疼痛弥漫全腹，腹肌紧张，有压痛、反跳痛。

（一）护理评估

1. 病史　腹痛发生的原因或诱因，起病急骤或缓慢、持续时间，腹痛的部位、性质和程度；腹痛与进食、活动、体位等因素的关系；腹痛发生时的伴随症状，如有无恶心、呕吐、腹泻、呕血、便血、血尿、发热等；有无缓解疼痛的方法；有无精神紧张、焦虑不安等心理反应。

2. 身体评估　①全身情况：生命体征、神志、神态、体位、营养状况，以及有关疾病的相应体征，如腹痛伴黄疸者提示与胰腺、胆系疾病有关，腹痛伴休克者可能与腹腔脏器破裂、急性胃肠穿孔、急性出血性坏死性胰腺炎、急性心肌梗死、肺炎等有关。②腹部检查：略。

3. 实验室及其他检查　根据不同病种进行相应的实验室检查，必要时需做X线检查、消化道内镜检查等。

（二）常用护理诊断/问题

1. 疼痛：腹痛　与腹腔脏器或腹外脏器的炎症、缺血、梗阻、溃疡、肿瘤或功能性疾病等有关。

2. 焦虑　与剧烈腹痛、反复或持续腹痛不易缓解有关。

（三）目标

（1）患者的腹痛逐渐减轻或消失。

（2）焦虑程度减轻。

（四）护理措施及依据

腹痛是很常见的临床症状。因发病原因不同，腹痛的性质、程度、持续时间和转归各异，需要有针对性地治疗、护理，包括病因治疗和止痛措施。下述为腹痛患者的一般护理原则。

1. 疼痛：腹痛　应积极查明原因，了解腹痛时长及伴随症状。

（1）腹痛的监测：①观察并记录患者腹痛的部位、性质及程度，发作的时间、频率，持续时间，以及相关疾病的其他临床表现。如果疼痛突然加重、性质改变，且经一般对症处理疼痛不能减轻，需警惕某些并发症的出现，如消化性溃疡穿孔引起弥漫性腹膜炎等。②观察非药物性和（或）药物止痛治疗的效果。

（2）非药物性缓解疼痛的方法：是对疼痛，特别是慢性疼痛的主要处理方法，能减轻患者的焦虑、紧张，提高其疼痛阈值和对疼痛的控制感。①行为疗法：指导式想象（利用一个人对某特定事物的想象而达到特定的正向效果，如回忆一些有趣的往事可转移对疼痛的注意）、深呼吸、冥想、音乐疗法、生物反馈等。②局部热疗法：除急腹症外，对疼痛局部可应用热水袋进行热敷，从而解除肌肉痉挛而达到止痛效果。③针灸止痛：根据不同疾病和疼痛部位选择针疗穴位。

（3）用药护理：镇痛药物种类甚多，应根据病情、疼痛性质和程度选择性给药。癌性疼痛应遵循按需给药的原则，有效控制患者的疼痛。观察药物不良反应，如口干、恶心、呕吐、便秘和用药后的镇静状态。急性剧烈腹痛诊断未明时，不可随意使用镇痛药物，以免掩盖症状，延误病情。

（4）生活护理：急性剧烈腹痛患者应卧床休息，要加强巡视，随时了解和满足患者所需，做好生活护理。应协助患者取适当的体位，以减轻疼痛感并有利于休息，从而减少疲劳感和体力消耗。烦躁不安者应采取防护措施，防止坠床等意外发生。

2. 焦虑　疼痛是一种主观感觉。对疼痛的感受既与疾病的性质、病情有关，也与患者对疼痛的耐受性和表达有关。后者的主要影响因素有患者的年龄、个性、文化背景、情绪和注意力；周围人们的态度；疼痛对患者的生活、工作、休息、睡眠和社交活动的影响，这些影响对患者是否具有重要意义；以及疾病的性质，例如是否危及生命等。急骤发生的剧烈腹痛、持续存在或反复出现的慢性腹痛以及预后不良的癌性疼痛，均可造成患者精神紧张、情绪低落，而消极悲观和紧张的情绪又可使疼痛加剧。因此，护士对患者和家属应进行细致全面的心理评估，取得家属的配合，有针对性地对患者进行心理疏导，以减轻紧张恐惧心理，稳定情绪，有利于增强患者对疼痛的耐受性。

（五）评价

（1）患者叙述腹痛减轻或消失。

（2）情绪稳定，能应用适当的技巧减轻焦虑和疼痛。

三、腹泻

正常人的排便习惯多为每天1次，有的人每天2～3次或每2～3天1次，只要粪便的性状正常，均属正常范围。腹泻（diarrhea）指排便次数多于平日习惯的频率，粪质稀薄。腹泻多由于肠道疾病引起，其他原因有药物、全身性疾病、过敏和心理因素等。发生机制为肠蠕动亢进、肠分泌增多或吸收障碍。

小肠病变引起的腹泻粪便呈糊状或水样，可含有未完全消化的食物成分，大量水泻易导致脱水和电解质丢失，部分慢性腹泻患者可发生营养不良。大肠病变引起的腹泻粪便可含脓、血、黏液，病变累及直肠时可出现里急后重。

（一）护理评估

1. 病史 腹泻发生的时间、起病原因或诱因、病程长短；粪便的性状、气味和颜色，排便次数和量；有无腹痛及疼痛的部位，有无里急后重、恶心、呕吐、发热等伴随症状；有无口渴、疲乏无力等提示失水的表现；有无精神紧张、焦虑不安等心理因素。

2. 身体评估 ①急性严重腹泻时，注意观察患者的生命体征、神志、尿量、皮肤弹性等。慢性腹泻时应注意患者的营养状况，有无消瘦、贫血的体征。②腹部检查：腹胀、腹痛、肠鸣音等。③肛周皮肤：有无因排便频繁及粪便刺激，引起肛周皮肤糜烂。

3. 实验室及其他检查 采集新鲜粪便标本做显微镜检查，必要时做细菌学检查。急性腹泻者注意监测血清电解质、酸碱平衡状况。

（二）常用护理诊断／问题

1. 腹泻 与肠道疾病或全身性疾病有关。

2. 有体液不足的危险 与大量腹泻引起失水有关。

（三）目标

（1）患者的腹泻及其引起的不适减轻或消失。

（2）能保证机体所需水分、电解质、营养素的摄入。

（3）生命体征、尿量、血生化指标在正常范围。

（四）护理措施及依据

1. 腹泻 根据不同因素导致的腹泻应采用不同的护理措施。

（1）病情观察：包括排便情况、伴随症状等。

（2）饮食护理：饮食以少渣、易消化食物为主，避免生冷、多纤维、味道浓烈的刺激性食物。急性腹泻应根据病情和医嘱，给予禁食、流质、半流质或软食。

（3）活动与休息：急性起病、全身症状明显的患者应卧床休息，注意腹部保暖。可用热水袋热敷腹部，以减弱肠道运动，减少排便次数，并有利于腹痛等症状的减轻。

（4）用药护理：腹泻的治疗以病因治疗为主。应用止泻药时注意观察患者排便情况，腹泻得到控制应及时停药。应用解痉止痛剂如阿托品时，注意药物不良反应如口干、视力模糊、心动过速等。

（5）肛周皮肤护理：排便频繁时，因粪便的刺激，可使肛周皮肤损伤，引起糜烂及感染。排便后应用温水清洗肛周，保持清洁干燥，涂无菌凡士林或抗生素软膏以保护肛周皮肤，促进损伤处愈合。

（6）心理护理：慢性腹泻治疗效果不明显时，患者往往对预后感到担忧，结肠镜等检查有一定痛苦，某些腹泻如肠易激综合征与精神因素有关，故应注意患者心理状况的评估和护理，鼓励患者配合检查和治疗，稳定患者情绪。

2. 有体液不足的危险 应该积极补充体液。

（1）动态观察液体平衡状态：急性严重腹泻时丢失大量水分和电解质，可引起脱水及电解质紊乱，严重时导致休克。故应严密监测患者生命体征、神志、尿量的变化；有无口渴、口唇干燥、皮肤弹性下降尿量减少、神志淡漠等脱水表现；有无肌肉无力、腹胀、肠鸣音减弱、心律失常等低钾血症的表现监测血生化指标的变化。

（2）补充水分和电解质：及时遵医嘱给予液体、电解质、营养物质，以满足患者的生理需要量，补充额外丢失量，恢复和维持血容量。一般可经口服补液，严重腹泻、伴恶心与呕吐、禁食或全身症状显著者经静脉补充水分和电解质。注意输液速度的调节。老年患者尤其应及时补液并注意输液速度，因老年人易因腹泻发生脱水，也易因输液速度过快引起循环衰竭。

（五）评价

（1）患者的腹泻及其伴随症状减轻或消失。

（2）机体获得足够的热量、水电解质和各种营养物质，营养状态改善。

（3）生命体征正常，无失水、电解质紊乱的表现。

四、吞咽困难

吞咽困难（dysphagia）指固体或液体食物从口腔运送至胃的过程中受阻而产生咽部、胸骨后的梗阻感或停滞感。按吞咽困难的部位可分为口咽性吞咽困难和食管性吞咽困难两类。多见于咽、食管及食管周围疾病，如咽部脓肿、食管癌、胃食管反流病、贲门失弛缓症，风湿性疾病如系统性硬化症累及食管，神经系统疾病，以及纵隔肿瘤、主动脉瘤等压迫食管。

五、嗳气

嗳气（eructation）指消化道内气体（主要来自食管和胃）从口腔溢出，气体经咽喉时发出特殊声响，有时伴有特殊气味。俗称“打饱嗝”。多提示胃内气体较多。频繁嗳气可与精神因素、进食过急过快、饮用含碳酸类饮料或酒类有关，也可见于胃食管反流病、食管裂孔疝、慢性胃炎、消化性溃疡、功能性消化不良和胆管疾病等。

六、反酸

反酸（acid regurgitation）指酸性胃内容物反流至口咽部，口腔感觉到酸性物质。常伴有烧灼感、胸骨后疼痛、吞咽痛、吞咽困难以及间歇性声嘶、慢性咳嗽等呼吸道症状，不伴有恶心、干呕。多由于食管括约肌功能不全或食管蠕动功能异常、胃酸分泌过多引起，多见于胃食管反流病和消化性溃疡。

七、灼热感或烧心感

灼热感或烧心感（heartburn）是一种胸骨后或剑突下的烧灼感，由胸骨下段向上延伸，常伴有反酸，主要由于炎症或化学刺激作用于食管黏膜而引起。常见于胃食管反流病和消化性溃疡，也可发生于急性心肌梗死和心绞痛。

八、畏食或食欲不振

畏食或食欲不振（anorexia）指惧怕进食或缺乏进食的欲望。多见于消化系统疾病如消化系统肿瘤、慢性胃炎、肝炎等，也见于全身性或其他系统疾病如严重感染、肺结核、尿毒症、垂体功能减退等。严重食欲不振称为厌食，可导致营养不良。

九、腹胀

腹胀（abdominal distention）是一种腹部胀满、膨隆的不适感觉，可由胃肠道积气（flatulence）、积食或积粪、腹腔积液、气腹、腹腔内肿物、胃肠功能紊乱、胃肠道梗阻等引起，亦可由低钾血症所致。当胃肠道积气量超过气体被吸收和排出的量时，可出现腹胀感。腹腔积液超过 1 000mL 时，亦出现腹胀不适。

十、便秘

便秘（constipation）指排便频率减少，1 周内排便次数少于 2 ~ 3 次，排便困难，大便干结。部分正常人习惯于隔几天排便 1 次，但无排便困难与大便干结，故不能以每天排便 1 次作为正常排便的标准。引起便秘的常见因素有：进食量过少或食物缺乏纤维素、水分，不足以刺激肠道的正常蠕动；结肠平滑肌张力减低和蠕动减弱；各种原因的肠梗阻；排便反射减弱或消失，腹肌、膈肌及盆肌张力减低；结肠痉挛缺乏驱动性蠕动等。便秘常见于全身性疾病、身体虚弱、不良排便习惯、功能性便秘等情况，以及结肠、直肠、肛门疾病。

十一、黄疸

黄疸（jaundice）是由于血清中胆红素升高，致使皮肤、黏膜和巩膜发黄的体征。正常胆红素最高为 17.1 μ mol/L，胆红素在 34.2 μ mol/L 以下时，黄疸不易觉察，称为隐性黄疸；超过 34.2 μ mol/L 时临床出现黄疸。常分为肝细胞性黄疸、胆汁淤积性黄疸和溶血性黄疸。肝细胞性黄疸和胆汁淤积性黄疸主要见于消化系统疾病，如肝炎、肝硬化、胆管阻塞；溶血性黄疸见于各种原因引起的溶血，如溶血性疾病、不同血型输血导致的溶血等。

十二、呕血与黑便

呕血（hematemesis）与黑便（melena）见于上消化道疾病（如食管、胃、十二指肠、胆和胰腺疾病）或全身性疾病导致的上消化道出血，常见病因为消化性溃疡、急性糜烂出血性胃炎、食管胃底静脉曲张破裂和胃癌。上消化道出血者均有黑便，但不一定有呕血。出血部位在幽门以上者常有呕血和黑便，在幽门以下者可仅表现为黑便。但出血量少而速度慢的幽门以上病变亦可仅见黑便，而出血量大、速度快的幽门以下病变可因血液反流入胃，引起恶心、呕吐而出现呕血。

呕血与黑便的颜色、性质亦与出血量和速度有关。呕血呈鲜红色或血块提示出血量大且速度快，血液在胃内停留时间短，未经胃酸充分混合即呕出；如呕血呈棕褐色咖啡渣样，则表明血液在胃内停留时间长，经胃酸作用形成酸性血红蛋白所致。柏油样黑便，黏稠而发亮，是因血红蛋白中铁与肠内硫化物作用形成硫化铁所致；当出血量大且速度快时，血液在肠内推进快，粪便可呈暗红甚至鲜红色，需与下消化道出血鉴别；反之，空肠、回肠的出血如出血量不大，在肠内停留时间较长，也可表现为黑便，需与上消化道出血鉴别。

第二节　胃食管反流的护理

胃食管反流病（gastroesophageal reflux disease，GERD）指胃十二指肠内容物反流入食管引起烧心等症状，可引起反流性食管炎（reflux esophagitis，RE），以及咽喉、气道等食管邻近的组织损害。

内镜下无食管炎表现的称为非糜烂性反流病（nonerosive reflux disease，NERD）。胃食管反流病在西方国家十分常见，患病率为 10% ~ 20%，40 ~ 60 岁为高峰发病年龄，男女发病无差异。我国胃食管反流病发病率低于西方国家，病情亦较轻。

一、病因与发病机制

胃食管反流病是由多种因素造成的消化道动力障碍性疾病，其主要发病机制是抗反流防御机制减弱和反流物对食管黏膜攻击作用的结果。

1. 食管抗反流防御机制减弱　①抗反流屏障功能减弱：食管下括约肌（LES）是食管和胃连接处抗反流的高压带，能防止胃内容物反流入食管。②食管对胃反流物的廓清能力障碍：正常情况下，一旦发生胃食管反流，大部分反流物通过 1 ~ 2 次食管自发和继发性蠕动性收缩将食管内容物排入胃内，即容量清除，是食管廓清的主要方式。剩余的则由唾液缓慢中和。故食管蠕动和唾液产生的异常也参与胃食管反流病的致病作用。③食管黏膜屏障作用下降：反流物进入食管后，食管借助上皮表面黏液、不移动水层和表面 HCO_3^-、复层鳞状上皮等构成的上皮屏障，以及黏膜下丰富的血液供应构成的后上皮屏障，发挥其抗反流物对食管黏膜损伤的作用。因此，任何导致食管黏膜屏障作用下降的因素，如长期吸烟、饮酒以及抑郁等，将削弱食管黏膜抵御反流物损害的功能。

2. 反流物对食管黏膜的攻击作用　在食管抗反流防御机制减弱的基础上，反流物刺激和损害食管黏膜，其中胃酸与胃蛋白酶是反流物中损害食管黏膜的主要成分。近年来对胃食管反流病的监测证明存在胆汁反流，其中的非结合胆盐和胰酶是主要的攻击因子，参与损害食管黏膜。

二、临床表现

胃食管反流病的临床表现多样，轻重不一，主要表现如下。

1. 食管症状　分为典型症状和非典型症状两类。

（1）典型症状：烧心和反流是本病最常见、最典型症状。常在餐后 1 小时出现，卧位、弯腰或腹压增高时可加重，部分患者烧心和反流症状可在夜间入睡时发生。

（2）非典型症状：主要有胸痛、吞咽困难。胸痛严重时可为剧烈刺痛，发生在胸骨后，可放射至后背、胸部、肩部、颈部、耳后，可伴有或不伴有烧心和反流。吞咽困难呈间歇性发作，进食固体或液体食物均可发生。由食管狭窄引起的吞咽困难可呈持续性或进行性加重。有严重食管炎或并发食管溃疡者，可伴吞咽疼痛。

2. 食管外症状　由反流物刺激或损伤食管以外的组织或器官引起，如咽喉炎、慢性咳嗽和哮喘。严重者可发生吸入性肺炎，甚至出现肺间质纤维化。一些患者诉咽部不适，有异物感、棉团感或堵塞感，但无真正吞咽困难，称为癔球症。

3. 并发症　主要有上消化道出血、食管狭窄、Barrett 食管。Barrett 食管是在反流性食管炎的基础上，内镜下食管黏膜出现胃黏膜的橘红色，分布可为环形、舌形或岛状，是食管腺癌的癌前病变。

三、实验室及其他检查

1. 内镜检查　这是诊断反流性食管炎最准确的方法，并能判断反流性食管炎的严重程度和有无并发症。内镜下无反流性食管炎不能排除胃食管反流病。

2. 24 小时食管 pH 监测　这是诊断胃食管反流病的重要检查方法，可提供食管是否存在过度酸反流的客观证据，并了解酸反流的程度及其与症状发生的关系。

常用的观察指标：24 小时内 $pH<4$ 的总百分时间、$pH<4$ 的次数、持续 5 分钟以上的反流次数以及最长反流时间等指标。

3. 食管吞钡 X 线检查　对诊断反流性食管炎敏感性不高。对不愿接受或不能耐受内镜检查者行该检查，可排除食管癌等其他食管疾病，可发现严重反流性食管炎阳性 X 线征。

4. 食管滴酸试验　在滴酸过程中，出现胸骨后疼痛或烧心的患者为阳性，且多在滴酸的最初 15 分钟内出现。

5. 食管测压　可测定 LES 的长度和部位、LES 压、LES 松弛压、食管体部压力及食管上括约肌压力等。LES 压 <6mmHg 易导致反流。

四、诊断要点

患者出现典型的烧心和反酸症状可做出初步诊断。内镜检查如发现有反流性食管炎并能排除其他原因引起的食管病变，本病诊断成立。对有典型症状而内镜检查阴性者，行 24 小时食管 pH 监测，证实有食管过度酸反流，则诊断成立。对疑诊为本病而内镜检查阴性者作质子泵抑制剂（PPI）试验性治疗（如奥美拉唑每次 20mg，每天 2 次，连用 7 ~ 14 天），如果有明显效果，本病诊断一般可成立。

五、治疗要点

治疗目的是控制症状、治愈食管炎、减少复发和防治并发症。

1. 一般治疗　改变生活方式与饮食习惯；避免应用降低 LES 压的药物及引起胃排空延迟的药物。

2. 药物治疗　常见有促胃肠动力药、抑酸药。

（1）促胃肠动力药：如多潘立酮、莫沙必利、依托必利等，这类药物可能通过增加 LES 压力，改善食管蠕动功能、促进胃排空。适用于轻症患者或作为抑酸药的辅助治疗药物。

（2）抑酸药：H_2 受体拮抗剂（H_2RA）：如西咪替丁、雷尼替丁、法莫替丁等，能减少胃酸分泌，但不能有效抑制进食刺激引起的胃酸分泌，适用于轻、中症患者。质子泵抑制剂（PPI）：如奥美拉唑、兰索拉唑、泮托拉唑等，药物抑酸作用强，适用于症状重、有严重食管炎者。抗酸药：如氢氧化铝、铝碳酸镁及其复方制剂等，仅用于症状轻、间歇发作患者，缓解临床症状。

3. 抗反流手术治疗　对需要长期使用大剂量 PPI 维持治疗者，根据患者的意愿考虑抗反流手术；确诊由反流引起严重呼吸道疾病者及 PPI 疗效欠佳者，宜考虑抗反流手术。

4. 并发症治疗　并发食管狭窄者可行内镜下食管扩张治疗，术后长程 PPI 维持治疗；Barrett 食管患者使用 PPI 治疗及长程维持治疗，并加强随访，以尽早发现癌变。

六、常用护理诊断 / 问题、措施及依据

疼痛：腹痛　与胃酸反流刺激食管黏膜有关。

（1）病情观察：注意观察患者疼痛的部位、性质、程度、持续时间及伴随症状，及时发现和处理异常情况。

（2）去除和避免诱发因素：避免应用降低 LES 压的药物及引起胃排空延迟的药物如激素、抗胆碱能药物、茶碱、地西泮、钙拮抗剂等。避免饭后剧烈运动，避免睡前 2 小时进食，白天进餐后亦不宜立即卧床，睡眠时将床头抬高 15 ~ 20cm，以改善平卧位食管的排空功能。应避免进食使 LES 压降低的食物，如高脂肪、巧克力、咖啡、浓茶等，以高蛋白、低脂肪、无刺激、易消化饮食为宜，少食多餐，戒烟禁酒。注意减少一切引起腹内压增高的因素，如肥胖、便秘、紧束腰带等。

（3）指导并协助患者减轻疼痛：保持环境安静、舒适，减少对患者的不良刺激和心理压力。疼痛时尽量深呼吸，以腹式呼吸为主，减轻胸部压力刺激。取舒适的体位。保持情绪稳定，焦虑的情绪易引起疼痛加重。教会患者一些放松和转移注意力的技巧，如做深呼吸、听音乐、看小说等，有利于缓解疼痛。

（4）用药护理：遵医嘱使用促胃肠动力药、抑酸药。

七、其他护理诊断 / 问题

1. 吞咽障碍　与反流引起食管狭窄有关。

2. 焦虑　与病程长、症状持续、生活质量受影响有关。

八、健康指导

1. 疾病知识指导　改变生活方式或生活习惯对多数患者能起到一定的疗效，应向患者及家属介绍 GERD 的有关知识，指导其了解并避免导致 LES 压降低的各种因素。

2. 用药指导与病情监测　指导患者严格按医嘱规定的剂量、用法服药，了解药物的主要不良反应。应用制酸药的患者，治愈后逐渐减少剂量直至停药或者改用缓和的其他制剂再逐渐停药。平时自备胃达喜、硫糖铝等碱性药物，出现不适症状时可服用。出现胸骨后灼热感、胸痛、吞咽不适等症状加重时，应及时就诊。

九、预后

CERD 的预后个体差异大，内科治疗可以缓解大多数患者的症状，预后良好，但易复发，须长期服药。

第三节　胃炎的护理

胃炎（gastritis）指任何病因引起的胃黏膜炎症，常伴有上皮损伤和细胞再生，是最常见的消化系统疾病之一。按临床发病缓急和病程长短，一般将胃炎分为急性和慢性两大类。

一、急性胃炎

急性胃炎（acute gastritis）指多种病因引起的胃黏膜急性炎症。内镜检查可见胃黏膜充血、水肿、糜烂和出血等一过性病变，病理学为胃黏膜有大量中性粒细胞浸润。

（一）病因与发病机制

1. 药物　最常见引起胃黏膜炎症的药物是非甾体类抗炎药（non steroidal anti-inflammatory drug，NSAID），如阿司匹林、吲哚美辛，某些抗肿瘤药、铁剂或氯化钾口服液等。这些药物可直接损伤胃黏膜上皮层，其中NSAID可通过抑制胃黏膜生理性前列腺素的合成，削弱胃黏膜的屏障作用。

2. 急性应激　各种严重的脏器功能衰竭、严重创伤、大面积烧伤、大手术、颅脑病变和休克等，甚至精神心理因素等均可引起胃黏膜糜烂、出血，严重者发生急性溃疡并大量出血，如烧伤所致者称Curling溃疡（Curling ulcer），中枢神经系统病变所致者称Cushing溃疡（Cushing ulcer）。

3. 乙醇　乙醇具有亲脂性和溶脂能力，高浓度乙醇可直接破坏黏膜屏障。

（二）临床表现

多数患者症状不明显，或症状被原发病掩盖。有症状者主要表现上腹不适或隐痛。上消化道出血是该病突出的临床表现，突发的呕血和（或）黑便为首发症状。据统计，所有上消化道出血的病例中，由急性糜烂出血性胃炎引起者约占10%～30%，仅次于消化性溃疡。大量出血可引起晕厥或休克，伴贫血，体检可有上腹不同程度的压痛。

（三）实验室及其他检查

1. 粪便检查　粪便隐血试验阳性。

2. 胃镜检查　因病变（特别是NSAID或乙醇引起者）可在短期内消失，胃镜检查一般应在大出血后24～48小时内进行，镜下可见胃黏膜多发性糜烂、出血灶和浅表溃疡，表面附有黏液和炎性渗出物。一般应激所致的胃黏膜病损以胃体、胃底为主，而NSAID或乙醇所致者则以胃窦为主。

（四）诊断要点

近期服用NSAID等药物、严重疾病状态或大量饮酒者，如出现呕血和（或）黑便应考虑本病，确诊有赖于胃镜检查。

（五）治疗要点

针对病因和原发疾病采取防治措施。处于急性应激状态者在积极治疗原发病的同时，应使用抑制胃酸分泌或具有黏膜保护作用的药物，以预防急性胃黏膜损害的发生；药物引起者须立即停用。常用H_2受体拮抗剂或质子泵抑制剂抑制胃酸分泌，或硫糖铝和米索前列醇等保护胃黏膜。

（六）常用护理诊断／问题、措施及依据

1. 知识缺乏　缺乏有关本病的病因及防治知识。

（1）评估患者对疾病的认识程度：鼓励患者对本病及其治疗、护理计划提问，了解患者对疾病病因、治疗及护理的认识，帮助患者寻找并及时去除发病因素，控制病情的进展。

（2）休息与活动：患者应注意休息，减少活动，对急性应激造成者应卧床休息。同时应做好患者的心理疏导，解除其精神紧张，保证身、心两方面得以充分的休息。

（3）饮食护理：进食应定时、有规律，不可暴饮暴食，避免辛辣刺激食物。一般进少渣、温凉半流质饮食。如有少量出血可给牛奶、米汤等流质以中和胃酸，有利于黏膜的修复。急性大出血或呕吐频繁时应禁食。

（4）用药护理：指导正确使用阿司匹林、吲哚美辛等对胃黏膜有刺激的药物，必要时应用制酸剂、胃黏膜保护剂预防疾病的发生。

2. 潜在并发症　上消化道出血。

一般护理措施主要采用止血法。

（七）其他护理诊断／问题

1. 营养失调：低于机体需要量　与消化不良、少量持续出血有关。

2. 焦虑　与消化道出血及病情反复有关。

（八）健康指导

向患者及家属介绍急性胃炎的有关知识、预防方法和自我护理措施。根据患者的病因及具体情况进行指导，如避免使用对胃黏膜有刺激的药物，必须使用时应同时服用制酸剂；进食要有规律，避免过冷、过热、辛辣等刺激性食物及浓茶、咖啡等饮料；嗜酒者应戒酒，防止乙醇损伤胃黏膜；注意饮食卫生，生活要有规律，保持轻松愉快的心情。

（九）预后

病因如能去除，一般预后良好。个别由于大量出血或反复出血而危及生命。

二、慢性胃炎

慢性胃炎（chronic gastritis）指各种病因引起的胃黏膜慢性炎症。大多数慢性胃炎患者无任何症状，因此本病在人群中的确切患病率不完全清楚。由幽门螺杆菌引起的慢性胃炎呈世界范围分布，其感染率在发展中国家高于发达国家，我国属于幽门螺杆菌高感染率国家，估计人群中幽门螺杆菌的感染率达40% ~ 70%，幽门螺杆菌感染几乎无例外地引起胃黏膜炎症，且感染后机体一般难以将其清除而变成慢性感染。自身免疫性胃炎在北欧多见，我国仅有少数报道。

（一）病因与发病机制

1. 幽门螺杆菌感染　幽门螺杆菌感染是慢性胃炎最主要的病因，其机制是：①幽门螺杆菌具有鞭毛结构，可在胃内黏液层中自由活动，并依靠其黏附素与胃黏膜上皮细胞紧密接触，直接侵袭胃黏膜；②幽门螺杆菌所分泌的尿素酶，能分解尿素产生 NH_3，中和胃酸，既形成了有利于幽门螺杆菌定居和繁殖的中性环境，又损伤了上皮细胞膜；③幽门螺杆菌能产生细胞毒素使上皮细胞空泡变性，造成黏膜损害和炎症；④幽门螺杆菌的菌体胞壁还可作为抗原诱导自身免疫反应，后者损伤胃上皮细胞。

2. 饮食和环境因素　流行病学资料显示，饮食中高盐和缺乏新鲜蔬菜、水果与慢性胃炎的发生密切相关。长期的幽门螺杆菌感染，在部分患者可发展为慢性多灶萎缩性胃炎。但幽门螺杆菌感染者慢性多灶萎缩性胃炎的发生率存在很大的地区差异，如印度、非洲、东南亚等地人群幽门螺杆菌感染率与日本、韩国、哥伦比亚等国相当甚至更高，但前者慢性多灶萎缩性胃炎的发生率却远低于后者。我国地区间比较也存在类似情况。这说明幽门螺杆菌感染本身可能不足以导致慢性非萎缩性胃炎发展为萎缩和肠化生，但却增加了胃黏膜对环境因素损害的易感性。

3. 自身免疫　自身免疫性胃炎以富含壁细胞的胃体黏膜萎缩为主。壁细胞损伤后能作为自身抗原刺激机体的免疫系统而产生相应的壁细胞抗体和内因子抗体，破坏壁细胞，使胃酸分泌减少乃至缺失，还可影响维生素 B_{12} 吸收，导致恶性贫血。

4. 其他因素　长期饮浓茶、烈酒、咖啡，食用过热、过冷、过于粗糙的食物，可损伤胃黏膜；服用大量非甾体类抗炎药可破坏黏膜屏障；各种原因引起的十二指肠液反流，因其中的胆汁和胰液等会削弱胃黏膜的屏障功能，使其易受胃酸—胃蛋白酶的损害。

（二）病理

慢性胃炎病理变化是胃黏膜损伤和修复这对矛盾作用的结果，组织学上表现为炎症、萎缩和化生。炎症表现为黏膜层以淋巴细胞和浆细胞为主的慢性炎症细胞浸润。当有中性粒细胞浸润，显示有活动性炎症，称为慢性活动性胃炎，多提示存在幽门螺杆菌感染。慢性炎症过程出现胃黏膜固有腺体数量减少甚至消失，胃黏膜变薄，并常伴肠化生，即胃黏膜萎缩。慢性胃炎进一步发展，胃上皮或化生的肠上皮在再生过程中发育异常，可形成异型增生（dysplasia），又称不典型增生，异型增生被认为是胃癌的癌前病变。

（三）临床表现

慢性胃炎病程迁延，进展缓慢，缺乏特异性症状。70% ~ 80% 的患者无任何症状，部分有上腹痛或不适、食欲不振、饱胀、嗳气、反酸、恶心和呕吐等非特异性的消化不良表现，症状常与进食或食物种类有关。少数可有少量上消化道出血。自身免疫性胃炎患者可出现明显畏食、贫血和体重减轻。体征多不明显，有时可有上腹轻压痛。

（四）实验室及其他检查

1. 胃镜及胃黏膜活组织检查　这是最可靠的诊断方法。通过胃镜在直视下观察黏膜病损。慢性非萎缩性胃炎可见红斑（点、片状或条状）、黏膜粗糙不平、出血点/斑；慢性萎缩性胃炎可见黏膜呈颗粒状、黏膜血管显露、色泽灰暗、皱襞细小。两种胃炎皆可见伴有糜烂、胆汁反流。在充分活组织检查基础上以病理组织学诊断明确病变类型，并可检测幽门螺杆菌。

2. 幽门螺杆菌检测可通过侵入性（如快速尿素酶测定、组织学检查等）和非侵入性（如 ^{13}C 或 ^{14}C 尿素呼气试验等）方法检测幽门螺杆菌。

3. 血清学检查　自身免疫性胃炎时，抗壁细胞抗体和抗内因子抗体可星阳性，血清促胃液素水平明显升高。多灶萎缩性胃炎时，血清促胃液素水平正常或偏低。

4. 胃液分析　自身免疫性胃炎时，胃酸缺乏；多灶萎缩性胃炎时，胃酸分泌正常或偏低。

（五）诊断要点

病程迁延，确诊有赖于胃镜及胃黏膜活组织病理学检查。幽门螺杆菌检测有助于病因诊断。

（六）治疗要点

1. 根除幽门螺杆菌感染　对幽门螺杆菌感染引起的慢性胃炎是否应常规根除幽门螺杆菌一直存在争论。根据 2006 年全国慢性胃炎共识意见，建议根除幽门螺杆菌治疗适用于：①伴有胃黏膜糜烂、萎缩及肠化生、异型增生；②有消化不良症状者；③有胃癌家族史。

目前多采用的治疗方案为一种胶体铋剂或一种质子泵抑制剂加上两种抗菌药物，如常用枸橼酸铋钾（colloidal bismuth subcitrate，CBS），每次 240mg，每天 2 次，与阿莫西林（每次 500 ~ 1 000mg，每天 2 次）及甲硝唑（每次 200mg，每天 4 次）3 药联用，2 周为 1 个疗程。抗生素还有克拉霉素（甲红霉素）、呋喃唑酮等。

2. 对症处理　根据病因给予对症处理。如因非甾体类抗炎药引起，应停药并给予抗酸药；如因胆汁反流，可用氢氧化铝凝胶来吸附，或予以硫糖铝及胃动力药以中和胆盐，防止反流；有胃动力学改变，可服用多潘立酮、西沙必利等。

3. 自身免疫性胃炎的治疗目前尚无特异治疗，有恶性贫血可肌内注射维生素 B_{12}。

4. 胃黏膜异型增生的治疗除给予上述积极治疗外，关键在于定期随访。对肯定的重度异型增生可选择预防性内镜下胃黏膜切除术。

（七）常用护理诊断/问题、措施及依据

1. 疼痛：腹痛　与胃黏膜炎性病变有关。

（1）休息与活动：指导患者急性发作时应卧床休息，并可用转移注意力，做深呼吸等方法来减轻焦虑，缓解疼痛。病情缓解时可进行适当的锻炼，以增强机体抗病力。

（2）热敷：用热水袋热敷上腹部，以解除胃痉挛，减轻腹痛。

（3）用药护理：遵医嘱给患者以清除幽门螺杆菌感染治疗时，注意观察药物的疗效及不良反应。

1）胶体铋剂：枸橼酸铋钾（CBS）为常用制剂，因其在酸性环境中方起作用，故宜在餐前半小时服用。服 CBS 过程中可使齿、舌变黑，可用吸管直接吸入。部分患者服药后出现便秘和粪便变黑，停药后可自行消失。少数患者有恶心、一过性血清转氨酶升高等，极少出现急性肾衰竭。

2）抗菌药物：阿莫西林服用前应询问患者有无青霉素过敏史，应用过程中注意有无迟发性过敏反应的出现，如皮疹。甲硝唑可引起恶心、呕吐等胃肠道反应，应在餐后半小时服用，并可遵医嘱用甲氧氯普胺、维生素 B_{12} 等拮抗。

2. 营养失调：低于机体需要量　与畏食、消化吸收不良等有关。

（1）饮食治疗的原则：向患者说明摄取足够营养素的重要性，鼓励患者少量多餐进食，以高热量、高蛋白、高维生素、易消化的饮食为原则。避免摄入过咸、过甜、过辣的刺激性食物。

（2）制定饮食计划：与患者共同制定饮食计划，指导患者及家属改进烹饪技巧，增加食物的色、香、味，刺激患者食欲。胃酸低者食物应完全煮熟后食用，以利于消化吸收，并可给刺激胃酸分泌的食

物，如肉汤、鸡汤等；高胃酸者应避免进食酸性、多脂肪食物。

（3）营养状况评估：观察并记录患者每天进餐次数、量、品种，以了解其摄入的营养素能否满足机体需要。定期测量体重，监测有关营养指标的变化，如血红蛋白浓度、血清蛋白等。

（八）其他护理诊断／问题

1. 焦虑　与病情反复、病程迁延有关。

2. 知识缺乏　缺乏对慢性胃炎病因和预防知识的了解。

（九）健康指导

1. 疾病知识指导　向患者及家属介绍本病的有关病因，指导患者避免诱发因素。教育患者保持良好的心理状态，平时生活要有规律，合理安排工作和休息时间。

2. 饮食指导　指导患者加强饮食卫生和饮食营养，养成有规律的饮食习惯；避免过冷、过热、辛辣等刺激性食物及浓茶、咖啡等饮料；嗜酒者应戒酒，防止乙醇损伤胃黏膜；注意饮食卫生。

3. 用药指导根据患者的病因、具体情况进行指导，如避免使用对胃黏膜有刺激的药物，必须使用时应同时服用制酸剂或胃黏膜保护剂；介绍药物的不良反应，如有异常及时复诊，定期门诊复查。

（十）预后

慢性胃炎长期持续存在，但多数患者无症状。少数慢性非萎缩性胃炎可演变为慢性多灶萎缩性胃炎，极少数慢性多灶萎缩性胃炎经长期演变可发展为胃癌。约 15% ~ 20% 幽门螺杆菌感染引起的慢性胃炎会发生消化性溃疡。

第四节　消化性溃疡的护理

消化性溃疡（peptic ulcer）主要指发生在胃和十二指肠的慢性溃疡，即胃溃疡（gastric ulcer，GU）和十二指肠溃疡（duodenal ulcer，DU）。因溃疡形成与胃酸／胃蛋白酶的消化作用有关而得名。溃疡的黏膜层缺损超过黏膜肌层，不同于糜烂。本病是全球性常见病，可发生于任何年龄。全世界约有 10% 的人口一生中患过此病。20 世纪 70 年代以来消化性溃疡的发病率有下降的趋势。

一、病因与发病机制

胃十二指肠黏膜具有一系列防御和修复机制，溃疡的发生是由于对胃十二指肠黏膜有损害作用的侵袭因素（aggressive factors）与黏膜自身防御／修复因素（defensive/repairing factors）之间失去平衡的结果。这种失平衡可能是由于侵袭因素增强，也可能是防御／修复因素减弱，或两者兼有之。GU 主要是防御／修复因素减弱，DU 则主要是侵袭因素增强。现将这些病因及导致溃疡发生的机制分述如下。

1. 幽门螺杆菌感染　幽门螺杆菌感染是消化性溃疡的主要病因，其机制尚未阐明。

2. 非甾体类抗炎药　非甾体类抗炎药（NSAID）如阿司匹林、吲哚美辛等是引起消化性溃疡的另一常见原因。大量研究资料表明，服用 NSAID 患者发生消化性溃疡及其并发症的危险性显著高于普通人群。NSAID 可直接作用于胃、十二指肠黏膜，透过细胞膜弥散入黏膜上皮细胞内，细胞内高浓度 NSAID 产生细胞毒而损害胃黏膜屏障。

3. 胃酸和胃蛋白酶　消化性溃疡的最终形成是由于胃酸／胃蛋白酶对黏膜自身消化所致，而胃蛋白酶的活性取决于胃液 pH，当胃液 pH 在 4 以上时，胃蛋白酶便失去活性，因此胃酸在其中起决定性作用，是溃疡形成的直接原因。

4. 其他因素　吸烟、遗传、胃十二指肠运动异常等原发病因能加重幽门螺杆菌或 NSAID 对胃黏膜的损伤。

二、病理

消化性溃疡大多为单发，也可多个，呈圆形或椭圆形。DU 多发生于球部，前壁较常见；GU 多在胃角和胃窦、胃体的小弯侧。DU 直径多小于 15mm，GU 一般小于 20mm，但巨大溃疡（DU> 20mm，GU

>30mm）亦非罕见，需与恶性溃疡鉴别。溃疡浅者累及黏膜肌层，深者则可达肌层，甚至浆膜层，穿破浆膜层时导致穿孔，血管破溃引起出血。溃疡边缘常有增厚，基底光滑、清洁，表面覆有灰白或灰黄色纤维渗出物。

三、临床表现

临床表现不一，部分患者可无症状，或以出血、穿孔等并发症为首发症状。典型的消化性溃疡有以下临床特征：①慢性过程，病史可达数年至数十年；②周期性发作，发作与自发缓解相交替，发作期可为数周或数月，缓解期也长短不一，发作常呈季节性，多在秋冬或冬春之交发病，可因精神情绪不良或过劳而诱发；③发作时上腹痛呈节律性，与进食有关。

1. 症状　以腹痛为主。

（1）腹痛：上腹部疼痛是本病的主要症状，可为钝痛、灼痛、胀痛甚至剧痛，或呈饥饿样不适感。疼痛部位多位于上腹中部、偏右或偏左。多数患者疼痛有典型的节律，DU 表现为空腹痛即餐后 2 ~ 4 小时或（及）午夜痛，进食或服用抗酸剂后可缓解；GU 的疼痛多在餐后 1 小时内出现，经 1 ~ 2 小时后逐渐缓解，至下餐进食后再次出现疼痛，午夜痛也可发生，但较 DU 少见。部分患者无上述典型疼痛，而仅表现为无规律性的上腹隐痛不适。也可因并发症而发生疼痛性质及节律的改变。

（2）其他：消化性溃疡除上腹疼痛外，尚可有反酸、嗳气、恶心、呕吐、食欲减退等消化不良症状，也可有失眠、多汗、脉缓等自主神经功能失调表现。

2. 体征　溃疡活动期可有上腹部固定而局限的轻压痛，DU 压痛点常偏右。缓解期则无明显体征。

3. 特殊类型的消化性溃疡　①无症状性溃疡：约 15% ~ 35% 消化性溃疡患者无任何症状，尤以老年人多见，多因其他疾病做胃镜或 X 线胃肠钡餐检查时偶然发现，或当发生出血或穿孔等并发症时，甚至于尸体解剖时始被发现。②老年人消化性溃疡：溃疡常较大，临床表现多不典型，常无任何症状或症状不明显，疼痛多无规律，食欲不振、恶心、呕吐、消瘦、贫血等症状较突出，需与胃癌鉴别。③复合性溃疡：指胃与十二指肠同时存在溃疡，多数 DU 发生先于 GU。其临床症状并无特异性，但幽门梗阻的发生率较单独 GU 或 DU 高。④幽门管溃疡：较为少见，常伴胃酸分泌过高。其主要表现为餐后立即出现较为剧烈而无节律性的中上腹疼痛，对抗酸药反应差，易出现幽门梗阻、穿孔、出血等并发症。⑤球后溃疡：指发生于十二指肠球部以下的溃疡，多位于十二指肠乳头的近端。其夜间痛和背部放射性疼痛较为多见，并发大量出血者亦多见，药物治疗效果差。

4. 并发症　出血、穿孔、幽门梗阻为主。

（1）出血：出血是消化性溃疡最常见的并发症，大约 50% 的上消化道大出血是由于消化性溃疡所致。

（2）穿孔：溃疡病灶向深部发展穿透浆膜层则并发穿孔。溃疡穿孔在临床上可分为急性、亚急性和慢性三种类型，以急性最为常见。

（3）幽门梗阻：主要由 DU 或幽门管溃疡引起。急性梗阻多因炎症水肿和幽门部痉挛所致，梗阻为暂时性，随炎症好转而缓解；慢性梗阻主要由于溃疡愈合后瘢痕收缩而呈持久性。

（4）癌变：少数 GU 可发生癌变，DU 则极少见。对长期 GU 病史，年龄在 45 岁以上，经严格内科治疗 4 ~ 6 周症状无好转，粪便隐血试验持续阳性者，应怀疑癌变，需进一步检查和定期随访。

四、实验室及其他检查

1. 胃镜和胃黏膜活组织检查　这是确诊消化性溃疡的首选检查方法。胃镜检查可直接观察溃疡部位、病变大小、性质，并可在直视下取活组织做病理检查和幽门螺杆菌检测。内镜下，消化性溃疡多呈圆形、椭圆形或呈线形，边缘光滑，底部有灰黄色或灰白色渗出物，溃疡周围黏膜可充血、水肿，可见皱襞向溃疡集中。

2. X 线钡餐检查　适用于对胃镜检查有禁忌或不愿接受胃镜检查者。溃疡的 X 线直接征象是龛影，对溃疡诊断有确诊价值。

3. 幽门螺杆菌检测　这是消化性溃疡的常规检测项目，其结果可作为选择根除幽螺杆菌治疗方案的依据。可通过侵入性（如快速尿素酶测定、组织学检查和幽门螺杆菌培养等）和非侵入性（如 ^{13}C 或 ^{14}C 尿素呼气试验、粪便幽门螺杆菌抗原检测等）方法检测出幽门螺杆菌。其中 ^{13}C 或 ^{14}C 尿素呼气试验检测幽门螺杆菌感染的敏感性及特异性均较高而无须胃镜检查，常作为根除治疗后复查的首选方法。

4. 粪便隐血试验　隐血试验阳性提示溃疡有活动，如 GU 患者持续阳性，应怀疑有癌变的可能。

五、诊断要点

慢性病程、周期性发作的节律性上腹疼痛，且上腹痛可为进食或抗酸药所缓解的临床表现，可做出初步诊断。但确诊有赖胃镜检查。X 线钡餐检查发现龛影也有确诊价值。

六、治疗要点

治疗的目的在于消除病因、缓解症状、愈合溃疡、防止复发和防治并发症。

1. 降低胃酸的药物　包括抗酸药和抑制胃酸分泌药两类。前者与胃内盐酸作用形成盐和水，使胃内酸度降低，对缓解溃疡疼痛症状有较好效果，常用碱性抗酸药有氢氧化铝、铝碳酸镁及其复方制剂等。但长期和大量应用，其不良反应较大，故目前很少单一应用抗酸药来治疗溃疡。

2. 保护胃黏膜药物　硫糖铝和枸橼酸铋钾（胶体次枸橼酸铋，CBS）目前已少用作治疗消化性溃疡的一线药物。但枸橼酸铋钾因兼有较强的抑制幽门螺杆菌作用，可在根除幽门螺杆菌联合治疗时使用，但此药过量蓄积会引起神经毒性，不宜长期服用。此外，前列腺素类药物米索前列醇具有增加胃十二指肠黏膜的黏液 / 碳酸氢盐分泌、增加黏膜血流和一定的抑制胃酸分泌作用，主要用于 NSAID 相关性溃疡的预防，但其可引起子宫收缩，孕妇忌服。

3. 根除幽门螺杆菌治疗　凡有幽门螺杆菌感染的消化性溃疡，无论初发或复发、活动或静止、有无并发症，均应予以根除幽门螺杆菌治疗。目前推荐以 PPI 或胶体铋剂为基础加上两种抗生素的三联治疗方案。如奥美拉唑（40mg/d）或枸橼酸铋钾（480mg/d）加上克拉霉素（500 ~ 1 000mg/d）和阿莫西林（2 000mg/d）或甲硝唑（800mg/d）。上述剂量每天分 2 次服，疗程 7 ~ 14 天。

4. 手术治疗　对于大量出血经内科治疗无效、急性穿孔、瘢痕性幽门梗阻、胃溃疡疑有癌变及正规治疗无效的顽固性溃疡可选择手术治疗。

七、护理评估

1. 病史　以了解治疗经过及大便颜色为主。

（1）患病及治疗经过：询问发病的有关诱因和病因，如发病是否与天气变化、饮食不当或情绪激动等有关；有无暴饮暴食、喜食酸辣等刺激性食物的习惯；是否嗜烟酒；有无经常服用 NSAID 药物史；家族中有无溃疡病者等。询问患者的病程经过，例如首次疼痛发作的时间，疼痛与进食的关系，是餐后还是空腹出现，有无规律，部位及性质如何，应用何种方法能缓解疼痛。曾做过何种检查和治疗，结果如何。

（2）目前病情与一般情况：询问此次发病与既往有无不同，是否伴有恶心、呕吐、嗳气、反酸等其他消化道症状，有无呕血、黑便、频繁呕吐等症状。日常休息与活动如何等。

（3）心理 – 精神 – 社会状况：本病病程长，有周期性发作和节律性疼痛的特点，如不重视预防和正规治疗，病情可反复发作并产生并发症，从而影响患者的工作和生活，使患者产生焦虑急躁情绪。应注意评估患者及家属对疾病的认识程度，评估患者有无焦虑或恐惧等心理，了解患者家庭经济状况和社会支持情况如何，患者所能得到的社区保健资源和服务如何。

2. 身体评估全面了解全身状况及腹部体征。

（1）全身状况：有无痛苦表情，有无消瘦、贫血貌，生命体征是否正常。

（2）腹部体征：上腹部有无固定压痛点，有无胃蠕动波，全腹有无压痛、反跳痛，有无腹肌紧张，有无空腹振水音，有无肠鸣音减弱或消失等。

3. 实验室及其他检查　主要有以下几方面。

（1）血常规：有无红细胞计数、血红蛋白减少。

（2）粪便隐血试验：是否为阳性。

（3）幽门螺杆菌检测：是否为阳性。

（4）胃液分析：BAO 和 MAO 是增高、减少还是正常。

（5）X 线钡餐造影：有无典型的溃疡龛影及其部位。

（6）胃镜及黏膜活检：溃疡的部位、大小及性质如何，有无活动性出血。

八、常用护理诊断 / 问题

1. 疼痛：腹痛与胃酸刺激溃疡面，引起化学性炎症反应有关。

2. 营养失调：低于机体需要量　与疼痛致摄入量减少及消化吸收障碍有关。

九、目标

（1）患者能描述引起疼痛的因素。

（2）能应用缓解疼痛的方法和技巧，疼痛减轻或消失。

（3）能建立合理的饮食习惯和结构。

十、护理措施及依据

1. 疼痛　以缓解腹痛为主要护理目的。

（1）帮助患者认识和去除病因：向患者解释疼痛的原因和机制，指导其减少或去除加重和诱发疼痛的因素：①对服用 NSAID 者，若病情允许应停药；若必须用药，可遵医嘱换用对胃黏膜损伤少的 NSAID，如塞来昔布或罗非昔布；②避免暴饮暴食和进食刺激性饮食，以免加重对胃黏膜的损伤；③对嗜烟酒者，劝其戒除，但应注意突然戒断烟酒可引起焦虑、烦躁，反过来也会刺激胃酸分泌，故应与患者共同制定切实可行的戒烟酒计划，并督促其执行。

（2）指导缓解疼痛：注意观察及详细了解患者疼痛的规律和特点，并按其疼痛特点指导缓解疼痛的方法。如 DU 表现为空腹痛或午夜痛，指导患者在疼痛前或疼痛时进食碱性食物（如苏打饼干等），或服用制酸剂。也可采用局部热敷或针灸止痛。

（3）休息与活动：溃疡活动期且症状较重者，嘱其卧床休息几天至 1 ~ 2 周，可使疼痛等症状缓解。病情较轻者则应鼓励其适当活动，以分散注意力。

（4）用药护理：根据医嘱给予药物治疗，并注意观察药效及不良反应。

1）抗酸药：如氢氧化铝凝胶等，应在饭后 1 小时和睡前服用。服用片剂时应嚼服，乳剂给药前应充分摇匀。抗酸药应避免与奶制品同时服用，因两者相互作用可形成络合物。酸性的食物及饮料不宜与抗酸药同服。氢氧化铝凝胶能阻碍磷的吸收，引起磷缺乏症，表现为食欲不振、软弱无力等症状，甚至可导致骨质疏松。长期大量服用还可引起严重便秘、代谢性碱中毒与钠潴留，甚至造成肾损害。若服用镁制剂则易引起腹泻。

2）H_2 受体拮抗剂：药物应在餐中或餐后即刻服用，也可把 1 天的剂量在睡前服用。若需同时服用抗酸药，则两药应间隔 1 小时以上。若静脉给药应注意控制速度，速度过快可引起低血压和心律失常。西咪替丁对雄激素受体有亲和力，可导致男性乳腺发育、阳痿以及性功能紊乱，且其主要通过肾脏排泄，用药期间应监测肾功能。此外，少数患者还可出现一过性肝损害和粒细胞缺乏，亦可出现头痛、头晕、疲倦、腹泻及皮疹等反应，如出现上述反应需及时协助医生进行处理。因药物可随母乳排出，哺乳期应停止用药。

3）质子泵抑制剂：奥美拉唑可引起头晕，特别是用药初期，应嘱患者用药期间避免开车或做其他必须高度集中注意力的工作。此外，奥美拉唑有延缓地西泮及苯妥英钠代谢和排泄的作用，联合应用时需慎重。兰索拉唑的主要不良反应包括皮疹、瘙痒、头痛、口苦、肝功能异常等，轻度不良反应不影响继续用药，较为严重时应及时停药。泮托拉唑的不良反应较少，偶可引起头痛和腹泻。

4）其他药物：硫糖铝片宜在进餐前1小时服用，可有便秘、口干、皮疹、眩晕、嗜睡等不良反应。不能与多酶片同服，以免降低两者的效价。

2. 营养失调：低于机体需要量　增加热能及补充高蛋白。

（1）进餐方式：指导患者有规律地定时进食，以维持正常消化活动的节律。在溃疡活动期，以少食多餐为宜，每天进餐4～5次，避免餐间零食和睡前进食，使胃酸分泌有规律。一旦症状得到控制，应尽快恢复正常的饮食规律。饮食不宜过饱，以免胃窦部过度扩张而增加促胃液素的分泌。进餐时注意细嚼慢咽，避免急食，咀嚼可增加唾液分泌，后者具有稀释和中和胃酸的作用。

（2）食物选择：选择营养丰富，易消化的食物。除并发出血或症状较重外，一般无须规定特殊食谱。症状较重的患者以面食为主，因面食柔软易消化，且其含碱能有效中和胃酸，不习惯于面食则以软米饭或米粥替代。由于蛋白质类食物具有中和胃酸作用，可适量摄取脱脂牛奶，宜安排在两餐之间饮用，但牛奶中的钙质吸收有刺激胃酸分泌的作用，故不宜多饮。脂肪到达十二指肠时虽能刺激小肠分泌抑促胃液素，抑制胃酸分泌，但同时又可引起胃排空减慢，胃窦扩张，致胃酸分泌增多，故脂肪摄取应适量。应避免食用机械性和化学性刺激性强的食物。机械性刺激强的食物指生、冷、硬、粗纤维多的蔬菜和水果，如洋葱、韭菜、芹菜等。化学性刺激强的食物有浓肉汤、咖啡、浓茶和辣椒、酸醋等调味品等。

（3）营养监测：监督患者采取合理的饮食方式和结构，定期测量体重、监测血清清蛋白和血红蛋白等营养指标。

十一、评价

（1）患者能说出引起疼痛的原因，情绪稳定，戒除烟酒，饮食规律，能选择适宜的食物，未见因饮食不当诱发疼痛。

（2）能正确服药，上腹部疼痛减轻并逐渐消失。

（3）能建立合理的饮食方式和结构，营养指标在正常范围内。

十二、其他护理诊断 / 问题

1. 焦虑　与疾病反复发作，病程迁延有关。

2. 知识缺乏　缺乏有关消化性溃疡病因及预防知识。

3. 潜在并发症　上消化道大量出血、穿孔、幽门梗阻、癌变。

十三、健康指导

1. 疾病知识指导　向患者及家属讲解引起和加重消化性溃疡的相关因素。指导患者保持乐观情绪，规律生活，避免过度紧张与劳累，选择合适的锻炼方式，提高机体抵抗力。指导患者建立合理的饮食习惯和结构，戒除烟酒，避免摄入刺激性食物。

2. 用药指导　与病情监测教育患者遵医嘱正确服药，学会观察药效及不良反应，不随便停药或减量，防止溃疡复发。指导患者慎用或勿用致溃疡药物，如阿司匹林、咖啡因、泼尼松等，定期复诊。若上腹疼痛节律发生变化或加剧，或者出现呕血、黑便时，应立即就医。

十四、预后

由于内科有效治疗的发展，预后远较过去为佳，死亡率显著下降。死亡主要见于高龄患者，由于大出血和急性穿孔等并发症所致。

第五章 血管外科疾病护理

第一节　血管损伤护理

无论是平时或是战时，各种原因引起的血管损伤均十分常见，二次世界大战中四肢大血管损伤占1%，而四肢神经损伤为10%，近年来有增加的趋势。急救和治疗正确与否直接关系到肢体的成活及其质量，有时甚至因处理不当危及生命。

血管损伤的治疗历史悠久，但以前都采取结扎血管为主的止血疗法，直到20世纪末和21世纪初才尝试血管吻合方法。Murphy（1896）首先对肢体动脉采用套接吻合法取得初步成功，Carrel（1903）创作三点吻合法，Lexer（1907）开展使用大隐静脉替换移植修复动脉缺损等一系列的成功，奠定了血管吻合及移植的基础。可是一、二次世界大战期间，由于条件受到限制，不能广泛开展血管吻合或移植术，结果使截肢率高达49%左右。1950年朝鲜战争广泛开展血管吻合或移植术，使截肢率降低到13%以下。1960年以后，随着显微外科技术的不断发展，血管吻合的成功率已经超过95%，挽救了许多患者的生命。我野战外科研究所研制的血管吻合器经实验和临床证实对1.5mm以上的血管吻合后通畅率较高。

一旦面临血管损伤患者，必须及时采用诊疗措施，包括急救止血、抗休克、预防感染、清创、血管修复重建及术后处理方面，以便较好地挽救患者的肢体和生命。

一、四周血管损伤

1. 临床表现　一般根据临床表现即可对血管伤做出正确诊断。

（1）出血：血管断裂或破裂常有较大量出血。开放性动脉出血呈鲜红色，多为喷射状或搏动性出血；如损伤的位置较深，可见大量鲜红色血液从伤口涌出。闭合性血管伤时，损伤部位肢体常因出血而显著肿胀，时间稍长者有广泛皮下瘀血，有时形成张力性或搏动性大血肿。

1）低血压及休克：出血较多者因血容量减少，可出现低血压并导致失血性休克及创伤性休克。

2）肢体远端血供障碍：其主要表现为肢体远端动脉（如桡动脉、足背动脉）搏动消失或甚微弱，见于主要动脉损伤、栓塞或受压而血流不通者。检查时应注意勿将检查者自己手指的血管搏动误认为是伤员的血管搏动。肢体暴露于寒冷气候或伤员处于休克状态时，远侧脉搏动亦可变弱或摸不清，应注意两侧对比。在侧支循环丰富的部位，即使肢体主要血管损伤或不通，远端有的仍可摸到脉搏；侧支循环不丰富部位的主要动脉损伤，若为不完全断裂而伤部血流尚未中断，有时远端仍可触及动脉搏动，但常较对侧为弱。绝不可因远端有脉搏存在而排除主要动脉损伤的可能性。四肢主要动脉伤患者中约22.2%远端动脉搏动仍存在。

（2）皮肤苍白：是远端肢体完全缺血或血供严重不足的表现。主要血管虽受损伤而远段肢体仍有一定量血供者，皮肤苍白不明显。

（3）皮肤温度下降：应在同样条件下与健侧对比。如用皮肤温度计测量，皮肤较健侧低3℃以上才有意义。夏季室温高于皮温时，用皮肤温度计测量即无意义。

（4）毛细血管充盈时间延长：肢体供血严重不足或完全中断时，远端毛细血管充盈时间显著延长或充盈不明显，但应注意，在发生静脉阻塞后发生动脉阻塞的伤肢，因毛细血管和小静脉床中有瘀血留存，肢体虽无血循环，毛细血管充盈时间仍可为正常或接近正常，但这类充盈呈暗红色，与正常充盈颜色不同，应注意鉴别。

（5）疼痛：是神经对缺血的早期反应。远端肢体疼痛严重时，应考虑缺血的可能性。

（6）感觉障碍：随着缺血时间的延长，肢体由疼痛转入感觉减退、麻木，最后感觉可完全丧失。但感觉减退或丧失也可能是神经损伤的结果。其鉴别要点是缺血引起的感觉障碍多呈套式，而神经损伤引起的感觉障碍则与神经分布相一致。

（7）运动障碍：肌肉对血运很敏感，缺血时间稍长，肌肉运动随即减退以致完全丧失。下肢踇伸肌对缺血极为敏感，故下肢缺血时踇趾背伸障碍出现最早。运动障碍也可能是运动神经缺血损伤所致。

（8）远端无活动性出血：如经上述观察和检查仍不能确定肢体有无血循环，可在伤肢末端（手指或足趾）用粗针或小尖刀刺一小伤口，观察有无活动性出血和颜色。无出血或仅有少量出血随即中止者，均为血运丧失的表现。

（9）搏动性血肿：闭合性动脉伤或伤口小而深的开放性血管伤，在伤口被血块或肿胀的软组织堵塞时，可因内出血而形成搏动性血肿。这种情况多出现于较粗而压力高的血管，如股动脉、腘动脉、锁骨下动脉和腋动脉等，后期可形成假性动脉瘤。

2. 辅助检查

（1）有创性检查：血管伤的诊断主要依靠分析受伤史和细致检查。早期血管伤如诊断和定位明确，无论战时或平时均不必做血管造影。在诊断和定位困难的病例，有条件时可做血管造影术。血管造影术可显示血管多处伤。晚期动脉伤、假性动脉瘤或动静脉瘘，均应做血管造影，以明确损伤部位、范围和侧支循环情况。

1）适应证：血管病变，如狭窄、血栓形成、动脉瘤、动静脉瘘、血管瘤等；血管发育上的改变，如畸形、缺如、异常分支等；血管外伤；软组织病变或器官病变，如软组织肿块的诊断和鉴别诊断，某些器官的病变如肺隔离症、肾动脉狭窄、肿瘤、肝内肿瘤等的诊断。

2）禁忌证：对造影剂有过敏反应者；严重的肾功能衰竭、血尿素氮水平过高、中等度蛋白尿或尿少、尿闭者；严重的肝脏功能衰竭者；心脏功能代偿不全，心力衰竭临床表现严重者；甲状腺功能亢进者；有出血倾向或出血体质（血友病）或在抗凝血治疗中；其他禁忌，如穿刺部位有炎症及感染者。

3）血管造影的并发症：过敏反应；血栓形成；栓塞；出血及血肿形成；中枢神经损害（脊髓损害及脑组织损害）；感染；肢体坏死。

血管造影术应在手术者与放射科医师密切配合下进行，必要时采用自动换片法摄取系列照片或电影摄影法摄取血流动态图像。穿刺造影法与显露法及导管造影法相比，较为安全简单。

（2）无创性检查：随着医学工程的迅速发展，尤其是应用电子计算机对数据进行处理，周围血管的无损伤性检查技术已日趋成熟，如数控减影血管造影术、电阻抗容积描记、超声血管成像技术、超声血流流速描记照相图、光电血流测定、同位素扫描、节段性测压、经皮组织氧张力测定及核磁共振显像等。根据不同情况选择应用，对血管伤早期诊断、术中监护和疗效测定，对于推动与血管伤有关的基础理论研究，可起到积极作用。

多普勒血流检测仪的应用，对诊断血管损伤是一种有价值的辅助方法。袖珍型多普勒血流检测仪体积小，操作方便，有的还能接心电图机，做出示波记录，简便易行，准确性高，即使在受损动脉应用多普勒听诊法也可得出明确结果。

（3）手术探查：对诊断明确的主要血管伤，应尽早手术修复。对临床症状表明主要动脉伤可能性较大而不能明确诊断的病例，亦应早期手术探查，虽有阴性探查的可能，但漏诊或延误处理，则可导致丧失肢体或生命。如延误诊治，远端血管床可发生广泛栓塞，使血管修复失败；有时修复血流畅通，但肌肉因长时间缺血而广泛坏死，最终仍不免截肢。故在急性肢体缺血情况下，不应消极等待观察或采取保守治疗。当有锐性物件刺入及存留于颈根或胸腹部，可能有主要血管损伤时，应将伤者护送至手术室，在准备有控制受伤血管的条件下，方能取除异物，否则可造成难以控制的大出血，以致丧失生命。

3. 诊断　主要根据受伤史和临床检查，应做到诊断及时准确、防止漏诊、早期处理。熟悉血管解剖，掌握血管与骨、关节及脏器的关系，了解创伤的性质、部位和弹道方向等，对判断血管损伤有很大帮助。

凡主要血管经路的火器伤、切割伤、骨折、脱位及挫伤等，均应警惕血管伤的可能性，高速子弹或弹片伤如伤到邻近主要血管，清创时应探查血管。有时子弹虽未穿过血管，但冲击波可造成血管严重挫伤，导致栓塞或破裂。

4. 治疗　由于血管外科器械设备改进和技术操作提高，使血管伤的治疗效果比较满意，其疗效与诊断延误、复合损伤、技术错误以及术后处理不当有密切关系。血管伤处理的目的，首先在于通过及时止血、纠正休克、挽救伤员生命，其次是做好伤口的清创，完善处理损伤血管，争取尽早恢复肢体循环，保全肢体，减少残废。同时应认真处理好骨关节及神经等合并伤，以改善肢体功能。

（1）急救止血。

1）加压包扎法：四肢血管伤大多可用加压包扎法止血。用较多无菌纱布或洁净敷料覆盖伤口，对较深较大的出血伤口，宜用敷料填充，再用较多敷料环绕伤段周径，外用绷带加压包扎。加压的力量以能止血为度，使肢体远端仍有循环存在。包扎过紧，其效用如止血带。包扎后应抬高患肢，注意观察出血情况和肢体远侧循环，迅速送至有条件医院做终极外科处理。

2）指压法：为止血的短暂应急措施。可用于颈总、肱、股及颞动脉等处，对判断为肢体主要动脉损伤、出血迅猛需立即控制者，可用手指或手掌压迫出血动脉的近侧端。应将血管压向深部骨骼，随即用包扎法或其他方法止血。

3）止血带法：止血带为有效的四肢止血工具，使用恰当可挽救一些大出血伤员的生命；使用不当则可带来严重并发症，以致引起肢体坏死，肾功能衰竭，甚至死亡。平时、战时均有因止血带使用不当而造成严重后果者，应引为教训。

适应证：股动脉、腘动脉和肱动脉损伤引起的大出血，不能用加压包扎止血时，应立即使用止血带。

止血带的选择：充气止血带压力均匀，压力大小可以调节，是理想的止血带。但在战场上不便携带。宽橡胶带式止血带接触面大，弹性好、携带方便，适用于战场或事故现场应用。橡胶管止血带使用方便，止血效果好，但接触面小，易损伤组织。较宽的帆布带止血带也可应用，布带、绳索等代用止血带压力不易掌握，对组织损伤大，一般不宜使用。

上止血带的部位：一般缚在上臂的上 1/3 或大腿中份。如肢体已无法保留，止血带应缚在伤口稍上方处，缚止血带处应加衬垫，以免压坏皮肤。

止血带的松紧度：止血带的压力不可过大，以阻断动脉出血为度；但也不可过松，否则只能阻断静脉血回流，而不能阻断动脉血，反而增加出血。

上止血带的时间：上止血带的时间应尽可能短。使用止血带的伤员应佩带显著标记优先后送，早做外科处理。应争取在 1.5 ~ 2h 内采取进一步止血措施，及早去除止血带，以免发生危险，亦可解除患者痛苦。

止血带的松放：后送途中不要松放止血带，否则出血不易控制，超过上述时间而必须松放止血带者，须先用无菌干纱布填塞伤口，然后仔细松放止血带，观察是否继续出血。松放止血带宜在分级救治机构，在有准备的条件下进行，如松放止血带改用加压包扎后伤口继续出血，可改用其他方法止血或重新上止血带。上止血带过久松放时易发生出血性休克，应密切注意。若缚扎止血带时间超过 5 ~ 6h，远端肢体已有坏死现象，应行截肢术。在原止血带近端消毒皮肤，加上新止血带，然后去除原止血带，消毒皮肤后行开放截肢术。

4）钳夹止血法：如可能在伤口内用止血钳夹住出血的大血管的断端，连止血钳一起包扎在伤口内，迅速后送。注意不可盲目钳夹，以免伤及邻近神经或成段血管，影响修复。

5）血管结扎法：无修复血管条件而需长途后送者，可做初步清创，结扎血管断端，缝合皮肤，不上止血带，迅速后送。可减少感染机会，防止出血和长时间使用止血带的不良后果。

（2）治疗休克和多发伤：几乎所有胸、腹部大血管损伤者皆出现严重休克，肢体血管损伤大约有33%的病例出现休克。出血多少与动脉大小、完全或不完全断裂及治疗是否及时适当有关。应先止血，纠正休克和处理其他紧急情况，然后进行血管伤的处理。在处理血管伤的过程中亦常有出血，应及时输血补液，恢复血容量和血压，纠正脱水和水电解质失调。在急救止血和纠正休克的同时，应迅速处理多发伤和危及生命的脏器伤。如疑胸、腹、颈根部以及股部有大血管损伤时，应及时送手术室，或在做动脉造影的同时，着手准备手术探查。

（3）动脉损伤处理的时间因素：早期诊断、及时手术是治疗血管损伤、取得成功的关键之一，动脉伤的处理时间与死亡率、截肢率、感染率和肢体缺血性挛缩发生率均有密切关系。在Miller的肢体缺血动物实验中，缺血1～6h 90%肢体成活，缺血12～18h 50%成活，24h后仅20%成活。有学者处理82例急性四肢主要动脉伤，伤后12h内处理60例肢体全部存活，发生缺血性挛缩者仅1例（1.70%）；伤后12h以上处理者22例，有3例（13.60%）需截肢，6例（27.30%）后遗缺血性挛缩畸形，还有5例因来院过晚，接诊时肢体已有坏死征象，虽试行修复血管，恢复了循环，但终因肌肉广泛坏死和继发性大出血、肾功能衰竭或气性坏疽，为挽救患者生命，而及时截肢。故早期修复血管恢复血流，非常重要。

肢体对缺血的耐受性难以估计，因其组成细胞对缺氧的敏感程度不同。肌肉纤维和周围神经对缺血的耐受性较皮肤和皮下组织低。通常认为4～6h为缺血安全期，在此期间骨骼肌和周围神经遭受永久性损伤的机会甚小；缺血长达8～12h，则血管重建的疗效锐减。故应力争于伤后8～12h内修复血管，恢复血流。

时间因素固然重要，但并非绝对，还应考虑伤部伤情、气温和急救等因素。侧支循环差的动脉伤（如腘动脉伤、股动脉伤）、钝性伤、挤压伤、动静脉复合伤、广泛骨骼与软组织损伤、天气炎热和使用止血带等，均易使肌肉发生坏死。但临床上尚难确定一个时限，超过此限即不能进行动脉修复术。有些病例虽伤后时间较稍长，只要伤肢肌肉尚未达到不可逆的变性和坏死程度，仍应争取修复血管。有学者对6例伤后超过24h的动脉伤进行修复，均挽救了肢体，其中最长1例为伤后52h，经静脉移植修复后肢体循环及功能良好。

（4）血管伤的术后处理。

1）严密观察伤者一般情况：对大血管或复合伤者应及时监护呼吸、脉搏、血压、尿量及神志等。某些重要脏器的损伤在术后早期才逐渐出现临床表现，如颅内或胸部损伤伴有局限性血肿等，必须及时发现与治疗。

2）密切观察伤肢血循环：观察伤肢动脉搏动、皮温、皮色、表浅静脉充盈及毛细血管充盈情况。如肢体远侧温度骤降3～4℃而肿胀不明显，多系动脉栓塞或局部血肿压迫，应立即手术探查。发现血管栓塞，须切除缝合处重新吻合或做自体静脉移植。如肢体肿胀、发绀明显，血回流不佳，而抬高患肢又不能改善，多系静脉栓塞，亦应立即手术探查。上述循环危象如处理及时常获成功，拖延过久则可导致修复失败。

3）固定：用石膏托或管型石膏固定关节于半屈曲位4～5周，使缝合处没有张力。以后逐渐伸直关节，但不可操之过急，以免缝线崩开引起出血或假性动脉瘤等并发症。如使用管型石膏，应在石膏成型后即刻松解，以免肢体受压。

4）体位：保持伤肢稍高于心脏平面。不可过高或过低，如静脉回流不足，可稍抬高。

5）防治感染：使用抗菌药，适当处理伤口，保持良好引流，密切观察感染，特别是气性坏疽发生的可能。感染控制后，根据伤口情况，做延期或二期缝合或植皮消除创面。如能及时发现伤口感染，早期充分引流，适当使用抗菌药，仍可保持血管修复效果。

6）继发性大出血：初期处理止血不良、感染、吻合口张力过大导致血管破裂、存留弹片损伤、血管壁坏死、修复血管裸露无健康组织覆盖、受引流物压迫坏死或因对动脉伤漏诊和使用抗凝药物不当等。出血时间多在伤后7 ~ 14天。因此应注意预防，做好清创，充分引流，防止感染。清创时妥善处理血管，不可遗漏，伤肢要制动。对动脉伤形成血肿，将形成假性动脉瘤者，应卧床休息，注意观察。不使用全身抗凝药，对继发性出血应立即处理，清除血肿、止血，次要动脉宜结扎，重要动脉宜争取修复。伤口感染严重或肌肉广泛坏死者须截肢。

7）抗凝药物的应用：血管修复的成功，主要依靠认真细致地操作和处理上的正确无误，不在于手术后使用全身抗凝剂。一般情况下，不宜使用全身抗凝剂以免增加出血危险。为了防止吻合血管时出现凝血，应在局部使用抗凝剂，并不时冲洗血管及吻合处。吻合完毕后，即用大量生理盐水冲洗伤口，去除肝素及血块等。

二、创伤性动脉瘤

创伤性动脉瘤为创伤所致的动脉瘤，其瘤壁非为完整的动脉壁，仅为动脉内膜或周围纤维组织构成，故又称假性动脉瘤。在四肢动脉瘤中，创伤性动脉瘤多见，可见于四肢各动脉，以股、腘动脉多见。

1. 病因与病理　创伤可为直接暴力或间接暴力损伤。前者如弹片、刺戳等贯穿伤，使动脉壁破裂、断离；后者如爆炸伤，距离动脉本身虽有一定距离，但因高速、高压力量的传递波及动脉，造成动脉严重挫伤，使动脉壁撕裂。此外，动脉内膜剥除、动脉吻合及人工血管移植等术后，也可引起创伤性动脉瘤。

动脉壁创伤破裂出血，因附近有较厚的软组织，伤道小而曲折，血液不易流出，形成与动脉相通的血肿。4 ~ 6周后，血肿外壁组织纤维化，形成瘤壁，创伤性动脉瘤大多属此类。动脉瘤可发生破裂、继发感染及动脉栓塞。

2. 诊断　患者有明确创伤史，伤后局部出现搏动性肿块，常有胀痛或跳痛，如涉及附近神经，则有麻木及放射痛。并发感染，则为持续性剧痛。肢体远端可出现缺血症状。局部检查，沿动脉行径可见局部隆起，能扪及膨胀性搏动性肿块，表面有收缩期震颤和杂音。压迫阻断肿块近侧动脉主干血流，肿块可缩小，搏动、震颤及杂音均减轻或消失。远侧肢体缺血时，皮肤苍白，肌肉萎缩，甚至趾端出现溃疡或坏死，远侧动脉搏动减弱或消失。

根据病史及临床表现，一般诊断并无困难。难于确诊时，可行超声波检查、诊断性穿刺及动脉造影。动脉造影可以确定动脉瘤的部位、大小、范围及侧支循环情况，一般术前宜常规应用。

3. 治疗　外科手术是治疗创伤性动脉瘤的唯一有效措施。

（1）手术时机：创伤性动脉瘤破裂或瘤内血栓脱落致动脉栓塞而影响肢体存活者，应紧急手术；动脉瘤迅速增大有破裂倾向、严重压迫周围神经或并发感染者，应尽早手术；一般在受伤后1 ~ 2个月，伤口已经愈合，局部和邻近组织炎症水肿消退后，即可手术。由于血管移植的发展，不必等待3 ~ 6个月侧支循环充分形成后才手术。

（2）手术方法：应根据动脉瘤的部位、大小、局部解剖条件、有无合并感染及侧支循环情况等决定。一般可选用下列手术方法。

1）动脉瘤切除及动脉对端吻合术：较大的肢体主干动脉，切除动脉瘤后，游离近、远两端血管，行两断端血管对端吻合。

2）动脉瘤切除及血管移植术：若动脉瘤较大，切除后血管缺损较长，无法行对端吻合，可用自体静脉或人工血管移植。

3）动脉瘤切除及近、远侧动脉结扎术：非主要动脉的动脉瘤，可切除瘤体，结扎两断端动脉。

4）动脉瘤腔内修补术：阻断瘤体两端血流，切开瘤壁，找到动脉裂口，行单纯缝合修补或用补片修补。

5）动脉瘤两端动脉结扎、自体静脉解剖位外旁路移植、瘤腔引流术：用于感染性动脉瘤。

第二节 急性动脉栓塞护理

急性动脉栓塞是指源于心脏或近侧动脉壁的血栓或动脉硬化性斑块脱落，或外源性栓子进入动脉，被血流冲向远侧，造成远端动脉管腔堵塞，肢体、脏器、组织等缺血的病理过程。肢体动脉栓塞时，出现肢体苍白、疼痛、无脉、运动和感觉障碍，下肢动脉栓塞较上肢动脉常见，且易造成肢体缺血、坏疽；既往栓子来自风湿性心脏瓣膜的血栓脱落而致外周动脉栓塞。目前动脉栓塞的主要原因是动脉硬化性心脏病，导致心房颤动和心肌梗死，心脏附壁血栓脱落或动脉硬化性斑块脱落。患者年龄由既往平均50余岁上升到目前70余岁。尽管外科手术技巧、术后护理、监护和支持手段等医疗措施增强，由于患者平均年龄增加和伴发疾病复杂，仍有较高的病死率和手术死亡率。

一、病因

栓子的来源非常广泛，包括：①心脏和血管系统内源性的附壁血栓，心房黏液瘤，动脉硬化性斑块，静脉栓子通过未闭的卵圆孔进入动脉循环的反常血栓等；②非心血管系统的内源性栓子，肿瘤瘤栓，羊水、脂肪栓塞等；③外源性栓子包括介入治疗的导管或导丝断裂，空气、子弹等外界异物进入动脉系统形成的栓子；④另有极少部分病例栓子来源不明。尽管心脏疾病谱发生变化，心源性栓子仍是动脉栓塞的主要原因。

1. 心源性栓子　心源性栓子是自发性动脉栓塞的主要原因，占所有病例的80% ~ 90%，在过去50年中，心脏疾病谱发生显著变化，由风湿性心脏病为主渐向动脉硬化性心脏病转换，过去栓子主要来源于风湿性心瓣膜病的附壁血栓，而今动脉硬化性心脏病引起房颤或心肌梗死，心房或心室附壁血栓脱落是主要原因。动脉硬化性心脏病占心源性血栓来源的60% ~ 70%，而风湿心瓣膜病变和瓣膜纤维化占30% ~ 40%。

（1）心房颤动：是心源性栓子的主要原因。房颤与2/3 ~ 3/4的外周动脉栓塞病例有关。房颤患者血栓常在左心耳内形成，普通心脏超声难以探及此处血栓，食管超声也不易准确探及此处血栓。动脉硬化是房颤的主要致病因素，这也解释在风湿性心瓣膜病变日渐减少的情况下，动脉栓塞仍常见。

（2）心肌梗死：是仅次于房颤的心源性致病因素。心肌梗死致心肌纤维化，室壁瘤形成，导致心脏附壁血栓。Panetta及同事报道400例外周动脉栓塞病例中，心肌梗死占20%。前壁心梗易致左室附壁血栓。5%左室附壁血栓病例发生动脉栓塞。在需手术治疗的急性肢体缺血病例，心电图有变化的病例有较高死亡率。术前仔细分析心电图改变及心肌同工酶谱的变化，提示患者预后。心肌梗死病例后期发生动脉栓塞常表明左室壁瘤形成。

（3）人工心瓣膜：人工机械瓣膜置换术后，患者抗凝不充分或因种种原因停止抗凝后，常发生血栓。血栓常发生在人工瓣膜缝线周围，或在血流较慢的瓣叶交界处。

（4）其他心源性血栓来源：心房黏液瘤，细菌或真菌性心内膜炎等是少见的心源性血栓致病因素。在没有风湿性和动脉硬化心脏病的年轻动脉栓塞患者，怀疑感染性心内膜炎可能。取出血栓做病理检查，当血栓中发现白细胞和细菌时，更应高度怀疑有该病可能。

2. 非心源性栓子非心源性栓子　占动脉栓塞原因5% ~ 10%。

（1）血管源性：①近端血管的动脉硬化性斑块脱落，动脉瘤如主髂动脉瘤、股动脉瘤、腘动脉瘤或锁骨下动脉瘤的附壁血栓脱落引起肢端动脉栓塞；②反常栓塞：常发生在肺动脉栓塞后，肺动脉高压引起右心室向左心室的反流，静脉系统的血栓从右心跨过开放的卵圆孔到达左心，引起动脉栓塞。

（2）外源性：非心源性肿瘤或其他外源性物质进入血管系统，常见原发性或转移性肺恶性肿瘤，易侵犯肺血管床和心脏。当存在肺动脉高压和右心向左心反流时，静脉系统内的肿瘤和异物也可致反常栓塞。

（3）医源性：心脏、血管手术及腔内血管诊断治疗，大大增加医源性动脉栓塞比例。Sharma报道45%动脉硬化性斑块栓塞是医源性，其中85%发生在腹主动脉、髂动脉或股腘动脉造影时，约15%发生在手术中。应用抗血小板聚集的药物，可降低血管造影时动脉栓塞发生率。

3. 隐匿性：占 5% ~ 10% 随着诊断技术不断改进，隐匿性栓塞逐渐减少。有时急性动脉栓塞和血栓形成不易鉴别。在特殊人群如恶性肿瘤患者，应考虑高凝状态。

二、病理解剖和病理生理

急性动脉栓塞造成病理变化包括局部变化（栓塞动脉及受累肢体的变化）和全身变化（血流动力学变化和组织缺血、缺氧所致代谢变化）。

1. 栓塞部位 肢体动脉栓塞占所有病例 70% ~ 80%，下肢动脉栓塞病例 5 倍于上肢动脉栓塞。约 20% 动脉栓塞病例累及脑血管，约 10% 累及内脏动脉。急性动脉栓塞易发生在动脉分叉部位，股动脉分叉最常见，占 35% ~ 50%，腘动脉分叉处次之，股动脉和腘动脉栓塞是主动脉和髂动脉栓塞的 2 倍。然而动脉硬化性疾病使传统的栓塞部位发生变化。动脉硬化多节段、多平面狭窄性病变，使血栓不单纯局限于血管分叉部位，也可栓塞于动脉狭窄部位。

2. 动脉栓塞局部变化 动脉栓塞的预后很大程度上取决于栓塞动脉侧支循环建立情况，栓子停留在动脉分叉部位，阻断动脉血流并完全阻断侧支循环，引起肢体严重缺血。下述三方面机制更加重肢体缺血：①动脉血栓蔓延，阻断动脉主干和侧支循环血供，是加重缺血主要继发因素，早期积极抗凝治疗，预防血栓蔓延，保护肢体侧支循环；②局部代谢产物聚集，组织水肿，引起骨筋膜室综合征；③细胞水肿，引起小动脉、小静脉和毛细血管管腔严重狭窄和闭塞，加重组织缺血和静脉回流障碍。缺血时间、缺血程度、缺血再灌注损伤影响毛细血管壁完整性。缺血再灌注损伤造成组织释放大量氧自由基，大大超过细胞内自由基氧化系统的处理能力，损害细胞磷脂膜，液体流向组织间隙，组织水肿。严重水肿减少局部组织血流，加重毛细血管内皮细胞水肿，形成骨筋膜室综合征，称“无复流现象”，虽经取栓等措施建立主干动脉血供，外周组织仍供血不足。此时已取栓通畅的动脉可能很快血栓形成。筋膜切开减压缓解骨筋膜室综合征，但缓解小血管阻塞很困难。

3. 动脉栓塞的全身变化

（1）肾功能损害：动脉栓塞病例常伴有全身性疾病，Haimovici 报道血供建立后，1/3 病例死于代谢相关并发症。再灌注损伤三联征：外周肌肉坏死，肌红蛋白血症和肌红蛋白尿，引起急性肾功能衰竭。肾损伤部位发生在近端肾小管，可能是内皮素介导的肾小管损伤。既往认为氧自由基清除剂和碱化尿液是推荐治疗方法，目前认为恰当扩容是最主要治疗方法之一。

（2）代谢产物聚集，引起全身变化：高 K^+、高乳酸血症、肌红蛋白血症和细胞酶如 SGOT 升高，提示横纹肌缺血溶解。当患肢血供建立后，这些积聚在缺血肢体的代谢产物可突然释放入全身血液循环中，造成严重酸中毒、高 K^+ 和肌红蛋白尿。

三、临床表现

急性动脉栓塞的临床表现很大程度上取决于动脉栓塞的部位，局部侧支循环的情况，如果股总、股浅和股深动脉同时栓塞，局部侧支循环未及时建立，极易导致肢体坏疽。既往有下肢慢性缺血的动脉硬化患者，下肢侧支循环已逐渐建立，发生下肢动脉栓塞时，可能仅表现为间歇性跛行加重。

急性动脉栓塞典型的临床表现可归纳为 6P 征：无脉（pulselessness），苍白（pale）、疼痛（pain）、肢体发冷（coolness，poikilothermia），感觉障碍（paresthesia）和运动障碍（paralysis）。正常肢端脉搏突然消失提示急性动脉栓塞而非动脉硬化基础上急性血栓形成，然而既往肢端动脉搏动资料常不能详细得到，此时除仔细询问病史外，对侧肢端动脉搏动常提供有效对比。如对侧肢端动脉搏动正常，往往提示动脉栓塞。

肢体皮温降低平面常低于动脉栓塞平面，如股动脉栓塞时，大腿下部皮温降低，腘动脉栓塞时小腿皮温变凉。

肢体缺血性疼痛剧烈而持久，疼痛主要发生在低于栓塞动脉平面的肌肉组织，如股动脉栓塞，疼痛由肢体远端的足趾很快波及小腿及大腿肌肉。动脉栓塞后期，组织缺血加重而疼痛减轻，常提示病情加重，患者有截肢（截趾）危险。感觉变化是神经缺血结果，偶尔可成为首发症状而掩盖疼痛，感觉障碍平面常低于动脉栓塞的部位。

动脉栓塞的皮肤苍白呈蜡样，后期青紫并呈现大理石样花斑，如不做处理，皮肤最终坏死脱落。

运动障碍开始是神经缺血结果，后期是肌肉缺血坏死造成。运动障碍是判断肢体缺血程度有效指标。肌肉强直、木质样坚硬，提示肌肉不可逆缺血。完全性运动障碍是神经肌肉严重缺血造成，此时虽重建血供，肢体常遗有功能障碍，并且术后坏死组织及毒素大量入血造成机体代谢变化，威胁患者生命。

四、诊断

动脉栓塞病因及典型 6P 临床表现，常可做出诊断。临床诊断尚需判断肢体缺血准确部位及严重程度。

1. 动脉栓塞定位诊断　四肢动脉触诊，初步判断动脉栓塞部位。动脉栓塞和血栓形成的血管触诊有区别。动脉栓塞血管有压痛，并且可及柔软、质韧的条索状物，而血栓形成常扪及坚硬、钙化、僵硬的血管。

由表 5-1 可判断动脉栓塞的部位。

表 5-1　动脉栓塞定位

	动脉搏动			栓塞部位
下肢动脉	股动脉	腘动脉	足背或胫后动脉	
				主髂动脉
				股动脉
				远端肱动脉
上肢动脉	腋动脉	肱动脉	桡动脉或尺动脉	
				锁骨下动脉
				腋动脉
				肱动脉远端

2. 动脉栓塞的严重程度　临床表现结合超声多普勒听诊，可把肢体缺血严重程度分成四级，Ⅰ级为轻度缺血，药物治疗常取得较好疗效；Ⅱ级为肢体活力受到威胁需尽快治疗；Ⅲ级为肢体活力受到威胁需立即治疗；Ⅳ级常伴有肢体坏疽而需行截肢术。

3. 辅助检查

（1）多普勒超声节段性测压：判断肢体动脉缺血严重程度。除听诊动脉搏动外，静脉回流声也需仔细辨听。多数严重肢体缺血病例动静脉超声听诊均寂然，踝 / 肱指数小于 0.3 且踝部血压低于 30mmHg。节段性测压包括膝下、膝上和高位大腿，如邻近平面的血压相差 30mmHg，提示近端闭塞。

（2）彩超：准确定位肢体动脉栓塞部位，测动脉内径、血流速度及阻力指数等指标，判断肢体缺血严重程度及间接判断侧支循环情况。彩超成像因仪器受限，仅能提供局灶图像，不能提供肢体缺血动脉全貌，且精确的彩超检查费时、费力，并受检测者经验的影响。

（3）动脉造影：诊断肢体缺血的黄金标准。动脉造影范围应包括腹主动脉、髂动脉到踝关节。数字减影血管造影可减少造影剂用量、提高摄片质量。除非诊断明确的股动脉栓塞，目前均提倡病情许可情况下行动脉造影。动脉造影明确肢体动脉缺血的原因。急性动脉栓塞行取栓术常可取得完美疗效，动脉硬化基础上急性血栓形成，单纯取栓疗效差。术前动脉造影鉴别缺血原因意义重要。

五、鉴别诊断

急性动脉栓塞主要与动脉硬化基础上急性血栓形成相鉴别。后者行取栓术或血栓切除术常失败，有时可加重肢体缺血，导致截肢。

1. 血栓来源　动脉栓塞病例常有房颤或心肌梗死，没有引起动脉栓塞常见原因病例应想到动脉硬化基础上血栓形成可能，有时动脉夹层分离、神经系统疾病、低血容量休克也需与动脉栓塞相鉴别，尤其当老年病例伴有动脉硬化疾病时。

2. 病史和体格检查　急性动脉栓塞病例无间跛史，对侧动脉搏动正常，无身体其他脏器动脉硬化表现，皮温降低平面清楚明显；动脉硬化病例由于侧支循环存在，皮温降低平面界限不清。

3. 动脉造影　这是鉴别诊断主要手段之一。动脉栓塞的典型表现是在其他部位相对正常的血管中，血管连续性突然中断，并有弯曲或新月形充盈缺损，周围侧支循环少。发病部位常在动脉分叉处。而动脉硬化的血管造影常见动脉血管扭曲、僵硬，未栓塞部位血管多节段狭窄，血栓常发生在动脉硬化严重狭窄处，血栓周围可见较多侧支循环。

典型的鉴别诊断要点常被蔓延继发血栓掩盖。综合资料判断对鉴别诊断有效。鉴别诊断要点见表5-2。

表 5-2　动脉栓塞和血栓形成的鉴别诊断

	动脉栓塞	血栓形成
血栓来源	房颤、心肌梗死等	常不可确定
间歇跛行	少见	常见
体检	近端或对铡肢体动脉搏动正常	同侧或对侧肢体动脉搏动减弱
动脉造影	血管连续性突然中断，侧支循环少，未栓塞部位血管相对正常	多处动脉硬化狭窄，动脉管壁扭曲、僵硬，栓塞发生在动脉硬化严重狭窄处，周围侧支循环较多

六、治疗

1. 历史背景　心血管疾病诊治取得巨大进展，心脏疾病谱也发生明显变化，然而心源性血栓仍是肢体动脉缺血的主要原因。新技术的应用大大简化了外科手术操作，动脉栓塞相关的死亡率仍对血管外科医师提出挑战。

100 年前，急性动脉栓塞的唯一治疗方法就是观察，最后导致截肢或死亡。1900 年第一例手术切除血栓成功，此后手术治疗动脉栓塞进展缓慢，重要原因是手术切除血栓继发血管内膜损伤，导致血栓形成，治疗效果差。随后认识到早期诊断、早期治疗动脉栓塞以保护血管内膜、减少继发血栓形成的重要性。此后肝素的应用，大大减少继发血栓的形成，是治疗急性动脉栓塞的划时代进步。

早期动脉血栓切除术直接切开动脉取栓，动脉冲洗、导管吸引等多种方法应用于临床，有一定疗效。对长段动脉栓塞，尤其伴有广泛的继发血栓时，要完全取出血栓而不过分损伤血管内膜，几乎不可能。

Fogarty 导管的应用是治疗急性动脉栓塞的又一时代进步。1963 年 Fogarty 及其同事提出应用气囊导管，通过表浅部位的动脉切口，取出栓塞部位近、远端血栓，此方法对血管内膜损伤很小。该方法迅速广泛应用于临床并沿用至今，取得显著疗效。

腔内血管外科技术应用于急性动脉栓塞是治疗史上的又一进步。导引钢丝指导下导管取栓术、腔内溶栓术、腔内超声消融术、经皮穿刺血栓取出术等方法，均在不断探索中。尽管手术技术、麻醉及监护水平不断提高，急性动脉栓塞仍有较高死亡率，平均 10% ~ 25%。死亡的危险并非来自动脉缺血，而是源于患者高龄（急性动脉栓塞的患者平均年龄比 50 年前增加 20 岁）、伴发的动脉硬化性心、脑血管疾病和糖尿病等内科高危因素。

2. 非手术治疗　非手术治疗是手术治疗的有效辅助方法。治疗手段的选用应基于：①受累肢体的病理变化；②栓塞动脉继发血栓蔓延情况；③患者伴发疾病情况。除非患者伴发严重心、脑血管等疾病，不能耐受手术或肢体已明显坏疽不宜采用取栓等手术疗法，一般不单独采用非手术治疗。

（1）一般治疗：患肢减少活动，体位低于心脏平面 15° ~ 20° ，以利动脉血流入肢体。患肢注意保暖，最好室内有恒温，禁止热敷（即使温度不高也易造成烫伤，并加重组织代谢），禁止冷敷，以免患肢血管收缩，动脉血流减少，并注意观察生命体征，维持水电解质酸碱平衡，疼痛剧烈时可予对症处理。

（2）抗凝治疗：防止栓塞动脉内继发血栓形成、心房内附壁血栓生成发展以及静脉血栓形成。急性期常用肝素，或低分子量肝素，监测凝血酶原时间，一般控制在 20s 以内，控制高血压，以免引起脑出血等严重并发症。慢性期可用双香豆素衍生物如华法林，维持治疗 3 ～ 6 个月，并监测凝血酶原时间。抗凝治疗主要并发症是出血，常见皮下瘀血、创口渗血或血肿，消化道或泌尿道出血，甚至脑出血。肝素可用鱼精蛋白对抗，一般鱼精蛋白 1mg 对抗肝素 1mg，肝素在体内半衰期短，注射肝素后间隔时间越长，所需鱼精蛋白剂量越小。如继续出血，可输新鲜血或血浆及凝血酶原复合物，应用香豆素类衍生物抗凝者，可肌注或静滴 Vit K 10 ～ 50mg。

（3）溶栓治疗：成败关键是早期用药。发病后 3 天内用药，疗效好，发病后 6 ～ 7 天，血栓机化，溶栓疗效差。发病 3 天内，可用尿激酶 25 万 U/ 次，2 次 / 日，外周静脉注入。也可经栓塞动脉近端血管内直接注入或采用导管溶栓。

溶栓治疗前后应了解患者有无溶栓治疗禁忌证。发现注射部位出血或血肿，鼻衄或消化道出血等，应立即停药，并输新鲜血或纤维蛋白原，必要时应用纤溶抑制剂。

（4）祛聚治疗：抑制血小板黏附、聚集，常用药物有肠溶阿司匹林、双嘧达莫、低分子右旋糖酐、前列环素、复方丹参等。可单独使用或两种药物合用（如低分子右旋糖酐合用复方丹参等），抗血小板疗法的出血作用少见，对抗凝或溶栓疗法有禁忌时，可酌情选用抗血小板疗法。可监测血小板计数，出凝血时间，有条件可行血栓弹力图检查，判断体内血小板数量及功能。

（5）扩血管疗法：直接或间接作用于周围血管而增加血流。血管扩张药在治疗血管痉挛性疾病比治疗血管壁结构改变而引起的缺血性疾病更为有效。理论上治疗周围血管疾病的理想药物应仅使缺血部位血管扩张，增加缺血部位血流。目前此种药物不存在。由于血管阻力关系，体内无病变区域的血管扩张，实际上可造成病变血管区域内血流“窃血”，加重栓塞部位缺血。近来，许多新的扩血管药物如前列腺素 E，前列环素等应用临床，并取得一些疗效。也可用交感神经阻滞或硬脊膜外麻醉，解除动脉痉挛，促进侧支循环建立。

（6）其他：高压氧舱可增加血氧分压及血氧饱和度，一定程度上改善肢体缺血。

3. 手术治疗

（1）手术适应证。

1）早期取栓术：急性趾（指）动脉分支以上动脉栓塞，力争在发病 8 ～ 12h 内取栓，是最佳手术时机。

2）后期取栓术：超过上述时限，只要远端肢体未发生坏疽，患者一般情况尚可，抓紧时机尽早手术。

（2）手术禁忌证。

1）受累肢体已坏疽。

2）全身情况差，处于濒危状态。

（3）麻醉：硬脊膜外阻滞麻醉，可扩张患肢血管、改善微循环，应注意防止低血压，也可用局部麻醉。

（4）术前准备。

1）术前心电图，了解心脏情况并尽可能改善心功能。

2）术前血、尿常规，肝肾功能。

3）术前血电解质和血气分析，尽量纠正电解质和酸碱平衡紊乱，低血钾时补钾不宜过多、过快，以防血流恢复后，坏死组织及代谢产物大量入血造成代谢性酸中毒和高钾血症。

4）检查凝血酶原时间，出凝血时间，纤维蛋白原。

5）术前静脉推注肝素 20mg，以防继发血栓形成和 / 或蔓延。

（5）手术方法。

1）股动脉切开取栓术：适用于主动脉栓塞（主动脉骑跨栓），髂股动脉栓塞和腘动脉栓塞。切口：采用股部纵形直切口。主动脉骑跨栓采用双侧股部纵形直切口。

暴露股动脉：切开皮肤、皮下组织，避免损伤大隐静脉主干，打开股动脉鞘，暴露股总动脉、股浅动脉和股深动脉，分别绕以塑料带控制血流，注意不要损伤动脉内后方的股静脉和外侧的股神经，解剖股浅动脉时，应避免损伤横跨其表面的隐神经。如为主动脉骑跨栓，应同时解剖暴露双侧股动脉。

近端动脉取栓：肝素化后，阻断股总动脉、股浅动脉和股深动脉，在股总动脉前壁作纵（或横）切口，放松股动脉近端塑料带，以 5F Fogarty 导管向上插入 40cm 至腹主动脉，注入肝素盐水充起导管球囊，缓慢、持续、用力拉出导管，用血管钳自股动脉切口处取出血栓；重复上述过程，直至股动脉近端出现搏动性喷血，再次收紧塑料带，阻断近端股动脉血流。

远端动脉取栓术：放松股动脉远端塑料带，以 4F Fogarty 导管插入股浅动脉远端（当病变范围广时，需分次逐渐取栓），导管插入踝部附近动脉，依次取出血栓，直至远端股浅动脉回血良好。股深动脉取栓术：放松股深动脉塑料带，以 3F 或 4F Fogarty 导管插入股深动脉取栓，常可插入 20cm 左右，取栓至良好回血后，以稀肝素盐水灌注冲洗远端血管床。在股浅动脉取栓不畅者，股深动脉取栓建立大腿血供，对挽救肢体尤为重要。

远端动脉灌注尿激酶：以冲洗导管向远端动脉灌注尿激酶 25 万 ~ 50 万 U，溶解残留在细小分支内或微循环内的血栓。

对侧股动脉取栓：如为主动脉骑跨栓或双侧髂股动脉血栓，则对侧股动脉重复上述取栓步骤。缝合股动脉切口：放松股动脉近端塑料带，如股动脉喷血佳，再次阻断，以肝素盐水冲洗血管腔后，6–0 prolene 线，股动脉边距 1mm，针距 1mm，连续外翻缝合股动脉壁；关闭切口：仔细止血，切口置乳胶引流一根，逐层关闭。

2）腘动脉切开取栓术：腘动脉栓塞比髂股动脉栓塞预后差，特别是伴有动脉硬化、糖尿病的老年患者，糖尿病患者血管侧支循环及微循环差，膝下动脉病变严重而广泛。

腘动脉栓塞可通过腹股沟切口或大腿中下 1/3 内侧直切口，经股动脉或膝上腘动脉取栓，有时经股动脉取栓时，导管插至膝关节后不能再插入，暴力操作容易引起血管穿孔或夹层，此时可取膝下内侧直切口，在接近胫动脉起始部，游离腘动脉，切断结扎其周围静脉血管网，分开比目鱼肌，暴露腘动脉近端和分支起始部，以塑料带阻断腘动脉近端和各分支后，直视下，向腘动脉近端插入 3F 或 4F Fogarty 导管，取出腘动脉近端血栓至喷血良好，2F 或 3F Fogarty 导管分别插入腘动脉分支内，取出血栓至远端回血良好，向远端血管床灌注稀肝素盐水和尿激酶后，7–0 prolene 线连续外翻缝合腘动脉壁，创口放置乳胶引流管一根，逐层关闭。

腘动脉取栓术比股动脉更应轻柔操作，注意球囊充盈大小，过大易导致内膜撕脱，过小导致血栓残留，糖尿病和动脉硬化的老年患者，更易发生内膜撕脱、夹层等并发症，术后继发血栓形成，加重肢体缺血。有时腘动脉分支有闭塞，导管不能插至踝关节，则不必强求，以免造成血管穿孔等严重并发症。腘动脉分支中如能取通 1 ~ 2 支，对恢复膝下动脉血供、挽救肢体至关重要，当然，如果三支都能取通，则疗效更为理想。

3）肱动脉切开取栓术：上肢动脉栓塞是急性手缺血的重要原因，仅 17% 的栓子引起上肢动脉栓塞。大部分上肢动脉栓塞发生在动脉分叉处，如肱动脉起始部或肱动脉分出桡动脉和尺动脉处。发生在锁骨下动脉、腋动脉、肱动脉、桡动脉或尺动脉的急性动脉栓塞，均可行肱动脉切开取栓术。切口：上臂中下 1/3 肘内侧直切口。

暴露肱动脉：在肱二头肌内侧打开血管鞘，暴露肱动脉，避免损伤贵要静脉、肘正中静脉和正中神经，必要时可取 S 形切口超过肘关节，切断肱二头肌腱膜，暴露桡动脉、尺动脉起始部，绕以塑料带控制血流。

近端动脉取栓：放松近端塑料带，以 4F Fogarty 导管向近端肱动脉插入，一直插至有阻力感并超过此阻力时，注入肝素盐水冲起球囊，缓慢、持续、用力拉出导管，用血管钳自肱动脉切口处取出血栓；重复上述过程，直至肱动脉近端出现搏动性喷血，再次收紧塑料带，阻断近端肱动脉血流。

远端动脉取栓术：放松肱动脉远端塑料带，以 3F 或 4F Fogarty 导管插入肱动脉远端至腕关节，取出桡动脉和 / 或尺动脉血栓，直至远端动脉回血良好；以冲洗导管向远端动脉灌注尿激酶 25 万 ~ 50 万

U，溶解残留在细小分支内或微循环内的血栓；有时导管不能插至腕关节而手缺血严重，可直接暴露腕部桡动脉或尺动脉切开取栓。

缝合肱动脉切口：放松肱动脉近端塑料带，如肱动脉喷血佳，再次阻断，以肝素盐水冲洗血管腔后，7–0 prolene 线，连续外翻缝合肱动脉。关闭切口：仔细止血，切口置乳胶引流一根，逐层关闭。

（6）手术中可能遇到的问题和解决方法。

1）主动脉取栓：急性腹主动脉栓塞病例病情危急，双侧股动脉取栓成功后，再灌注损伤对患者危害大，堆积代谢产物突然大量入血，导致代谢性酸中毒、高钾血症、急性肾功能衰竭、循环衰竭等，危及患者生命。故主动脉跨栓时，从术前、术中即应监测患者生命体征、电解质和酸碱平衡，及时纠正已存在和即将发生的酸碱平衡和电解质紊乱，保持充足血容量，维持血压稳定，以保护心、肾功能，促进代谢产物排泄。

2）近端髂股动脉或腹主动脉下段取栓时应注意观察对侧肢体血供：主动脉骑跨栓采用双侧股动脉切开取栓，同时观察双侧下肢血供。有时一侧髂股动脉取栓时，血栓会落入对侧髂股动脉，尤其当腹主动脉下段有动脉硬化性病变时，动脉硬化性斑块或附壁血栓很有可能脱落，造成对侧下肢栓塞。术前应想到发生对侧肢体栓塞可能，及时发现并行对侧股动脉切开取栓。

3）取栓后近端喷血差：①取栓导管是否插到血管夹层里，在动脉硬化病例中尤易发生这种情况；②怀疑引起下肢动脉缺血的原因是否为主动脉夹层分离，此时股动脉近端不能取出血栓或仅取出少量与缺血症状不符的血栓，一时喷血良好，稍候喷血消失，流出鲜红色血；③髂内动脉是否有“活塞样”血栓，此种情况为取出一些血栓后，即时有喷血，而后无喷血，插入 Fogarty 导管，约至髂内动脉分叉处有阻力感，但不能取出血栓，近端喷血差，原因为髂内动脉血栓呈“活塞样”，气囊导管通过髂总动脉、髂外动脉时，把血栓挤向髂内动脉远端，导管通过后，髂内动脉血栓又伸出来阻挡髂动脉血流。处理方法为直接进腹或经后腹膜途径处理腹主动脉下段或髂动脉，有时需行主－双股、腋－股或股－股动脉旁路，解决下肢缺血。

4）气囊导管直径选择：髂股动脉取栓一般选用 5F 取栓导管，股腘动脉或腋肱动脉用 4F，股深动脉或腘动脉用 3F 或 4F，膝下动脉或尺动脉、桡动脉用 2F 或 3F。气囊过大易损伤血管内膜或引起血管夹层，过小气囊导致血栓破碎，引起末梢动脉栓塞，加重肢体缺血。

5）避免意外损伤：①避免暴力取栓，取栓导管上表明的球囊容积在取栓过程中并非一成不变，根据阻力和血管管径不断调整；②血管成角或缠结影响取栓导管通过，可多次轻柔地试插导管、改变关节角度、弯曲导管头端或旋转插管；③警惕进入血管的导管长度和阻力，避免血管穿孔。血管穿孔常发生在动脉分叉处，轻柔插入导管是减少血管穿孔的有效手段。

6）评价血栓残留：近端喷血佳、远端回血良好提示取栓充分，有时患者肢体侧支循环不丰富，即使取净血栓，回血也不理想，可通过以下方法评价：①检查取出的血栓，血栓头圆润提示取栓完全，尖锐、破碎的血栓提示可能有血栓残留；②患肢体检，远端动脉搏动恢复，皮温暖，皮色红，提示取栓完全；③术中动脉造影：常规动脉造影提示取栓术后有约 30% ~ 40% 血栓残留，比例虽高，有相当部分是分支残留，对患肢血供影响不大，血管造影应结合临床表现综合评价；④血管内超声：能发现血管造影不能发现的残留血栓，对影响肢体血供的残留血栓应采取积极措施，再次取栓、腔内取栓或溶栓，或行血管旁路术。

7）肢体远端动脉取栓：尽管可暴露远端腘动脉及分支取栓，肢体远端动脉血栓残留仍较常见。可在踝关节处探查胫后动脉，腕关节探查桡动脉、尺动脉。动脉硬化、糖尿病患者小血管术后血栓形成的发生率高。治疗远端动脉栓塞可采用导管溶栓术。此类病人病情严重，截肢（趾）率高。

8）上肢动脉取栓：手术原则及方法类似下肢动脉取栓。上肢动脉侧支循环丰富，截肢（指）率远低于下肢动脉栓塞。上肢和手的精细活动多，手术疗效更应趋于安全、完美。

（7）手术疗效：急性主动脉栓塞的死亡率高，约 20% ~ 30%。多数情况下可成功取出动脉血栓，死亡率仍有约 10% ~ 25%，死亡率高是由于患者本身存在的心脏病、肾功能不全等内科疾病，加以取栓成功后，代谢产物急剧入血对患者全身情况的影响，而非单纯手术创伤所致。患者高龄也是死亡率高的重要危险因素。

（8）术后处理。

1）心脏疾病：多数患者有心肌梗死、心律失常等器质性心脏病，伴有不同程度心力衰竭，术后监测心功能，与心内科医师合作，处理房颤、室性早搏等心律失常，纠正心力衰竭。对心源性血栓，注意病因治疗，治疗房颤，抗凝，防治心房内附壁血栓蔓延；心肌缺血、心梗患者争取行冠脉造影、PTA或冠脉搭桥术，改善心肌血供。

2）纠正水电解质、酸碱平衡紊乱：急性动脉栓塞患者由于高龄、疼痛伴发疾病等原因，常不能正常进食，一般情况差，术前即存在不同程度水电解质和酸碱平衡紊乱，取栓成功肢体恢复血供后，大量缺氧代谢产物入血，导致严重酸中毒、高钾血症，肾功能衰竭，低血压以至休克，是围手术期死亡的主要危险因素。术前、术中和术后监测血电解质、肝肾功能、血气分析、中心静脉压、尿量、心率和血压等指标，适当扩容，予碳酸氢钠或乳酸钠纠正酸中毒，强心、利尿、抗心律失常等措施，术前即着手改善全身情况，术中恢复血流后及时通知麻醉科医师，术后措施是术前、术中措施的延续，提高救治率。

3）手术疗效观察：远侧动脉搏动恢复为手术成功指标，有时血管痉挛、循环血容量或动脉硬化等因素，肢体远端动脉搏动不能触及，应综合判断。患肢疼痛、皮温平面、皮色改变，动脉搏动，感觉平面以及足趾、踝关节、膝关节活动，毛细血管充盈时间，踝部大隐静脉充盈程度，术前、术后加以对比。

如术后肢体缺血症状体征不缓解或又出现，提示取栓不成功。找出引起再次栓塞或血栓形成的原因，并加以纠正。常见原因：①心源性再栓塞，再次取栓，术后抗凝；②肢体小动脉痉挛，用扩血管药物并以肝素盐水灌注；③缺血时间长，小静脉血栓形成，组织间隙压力升高，阻碍血液回流，术中肝素盐水冲洗，术后抬高患肢，必要时筋膜切开减压。

4）骨筋膜室综合征：局部表现为疼痛，肌肉收缩，关节僵硬，患肢非凹陷性水肿，组织张力高，皮肤晶亮，胫前神经麻痹时表现为足下垂、第一趾间感觉障碍，患者可因代谢障碍，氮质血症和疼痛而出现精神症状。主要原因为肢体缺血时间长，恢复血供后由于再灌注损伤，细胞水肿，组织间隙减少，压迫神经、血管所致。应立即做筋膜切开减压术。根据肌肉水肿范围和术中观察到的组织活力确定筋膜切开减压的范围。

5）术后酌情应用抗凝、溶栓、祛聚治疗，监测凝血酶原时间，出凝血时间。

6）术后应用抗生素1～2天，避免应用肾毒性抗生素。

七、护理

（一）护理诊断/护理问题

1. 焦虑　与担心突发疼痛、急诊手术或患肢坏死，肢体丧失有关。
2. 疼痛　与肢体缺血有关。
3. 组织灌注异常　与取栓不彻底、术后再栓塞、继发血栓形成或动脉缺血再灌注综合征有关。
4. 活动无耐力　与右下肢动脉供血不足有关。
5. 心功能不全　与器质性心脏病或取栓后大量代谢产物有关。

（二）观察要点

1. 术前

（1）密切观察患者的焦虑程度是否减轻。

（2）密切观察肢体各组织对急性缺血的耐受性。

（3）密切观察患者的疼痛症状及是否有效控制和缓解。

2. 术后

（1）监测心脏、肺、肾功能，主要为生命体征及尿量。

（2）严密观察患肢血供情况、重点是皮肤温度、颜色、肢体的疼痛及足背动脉搏动情况。

（3）密切观察肢体的血流灌注能否保证肢体的正常活动。

（4）密切观察并发症的及时发现和处理及得以有效控制。

（5）密切观察患者的出血情况和凝血功能。

（三）护理措施

1. 术前护理

（1）心理护理：肢体动脉栓塞患者，由于起病急骤、病情发展快及患肢剧烈疼痛，均表现为极度焦虑、恐惧，让患者了解只有尽快手术重建血流才能挽救、保存肢体，并帮助患者认识手术的重要性和拖延的风险性，并向其介绍成功病例，增强战胜疾病的信心，配合医务人员，接受必要的治疗。

（2）疼痛护理：告知病人绝对卧床休息，患肢应低于心脏平面 15° 左右，利于动脉血流入肢体，血流的灌注增加可以减轻患肢缺血引起的疼痛；注意肢体保暖，禁止热敷、冷敷及按摩，热敷会促进组织代谢，增加耗氧量，加重患肢缺血，又因患肢缺血坏死，皮温降低并伴有感觉障碍，对热敷的敏感性降低，易发生皮肤烫伤。而冷敷虽降低了组织代谢，但会引起血管收缩，减少血供，不利于痉挛的解除和侧支循环的建立；症状不明显的患者，遵医嘱给予扩容、以便增加组织的灌注量，疼痛剧烈者，可用镇痛药缓解症状。

（3）术前准备：积极完善术前准备包括急查血常规、出凝血时间、凝血酶原时间、肝肾功能检查及手术野皮肤的清洁准备，并对患肢足背动脉搏动位置进行标记，以便术中、术后观察触摸等。

2. 术后护理

（1）再灌注综合征的护理：栓塞时间过长，组织变性坏死，坏死代谢产物进入血液循环，临床出现：酸、中毒、高钾血症、低血压、休克、肾衰，术后密切观察病人神态、呼吸、尿量（>30mL/h），监测病人的钾离子和尿常规，遵医嘱给予 20% 的甘露醇 125 ~ 250mL、5% 的碳酸氢钠 50 ~ 100mL、地塞米松针 10mg，对抗氧自由基，纠止酸中毒，碱化尿液以防肾小管坏死，如病人出现烦躁、尿量减少，及时报告医生。

（2）监护术后出血：为防止继发血栓形成，术后常规用低分子肝素钙、华法林、纤溶酶等行抗凝，溶栓治疗，用药期间，应同时观察全身有无出血倾向，如鼻衄或牙龈出血，有无伤口渗血或出血，消化道出血等，根据用药时间，定时监测凝血酶时间和凝血时间，如有异常应报告医生及时调整药物的剂量和间隔时间或酌情给予抗凝、溶栓药物，以预防出血或血栓形成。

（3）术后再栓塞监护：如果肢体肤色、苍白、温度不恢复、肢体肿胀、末梢动脉搏动触不到，病人仍感到患肢剧痛，应及时报告医师配合诊治；保持各引流管的通畅，观察引流液的颜色，性质及引流量的变化，若颜色鲜红，引流量在短时间内增多或术后无液体引流出都要及时汇报医生，可能有出血或再栓塞的发生。

（4）骨筋膜室综合征的护理；骨筋膜室综合征是急性动脉栓塞的一种严重并发症，表现为小腿前方骤然剧痛，局部水肿，皮肤呈紧红色、局部压痛明显，足和足趾不能屈曲，出现胫前神经麻痹，第一趾间感觉障碍，对于此类病人应早期发现，进行深筋膜切开减压术，以避免截肢。

（5）活动与休息：动脉栓塞急性期应注意卧床休息，以免脱落的栓子活动栓塞到其他重要血管，恢复期或出院后可适当地、有规律地进行步行锻炼，可使症状得到缓解。其方法是：患者坚持步行直至症状出现后停止，待症状缓解后再进行锻炼，如此反复运动，每天坚持 1h。

（四）健康教育

1. 心理护理　使病人和家属了解疾病发生、发展的过程，共同树立战胜疾病的信心；避免和防治各种可能导致病情加重的诱因；使病人了解治疗方法，如何配合的具体事项等。

2. 健康指导　注意患肢保暖，但不能热敷，以防加重组织缺氧疼痛加剧；密切观察患肢皮肤温度、色泽、足背动脉搏动情况是否恢复，一旦皮肤发凉，皮肤苍白或发紫要及时通知医务人员；术后早期下床活动避免下肢深静脉血栓形成。

3. 出院指导　定期复诊，按时服药。特别是抗凝剂（华法林）的服用，一定要遵医嘱服用；自我观察有无出血现象，如牙龈出血、大便带血等；按照医嘱定期抽血复查。

第三节　人工动脉血管移植术围手术期护理

血管外科以其疾病的复杂、种类繁多著称。系统性动脉硬化症是血管外科的主要疾病，该疾病的特点是：可以累及包括脑血管、心血管、肾动脉、内脏动脉在内的众多重要动脉，在围手术期间（术前、术中和术后）均可以导致严重的并发症：如脑梗死、心肌梗死、心衰等，严重影响患者的预后。同时血管外科患者罹患下肢深静脉血栓、大出血的概率较高。

血管疾病患者以中老年人居中，基础疾病并发症多，几乎每位血管疾病患者都会同时患有高血压、糖尿病、高脂血症、冠心病及脑血管等疾病，这也因此加大了血管外科护理工作的难度，正所谓内外科护理兼具，是血管外科护理的一大特色。患者病情的复杂，术后并发症的发生率较高，护士因此需要具备过硬的操作技能和掌握较为全面的专科知识，才能保证患者的安全，促进其疾病康复。

一、护理评估

（一）疾病相关因素

人工血管移植术的选择用于动脉硬化闭塞性病变，如颈部动脉狭窄、下肢动脉的硬化性闭塞导致的狭窄及腹部其他部位引起的狭窄。人工血管一般选择与动脉直径大小合适的 PTFE 人工血管。

（二）身体评估

人工血管术后可触及手术部位的动脉搏动，在颈部动脉狭窄病变患者人工血管术后脑缺血的症状可明显改善；在下肢动脉硬化闭塞术后的患者可触及下肢动脉的搏动及改善患者下肢缺血的表现。

（三）辅助检查

人工血管移植术后检查有血管 B 超、CT 血管造影（CTA）、磁共振成像及数字减影血管造影。目前以 CTA 应用为主，可以重建后看到人工血管的通畅情况。

（四）围手术期护理

（1）术前评估。

（2）健康史询问患者既往病史、健康状况及治疗经过。此次就诊的原因、表现、诊疗经过、用药情况等。

（3）全身评估，有无相关原发病。评估患肢颜色、皮温、有无动脉搏动、皮肤有无破溃（下肢动脉硬化闭塞症）；有无头晕、跌倒史（颈动脉狭窄）。

（4）生理功能患者活动情况，有无间歇性跛行；日常生活能否自理，根据患者的实际情况，应用日常生活能力评定指数量表评估患者。

（5）心理社会功能评估患者对疾病的认知能力；对住院治疗的合作态度，是否配合；家庭成员对患者的态度、关心程度；患者的经济状况等。

（6）实验室检查生命体征，心、肝、肾功能，血电解质、凝血等。评估患者用药的安全性，有无副作用。

（五）术后评估

（1）评估患者神志、生命体征、伤口、引流、皮肤状况；患肢恢复情况；自主活动能力。

（2）评估患者对术后用药、安全的掌握情况。

二、护理措施

（一）下肢动脉硬化闭塞症

1. 术前护理

（1）同外科术前护理常规。

（2）指导患者戒烟，以免加重动脉硬化的程度。

（3）指导患者进行适度的行走锻炼，促进侧支循环的建立，改善缺血症状。其方法是：患者以普通步速行走直至症状出现后立即休息，待症状缓解后继续锻炼，如此反复运动。

（4）保护患肢防止外伤、皮肤破损；用棉被或宽松棉鞋袜等保暖，禁止使用热水袋以防烫伤；禁止热水烫脚，以免加重局部组织缺氧坏死。

（5）有继发感染遵医嘱使用药物。

（6）给予镇痛剂缓解疼痛，保证睡眠，减轻心脏负担。

（7）心理护理向患者讲解疾病相关的注意事项，鼓励患者进行肢体功能锻炼，增强战胜疾病的信心。

（8）为患者提供必要的生活护理。

2. 术后护理

（1）同外科术后护理常规。

（2）严密观察生命体征的变化，给予心电、血压、血氧监测。

（3）患肢血运的观察包括皮肤温度、颜色、动脉搏动，疼痛是否减轻，可与术前相比较。

（4）皮肤保护避免缺血肢体受压，骨隆凸处及患肢给予相应的减压保护如使用水囊或减压贴等。

（5）颈部手术后观察呼吸情况及有无声音嘶哑、伸舌有无偏斜等，以判断有无喉返神经和舌下神经损伤。

（6）体位与活动全麻清醒后可自主体位，根据病情及手术方式指导其活动：人工血管搭桥术应避免相应关节过度弯曲，术后 3 ~ 5 日可下床活动，利于吻合口生长；介入治疗穿刺点加压包扎，肢体制动 24 小时；避免皮下隧道受压。

（7）抗凝治疗期间检测凝血指标，及时遵医嘱调整抗凝药物剂量。

（8）注意观察有无出血倾向，如引流量及其性状、有无切口、穿刺点渗血，伤口敷料渗血、牙龈出血、鼻出血、血尿等，发现异常立即通知医生给予相应处理。

（9）观察伤口敷料情况，严格无菌操作，避免人工血管感染。

（二）颈动脉狭窄

1. 术前护理

（1）同外科护理常规。

（2）协助患者完成动脉造影检查，利于明确诊断及制定手术方案。

（3）抗凝治疗的患者注意观察全身有无出血倾向。

（4）监测血压。避免发生高血压。发生高血压时，报告医师应用药物治疗。并注意观察，以防因高血压而发生意外。

（5）患侧肢体减少活动，减少脑缺血引起的一系列不适症状。

（6）加强生活护理，注意患者安全。避免患者剧烈的转动头部，安排家属陪伴，以防发生一过性脑缺血出现头晕、眼前黑蒙等现象而发生摔倒等意外。

（7）心理护理，讲解手术的方法及意义，消除患者的紧张恐惧心理，取得患者的理解和配合。

（8）完善术前准备，备皮、配血，指导患者禁食等做好充分的术前准备。以利于手术顺利完成。

2. 术后护理

（1）同外科全麻术后护理常规。

（2）严密观察生命体征的变化，给予心电、血压、血氧监测。

（3）观察患者神志及肢体活动情况，判断有无脑组织缺血而导致的脑梗死及脑组织灌注异常。

（4）出现烦躁、头疼等脑组织灌注异常时遵医嘱应用甘露醇等药物脱水治疗，并做好保护措施，防止发生外伤。

（5）颈部手术后观察呼吸情况及有无声音嘶哑、伸舌有无偏斜等，以判断有无喉返神经和舌下神经损伤。

（6）观察有无呼吸困难，切口有无皮下血肿，较大血肿可压迫呼吸道而产生窒息。术后床旁备气管切开包。怀疑有血肿压迫呼吸道时，应立即通知医生，呼吸困难严重并明确为呼吸道受压时，应拆除缝线，解除压迫。

（7）全麻完全清醒后可饮水，水温偏凉，避免刺激伤口，同时观察是否有呛咳。若无呛咳可进温良流食，之后过渡到普食。

（8）注意有无出血倾向，如引流量及其性状、有无切口渗血，伤口敷料渗血等，发现渗血立即通知医生给予止血处理。

（9）监测血压变化，以防术后高血压或低血压的发生。发生高血压时遵医嘱应用降压药物。应用硝普钠微量泵时，要避光、严格控制泵速，及时观察血压。发生低血压时观察患者的入量是否足够，若入量不足，则应加快输液速度，加大输液量，

（10）介入治疗者（放支架）术后避免颈部过度转动。防止支架移位、变形。

（11）指导患者咳嗽咳痰，按压颈部伤口，防止过度牵拉。

三、健康指导

（一）下肢动脉硬化闭塞症

（1）指导患者戒烟、限酒。

（2）服用抗凝药的注意事项。

1）遵医嘱按时按量服用抗凝药，不可随意停药或改变用药剂量。

2）服药期间应观察有无牙龈、黏膜出血，伤口愈合情况，皮肤有无出血点，有无皮下血肿，女性患者还应注意月经量。

3）定期监测凝血四项，遵医嘱调整用药量。有出血倾向时及时就诊。

4）因其他疾病就医时应告知接诊医生服药情况，避免药物相互作用。

（3）适当行走锻炼促进侧支循环建立。防止久坐导致人工血管扭曲而引起再栓塞。

（二）颈动脉狭窄

（1）避免颈部剧烈活动，过度旋转头颈部。活动时应循序渐进，逐渐加大活动量。

（2）保持伤口部位的清洁干燥，防止发生伤口感染。一旦发生伤口红、肿、疼痛等异常及时就诊。

（3）按时应用药物，定期复查。抗凝药物，应注意定时定量。并观察有无皮肤紫癜、牙龈出血、黑便等出血现象。定期监测凝血功能。

第四节　大隐静脉高位结扎、剥脱术围手术期护理

一、护理评估

（一）疾病相关因素

大隐静脉曲张是常见的血管疾病，由于静脉壁薄弱、瓣膜功能不全而导致的静脉延长、弯曲、扩张。此外，长期站立、便秘、腹压增高也是诱发原因。治疗方法有保守治疗及手术治疗，保守以压力治疗即弹力袜为主，传统手术方式有大隐静脉高位截扎加剥脱术，术后患者预后较好。

（二）身体评估与阳性体征

大隐静脉曲张主要可见下肢曲张明显的静脉，患者有肿胀感及皮肤营养性改变，体格检查表现为大隐静脉瓣膜及大隐静脉与深静脉间交通支瓣膜功能试验（Trendelenburg 试验）、深静脉通畅试验及交通静脉瓣膜功能试验（Pratt 试验）结果呈阳性。

（三）辅助检查

多普勒超声为大隐静脉曲张的主要检查，可见患者充盈、扩张的静脉，并且可以检测下肢深静脉通常情况。

（四）围手术期护理

1. 术前评估

（1）健康史询问患者既往病史、健康状况及治疗经过。此次就诊的原因、表现、诊疗经过、用药情况等。

（2）身体状况全身评估，有无相关原发病。评估患肢颜色、肿胀程度及蚓状突起的血管。

（3）心理社会功能评估患者对疾病的认知能力；对住院治疗的合作态度，是否配合；家庭成员对患者的态度、关心程度；患者的经济状况等。

（4）实验室检查生命体征，心、肝、肾功能，血电解质、凝血等。评估患者用药的安全性，有无副作用。

2. 术后评估

（1）评估患者神志、生命体征、伤口状况；患肢活动恢复情况。

（2）评估患者对术后用药、安全的掌握情况。

二、护理措施

（一）术前护理

（1）同外科护理常规。

（2）行保守治疗患者下肢穿弹力袜或使用弹力绷带缓解症状。

（3）避免长时间站立或下蹲，卧床时抬高患肢。

（4）伴有皮肤损伤或溃疡等应遵医嘱使用药物，直至炎症消退。

（5）术前 1 日除备皮外应协助医师将曲张静脉标记。

（二）术后护理

（1）同外科硬膜外麻醉术后护理常规。

（2）术后平卧位，患肢垫软枕抬高 30° 促进血液回流。

（3）观察伤口敷料及绷带是否有渗血。

（4）观察患肢是否肿胀、疼痛等，防止深静脉血栓并发症的形成。

（5）遵医嘱使用药物减轻术后患肢回流障碍导致的水肿。

（6）遵医嘱使用气压式循环驱动泵促进下肢血液循环。

（7）功能锻炼患肢感觉及运动未恢复之前行足踝部被动活动，以促进血液循环，预防血栓形成；术后第二日下床间断活动，如如厕、洗漱等；从第三日起逐渐增加活动量，但不宜久坐及站立，卧床时仍将患肢抬高。

三、健康指导

（1）建议长期穿弹力袜。如果发现腿部酸胀感或静脉怒张，应及时就诊。

（2）避免久站久坐、避免双下肢负重。

（3）卧床休息时抬高患肢。

（4）保持伤口部位的清洁干燥，防止发生伤口感染。一旦发生伤口红、肿、疼痛等异常应及时就诊。

第五节　下肢深静脉血栓围手术期护理

一、护理评估

（一）疾病相关因素

下肢深静脉血栓（DVT）是发生于深静脉内的血栓，发病原因与 3 个因素相关，即血流缓慢、血液高凝及血管内膜的损伤。DVT 的临床表现根据血栓部位、时间、侧支代偿情况、血栓进展程度、患者体位及治疗手段不同而呈现不同表现。病情严重时会出现肺栓塞，引起患者呼吸困难严重表现。DVT 治疗以抗凝为主，在急性期 DVT，病情不超过 14 日的患者，可以进行导管溶栓治疗。急性 DVT 患者不建议常规放置腔静脉滤器，除非患者有抗凝禁忌证或严格抗凝基础上再发血栓。

（二）身体评估与阳性体征

患者主要表现是下肢肿胀疼痛，可延着深静脉血栓走形疼痛，皮肤可呈青紫色伴有皮温高，浅静脉怒张；腓肠肌的挤压痛（Neuhof 征阳性）或者患足背屈时腓肠肌牵拉疼痛（Homan 征阳性）。

（三）辅助检查

DVT 通过 B 超进行检查，准确率高。

（四）围手术期护理

1. 术前评估

（1）健康史：询问患者既往病史、健康状况及治疗经过。此次就诊的原因、表现、诊疗经过、用药情况等。

（2）全身评估：有无相关原发病。评估患肢颜色、肿胀程度。

（3）生理功能：根据病情遵医嘱，嘱患者绝对卧床，评估患者日常生活自理能力及安全状况，根据患者的实际情况应用日常生活能力评定指数量表进行评估。

（4）心理社会功能：评估患者对疾病的认知能力；对住院治疗的合作态度，是否配合；家庭成员对患者的态度、关心程度；患者的经济状况等。

（5）实验室检查：生命体征，心、肝、肾功能，血电解质、凝血等。评估患者用药的安全性，有无副作用。

2. 术后评估　评估患者对术后用药、安全的掌握情况。

二、护理措施

（一）术前护理

（1）急性发作者严格卧床休息，防止血栓脱落引起肺栓塞。

（2）垫软枕抬高患肢促进静脉回流，减轻肿胀。

（3）卧床时，鼓励患者做足踝部活动，禁止按摩患肢。

（4）使用抗凝药物期间，定期监测凝血指标，同时注意观察有无出血倾向，如穿刺点渗血、牙龈出血、鼻出血、血尿及黑便等，发现异常立即通知医生给予相应处理。

（5）观察患者是否有肺栓塞主诉，如憋气。

（6）观察肢体肿胀是否加重或出现股青肿、股白肿，应及时告知医生给予紧急处理。

（7）加强生活护理，注意患者安全。

（二）术后护理

（1）同外科术后护理常规。

（2）体位卧床时抬高患肢。

（3）使用抗凝或溶栓药物观察，同术前。

（4）行下腔静脉滤器植入术后无须绝对卧床，可如厕，短时间行走。

三、健康指导

（1）饮食清淡，缓解血液高凝状态。

（2）保持排便通畅，以减少用力排便引起腹压增高，影响下肢静脉回流。

（3）遵医嘱服用抗凝药物，定期检测血液凝血指标，并观察有无皮肤紫癜、牙龈出血、黑便等出血现象，必要时及时就诊。

第六节　腹主动脉瘤切除术围手术期护理

一、护理评估

（一）疾病相关因素

吸烟、血压升高、高脂血症、家族遗传史、创伤、感染、梅毒、结核、白塞综合征等。

（二）身体评估与阳性体征

（1）多无明显症状，多于影像学检查时发现。部分可因发现腹部搏动性肿块而就诊。少数可有较明显的腹痛，若腹痛加剧或突发腹部剧痛，提示瘤体破裂，严重者可出现休克，甚至猝死。若破入腹膜后间隙，则至腰胁部肿胀和皮下瘀斑；破入十二指肠或空肠则致消化道出血和休克。瘤体增大可导致肠梗阻，出现腹胀、腹痛等。瘤体附壁血栓脱落，可导致急性下肢缺血。

（2）体征脐周尤其在左上腹，常可触及膨胀性、搏动性肿块，多无压痛，活动性差，偶伴震颤及收缩期杂音。瘤体上界在剑突下方，表明瘤体在肾动脉水平以下。

（三）辅助检查

1. 多普勒超声　用于筛查、保守治疗患者的随访，还可用于明确瘤体的部位和大小。

2. CTA　明确腹主动脉瘤情况的首选方法，较敏感，能发现很小的腹主动脉瘤，明确瘤体与内脏动脉的关系，且能发现主动脉壁钙化和瘤内血栓，还能发现动脉瘤破裂形成的腹膜后血肿。

3. DSA　这是确诊该病的金标准，能明确瘤体的腔内情况，瘤体与内脏动脉、髂动脉的关系及流出道的情况。

4. 踝臂指数　可用于判断下肢缺血程度。

（四）围手术期护理

1. 术前评估

（1）健康史：询问患者既往病史、健康状况及治疗经过。此次就诊的原因、表现、诊疗经过、用药情况等。

（2）身体状况：全身评估，有无相关原发病。评估患者腹主动脉瘤的大小、危险程度。

（3）生理功能：患者活动情况，有无间歇性跛行；日常生活能否自理，根据患者的实际情况应用日常生活能力评定指数量表评估患者。

（4）心理社会功能：评估患者对疾病的认知能力；对住院治疗的合作态度，是否配合；家庭成员对患者的态度、关心程度；患者的经济状况等。

（5）实验室检查：生命体征，心、肝、肾功能，血电解质、凝血等。评估患者用药的安全性，有无副作用。

2. 术后评估

（1）评估患者神志、生命体征、伤口、引流、皮肤状况；自主活动能力。

（2）评估患者对术后用药、安全的掌握情况。

二、护理措施

（一）术前护理

（1）控制血压：为避免动脉瘤的破裂，保持患者血压平稳很重要，应遵医嘱服用降压药。

（2）减少增加腹内压的因素：如咳嗽、打喷嚏、便秘，适量使用通便药物，保持大便通畅，避免因用力排便。

（3）体位：入院后即严格卧床，防止由于剧烈活动或外伤引起的瘤体的破裂。

（4）肢体远端血运的观察：腹主动脉瘤常常伴发肢体远端缺血，因为瘤腔内容易形成血栓，血栓脱落后会经血运到达下肢远端，堵塞末梢的细小动脉，造成缺血，因此要观察足部皮温、颜色、足背动脉是否能触及，为临床判断提供依据。

（5）心理护理：消除患者紧张情绪，防止由于情绪紧张而引起的血压升高。

（6）密切观察病情变化，若患者感到腰部或腹部疼痛剧烈范围扩大，并有心跳加快、脉搏增速、血压降低等休克症状，应立即报告医师。

（二）术后护理

1. 腹主动脉瘤切除、人工血管置换术后护理

（1）按外科一般护理常规及麻醉后常规护理。

（2）密切观察病情，测定血压、脉搏、呼吸等生命体征，注意有无内出血。

（3）注意下肢供血情况，定时检查足背动脉搏动，观察有无继发血栓形成。

（4）观察尿量，维持出入量的平衡，注意及预防急性肾功能衰竭。

（5）留置胃管期间，保持胃管通畅及固定良好；鼓励患者勤翻身，促进肠道功能恢复。

（6）观察伤口引流液的量、性质、颜色等，观察有无出血。

（7）腹部切口较大者应用腹带加以保护，以减少切口的张力，有利于咳嗽及预防切口裂开。

（8）适当拍背促进咳痰，防止术后肺部感染的发生。

（9）严格无菌操作，防止人工血管感染。

（10）运动的护理术后 3 周避免剧烈运动，有利于血管内、外膜生长。

2. 腹主动脉瘤腔内隔绝术的护理

（1）生命体征观察同腹主动脉瘤切除、人工血管置换术后护理。

（2）穿刺点加压包扎，相应肢体制动 24 小时。

（3）观察是否有腹痛。

（4）观察尿量，注意肾功能情况。

（5）观察臀部感觉及排便情况，防止局部缺血。

（6）观察下肢供血情况。

三、健康指导

（1）每半年复查 B 超 1 次；经常自我检查有无搏动性肿块。

（2）积极治疗高血压等原发病，高血压患者应遵医嘱服药控制血压。

（3）注意有无下肢血栓形成。

（4）术后避免剧烈弯腰，定期体检，检查人工血管或支架是否有打折、是否有移位。

第七节　布－加综合征围手术期护理

一、护理评估

（一）疾病相关因素

先天性发育异常、家族遗传史、局限性腹膜后炎症、血液高凝或高黏状态、血管炎、肝硬化等。

（二）身体评估与阳性体征

（1）早期表现为食欲减退、易疲乏、双下肢行走乏力及活动后水肿等，中后期出现门脉高压表现（脾大、肝大、腹水、腹壁静脉曲张），终末期表现为重度营养不良，肝功能衰竭和（或）消化道大出血。

（2）部分患者可有双下肢静脉曲张，严重者出现双下肢色素沉着，甚至小腿皮肤溃疡。

（3）少数出现阴囊水肿，精索静脉曲张，腹股沟疝。

（4）累及肾静脉可表现为肾病综合征（大量蛋白尿、高度水肿、高脂血症、低蛋白血症）。

（5）晚期呈恶病质，表现为骨瘦如柴，腹大如鼓，可称为“蜘蛛人”。

（三）实验室检查

最早为胆红素升高，继续进展可出现血红蛋白降低、血小板降低、肝功能异常、血清总蛋白和清蛋白降低。

（四）辅助检查

1. 超声检查 肝脾大，肝后段下腔静脉狭窄或阻塞，伴（或不伴）肝静脉闭塞。阳性率达 90% 以上，可作为常规的筛查方法。

2. CTV 下腔静脉、肝静脉、门静脉的血管重建，可明确肝静脉、下腔静脉有无狭窄或梗阻性病变，除外肿瘤、肝大等压迫因素，还可提示静脉内血栓及侧支循环建立情况。CTV 是诊断本病的首选方法。

3. DSA 诊断的金标准，可明确病变血管的部位、程度、范围、侧支静脉的动态影像；可进行狭窄部位远近端的压力测定，亦可同时进行准备好的血管腔内治疗。方法包括经股静脉下腔静脉造影、经静脉下腔静脉造影、经皮肝穿刺肝静脉造影、经脾动脉和肠系膜上动脉及肝门静脉造影。

（五）围手术期护理

1. 术前评估

（1）健康史：询问患者既往病史、健康状况及治疗经过。此次就诊的原因、表现、诊疗经过、用药情况等。

（2）身体状况：全身评估，有无相关原发病。评估并测量患者皮肤颜色、腹围、体重、出入量。

（3）心理社会功能：评估患者对疾病的认知能力；对住院治疗的合作态度，是否配合；家庭成员对患者的态度、关心程度；患者的经济状况等。

（4）实验室检查：生命体征，心、肝、肾功能，血电解质、凝血等。评估患者用药的安全性，有无副作用。

2. 术后评估

（1）评估患者神志、生命体征、伤口、引流、皮肤状况，自主活动能力。

（2）评估患者对术后用药、安全的掌握情况。

二、护理措施

（一）术前护理

（1）心理护理帮助患者建立战胜疾病的信心，充分调动患者的主观能动性，积极配合治疗及护理工作。

（2）使用利尿剂注意观察尿量的变化，电解质的变化，防止低钾、低钠的情况。

（3）饮食的护理高热量，适量蛋白，高维生素，少渣及无刺激性软食，腹水者给予低盐饮食。

（4）使用保肝药物：注意药物不良反应。

（5）适当限制患者活动，尤其对出血后贫血、巨脾、低蛋白血症及腹水者。

（6）指导患者做深呼吸运动，以减少术后呼吸道并发症。

（7）对有下肢水肿的患者应抬高下肢，以利于静脉回流。

（8）有腹水者定期测量腹围。

（二）术后护理

（1）体位的护理行开胸手术者床头抬高 15° ~ 30° ，有利于引流。

（2）术后要严密监测生命体征，特别是心脏功能。心功能不全为术后常见的并发症，为防止心力衰竭，在解除梗阻后，立即给予强心利尿处理，包括去乙酰毛花苷注射液、呋塞米等静脉注射，有助于减少心衰的发生。

（3）同时开胸腹手术后应用胸带和腹带保护伤口，松紧适宜，以免伤口裂开或影响呼吸。

（4）注意输液速度，不宜过快，量入为出；必要时记录每小时尿量，监测中心静脉压，准确记录 24 小时出入量。

（5）警惕有无肺部感染，膈下脓肿，肠系膜静脉血栓形成及下肢深静脉血栓形成等并发症的发生。

（6）患者痰多时，应给予雾化吸入，并协助患者排痰必要时吸痰。

（7）有腹水者注意腹围变化，每日测量腹围并记录。

（8）肝功能不良患者，术后慎用吗啡、氨基酸和巴比妥类药物，减少肝功能损害。

（9）密切注意患者意识状态，早期发现肝性脑病前期症状，如无意识的动作，答非所问，嗜睡及淡漠等。

（10）下腔静脉支架术后，严格卧床24小时，第二日可适当床旁活动；其他术后第二日可半卧位，3～5日可床旁活动。

三、健康指导

（1）饮食少渣，高蛋白，易消化，富含维生素饮食。

（2）抗血小板治疗3个月，行B超或造影复查，定期复查凝血功能。

（3）避免剧烈活动和重体力劳动，防止外伤。

第八节　锁骨下动脉窃血综合征围手术期护理

一、护理评估

（一）疾病相关因素

锁骨下动脉窃血综合征（SSS）病因还是与动脉粥样硬化相关，同时除了锁骨下动脉狭窄，还伴有颈动脉及其他部位颈部动脉的狭窄改变。此外，大动脉炎以头臂型为主的患者会出现SSS的表现，肌纤维发育不良及放射性动脉炎会出现SSS表现。无论何种原因出现的锁骨下动脉狭窄都会引起患者上肢的供血障碍，如果在椎动脉开口处还会出现大脑后循环供血障碍的表现。SSS手术有药物治疗及手术治疗，药物以抗动脉粥样硬化为主，手术包括颈动脉—锁骨下动脉旁路术及锁骨下动脉腔内治疗，可以解除锁骨下动脉狭窄处，供应上肢血流量。

（二）身体评估与阳性体征

SSS患者会出现病变侧的上肢无力、脉搏减弱及无脉的表现，伴有后循环供血障碍患者会出现头晕、视物模糊、耳鸣等表现。通过测量患者双上肢血压差，如果两侧血压差超过20mmHg，有临床意义。

（三）辅助检查

SSS患者以TCD、CTA检查为主。

1. TCD　可以监测患者椎动脉是否有反向血流，对窃血表现进行评估。

2. CTA　可以明确锁骨下动脉狭窄程度及部位。

（四）围手术期护理

1. 术前评估

（1）健康史：询问患者既往病史、健康状况及治疗经过。此次就诊的原因、表现、诊疗经过、用药情况等。

（2）身体状况：全身评估，有无相关原发病。评估患肢有无动脉搏动；有无头晕、耳鸣、视物模糊等。

（3）生理功能：评估患者日常生活能否自理能力，有无跌倒史，根据患者的实际情况，应用日常生活能力评定指数量表进行评估。

（4）心理社会功能：评估患者对疾病的认知能力；对住院治疗的合作态度，是否配合；家庭成员对患者的态度、关心程度；患者的经济状况等。

（5）实验室检查：生命体征，心、肝、肾功能，血电解质、凝血等。评估患者用药的安全性，有无副作用。

2. 术后评估

（1）评估患者神志、生命体征、伤口、引流、皮肤状况；患肢恢复情况；自主活动能力。

（2）评估患者对术后用药、安全的掌握情况。

二、护理措施

（一）术前护理

（1）遵医嘱完善各项辅助检查。胸片、心电图、肺功能，以及化验凝血功能。

（2）协助患者完成动脉造影检查，利于明确诊断及制定手术方案。

（3）给予生活帮助，防止外伤发生，加强生活护理。

（4）注意患者安全，告知患者不要剧烈地转动头部及活动，安排家属专人陪伴以防发生一过性脑缺血出现头晕、眼前黑蒙等现象而发生摔倒等意外；患侧肢体避免提携重物等。

（5）心理护理，给予患者心理护理，安慰患者，讲解手术的方法及意义，消除患者的紧张恐惧心理，取得患者的理解和配合。

（6）完善术前准备，备皮、配血、指导患者禁食等。做好充分的术前准备，以利于手术顺利完成。

（二）术后护理

（1）按外科术后一般护理常规执行。

（2）严密观察生命体征的变化，给予心电、血压、血氧监测。

（3）观察患者神志及肢体活动情况，询问患者有无头晕等症状，观察患者双上肢感觉、活动是否正常。

（4）出现烦躁、头疼等脑组织灌注异常时遵医嘱应用甘露醇脱水等降颅压治疗，预防过度脑灌注综合征的发生，并做好保护措施，防止外伤发生。

（5）监测血压变化，观察患者患肢血压较术前的变化，以防术后高血压或低血压的发生。发生高血压时遵医嘱应用降压药物。

（6）术后及时观察患侧肢体的桡动脉搏动，监测患肢力量是否较术前有所好转。

（7）术后给予抗凝治疗，防止出血。

（8）密切监测和及早发现各种感染征象，如体温、白细胞计数升高等。

（9）疼痛的护理如果出现伤口疼痛等，遵医嘱应用止痛药物止痛。

（10）介入治疗者（放支架）术后穿刺肢体放置呈伸直位，伤口加压包扎或压沙袋包扎约 12 小时，观察伤口敷料有无渗血情况，发现渗血立即通知医生给予止血处理。

（11）介入治疗者（放支架）术后避免颈部过度转动。防止支架移位、变形。

（12）手术治疗者应注意呼吸的监测，全麻插管引起呼吸道黏膜损伤，术后担心伤口出血，患者不能用力咳嗽，呼吸道分泌物不能正常有效排出，出现吸气性呼吸困难。鼓励患者咳嗽、咳痰，翻身叩背，必要时可给予雾化吸入，及时清理呼吸道分泌物。

（13）手术治疗者观察有无声音嘶哑、饮水呛咳、伸舌是否居中，以判断有无喉返 / 喉上神经和舌下神经损伤。

（14）手术治疗者应重点观察伤口、引流、出血的观察。密切观察患者颈部有无肿胀，呼吸困难，发绀及切口渗出情况。尤其注意颈后，防止出血。观察引流的性质和量，保持伤口敷料清洁干燥，定时挤压引流管，保持引流通畅。

三、健康指导

（1）患肢避免提重物，活动时应循序渐进，逐渐加大活动量。

（2）术后 2 周内避免颈项剧烈运动，2 周后适当增加运动，以促进血液循环。

（3）保持穿刺处伤口部位的清洁干燥，防止穿刺处发生伤口感染及假性动脉瘤的发生。一旦出现处肿胀、疼痛等异常及时就诊。

（4）按时应用药物，定期复查。抗凝药物，应注意定时定量。并观察有无皮肤紫癜、牙龈出血、黑便等出血现象。定期监测凝血功能。

（5）饮食注意营养，避免油腻食物，增加血脂引起血管壁硬化。多食富含维生素食物。忌食辛辣、刺激性食物。

（6）加强锻炼，保持良好的心态。

（7）告知烟酒对血管的危害刺激，劝其戒烟、戒酒。

（8）术后遵医嘱门诊复查。

第六章

乳腺外科疾病护理

第一节　急性乳腺炎护理

急性乳腺炎是乳房的急性化脓性感染，绝大部分发生在产后哺乳的妇女，尤以初产妇多见，发病常在产后 3 ~ 4 周。属中医“乳痈”范畴。近年来，随着孕期和产褥期卫生知识的普及，哺乳期乳腺炎的发病率已呈下降趋势，而非哺乳期乳腺炎则呈上升趋势。所谓非哺乳期乳腺炎应包括婴儿期、青春期、绝经期和老年期。各个时期均可发生乳腺炎症。婴儿期及青春期的乳腺炎常系体内激素的失衡。出现乳房肿胀、隐痛，或出现结节，是一种非细菌性，有自限与自愈过程的炎症表现。这里所指的非哺乳期乳腺炎则是指成人非哺乳期的乳腺炎过程。本病发病并不罕见，发病高峰年龄在 20 ~ 40 岁。

一、病因与病理

（一）哺乳期急性乳腺炎

除产后全身抵抗力下降外，尚有两大原因。

1. 乳汁淤积　此为发病的重要原因。淤积的乳汁为细菌生长繁殖提供了有利条件。乳汁淤积的原因有：乳头发育不良（过小或内陷）妨碍哺乳；乳汁过多或婴儿吸乳少，致乳汁不能完全排空；乳管不通，影响排乳。

2. 细菌侵入　乳头破裂，乳晕周围皮肤糜烂，致使细菌沿淋巴管侵入，这是感染的主要途径。婴儿口腔感染，吸乳或含乳头睡眠，致使细菌直接进入乳管引起感染。致病菌以金黄色葡萄球菌为主。金黄色葡萄球菌侵入乳管，上行到腺小叶，腺小叶中若有乳汁潴留时，使细菌容易在局部大量繁殖，继而扩散到乳腺实质，蔓延到乳腺纤维间隔，形成多房性脓肿。链球菌由乳头表面的破损侵入，沿淋巴管蔓延到腺叶和小叶间的脂肪，纤维组织，引起蜂窝织炎。

（二）非哺乳期乳腺炎

非哺乳期乳腺炎病因不明，可能与以下几点有关：

1. 乳腺导管扩张　正常状态下，仅于乳腺导管开口处覆盖鳞状上皮，导管扩张的鳞状上皮可覆盖于导管内壁，其角化碎屑及脂质分泌物可以阻塞管腔，刺激管壁产生炎症反应。

2. 乳头内陷或畸形　因导管开口的异常、狭长或扩张，继发炎症感染。

3. 外伤性脂肪坏死　也有可能。

4. 厌氧菌的特殊感染　可能是重要病因之一。

二、临床表现

1. 症状

（1）乳房肿痛：初期患者乳房肿胀疼痛，翻身或吸乳时加重，疼痛部位多在乳房外下象限。患处出现压痛性硬块，表面皮肤红热；炎症继续发展，红肿加重，疼痛呈搏动性，炎症肿块常在数日内软化形成脓肿。

（2）全身症状：初期患者可出现恶寒、发热、骨关节酸痛、恶心、呕吐；化脓时可有寒战、高热、脉搏加快；若感染严重，并发败血症。

2. 体征　初期患处出现压痛性硬块，表面皮肤红热，拒按；患侧腋淋巴结常肿大，并有压痛。炎症肿块常在数日内软化形成脓肿。表浅的脓肿有波动感。若病变部位较深，则皮肤发红及波动感均不明显。脓肿自外穿破皮肤，或破溃入乳管形成乳头溢脓。深部脓肿除缓慢向外破溃外，也可向深部穿至乳房与胸肌间的疏松组织中，形成乳房后脓肿。乳房脓肿可以是单房性的，也可因未及时引流而扩展为多房性。

（1）急性乳房脓肿型：患者突然出现乳房红、肿、热、痛及脓肿形成。体检常可扪及波动，部分病例脓肿可自行穿破、流脓。局部表现剧烈、急骤，但全身炎症反应较轻，中度发热或不发热。少数病例白细胞增多不明显。

（2）乳房肿块型：逐渐出现乳房肿块，微痛或无痛，皮肤无红肿，肿块边界尚清楚，无发热史。此型常被误诊为乳腺癌。

（3）慢性瘘管型：常有乳房反复炎症及疼痛史，部分病例可有手术引流史。瘘管可与乳头附近的输入管相通，经久不愈，严重者多发瘘管及乳房变形，且常有反复流脓及乳房内或在瘘管周围出现炎性肿块。

3. 血常规检查　白细胞计数及中性粒细胞比例明显增高，白细胞总数常 $>10\times10^9/L$，中性粒细胞分类可达 0.75×10^9 ~ $0.85\times10^9/L$。

4. 穿刺　病变部位较深者穿刺抽脓，以确定脓肿的部位。

5. 检查　B 超检查：可见不均质肿块或中心有小脓肿形成或多发小脓腔。细针穿刺活检：可抽得脓液，实质性者行抽吸细胞检查，可见炎症细胞。病理检查：脓肿壁、瘘管壁及切除的完整肿块病理检查，可以确立诊断。凡青、中年人在非哺乳期出现乳房急性脓肿、炎性肿块及慢性反复发作的瘘管，经久不愈，即可诊断。

三、鉴别诊断

1. 炎性乳腺癌　好发于年轻妇女，多见于妊娠期或哺乳期；局部症状显著，皮肤水肿、潮红、发热、轻触痛，但无明显肿块可触及，患侧腋窝常出现转移性肿大的淋巴结；病变可迅速波及对侧乳房，全身炎症反应较轻；血液白细胞总数及中性粒细胞比例无明显升高；抗炎治疗无效；针吸细胞学病理检查可见癌细胞。本病病情严重，发展较快，甚至数月内死亡。

2. 肿块型乳腺癌　易与非哺乳期乳腺炎中的肿块型混淆，但乳腺癌患者多为中、老年人，病程呈进展性，肿块坚实，边界不清，常有皮肤粘连及乳头内陷，易有腋淋巴结转移，肿块局部皮肤无红肿及疼痛，不发生脓肿，常可鉴别。但个别病例，仍需依赖病理切片做最后确诊。

3. 乳腺导管扩张症　多有先天性乳头凹陷畸形，乳头孔有粉刺样或油脂样物溢出。主要表现为乳房红肿、疼痛，乳头溢液（浆液或脓液），乳头内陷，乳房肿块与皮肤粘连，溃后疮口经久不敛或愈合又复发，形成多个通向乳房皮肤的瘘管。本病与急性乳腺炎的鉴别主要有：①抗炎治疗无效。②乳腺导管造影显示乳腺导管扩张。③乳头或乳晕下触到增粗的导管。

4. 哺乳期外伤性乳房血肿　有乳房外伤史；局部可见红、肿、热、痛，偶可触及边缘不清的肿块；局部穿刺吸出物为血液。

四、治疗

（一）非哺乳期乳腺炎

非哺乳期乳腺炎是一类病因复杂、病程常常迁延不愈、容易复发的疾病。治疗上有一定困难，可针对病因进行治疗和根据疾病的不同阶段，选择相应的治疗方法。西医和中医对非哺乳期乳腺炎的治疗均有较多的经验，将两者有机结合，可能缩短病程，减少复发，应该是预防和治疗本类疾病较为合理的方法。

1. 针对病因治疗

（1）导管周围乳腺炎（PDM）：指发生在乳头乳晕复合体大导管及其周围的炎症。吸烟可能对乳晕周围输乳管有直接的毒性作用，也可能间接通过激素作用影响导管上皮代谢，如吸烟的妇女血中 β－胡萝卜素下降，引起导管的鳞状上皮化生，其化生产生的角质堆积和分泌物的淤滞可堵塞输乳管，管内压力增高，导管扩张，薄的柱状上皮内衬发生破裂，外周组织细菌可入侵，形成脓肿。脓液细菌分析中发现，革兰氏染色阳性菌和厌氧菌比较多见。在没有脓肿形成时，抗生素可能是一种有效的治疗。脓肿形成时应首先予以引流。急性炎症消退后应考虑切除感染的输乳管和慢性感染组织，可减少术后复发。停止吸烟或不吸烟对预防 PDM 非常重要。

（2）乳腺导管扩张症（MDE）：国内常称浆细胞乳腺炎（PCM），但国外文献少见有“浆细胞乳腺炎”之称。病因可能与年龄相关的退化有关，常不伴有细菌感染和吸烟。初始的过程是扩张的导管内聚积了“干酪样”分泌物，其成分为中性脂肪和脂质结晶。管腔排泄不畅，急性炎症使导管上皮破损，内容物扩散到纤维管壁及其下方结构，刺激多种炎症细胞和异物巨细胞积聚形成肉芽肿。乳管周围组织化学性炎症是本病的主要原因，可以继发细菌感染，形成急性炎症。对因治疗常不容易，目前难以做到。急性炎症时可使用抗生素。对于持久不愈或复发病例可用手术切除乳晕下病变导管，以及炎性肉芽肿和瘘管。

（3）特发性肉芽肿性小叶乳腺炎（IGM）：本病是发生在乳腺小叶的一种少见的乳腺炎性疾病。发病原因仍不清楚，有认为与创伤、感染、口服避孕药、近期分娩、种族因素、泌乳素增高等有关，并没有资料显示 IGM 与吸烟有关，在病因上与 PDM 不同。但多数认为本病是一种自身免疫性疾病，部分病人皮肤有结节性红斑，用免疫抑制剂如泼尼松、甲氨蝶呤等治疗可取得较好疗效。有作者强调通过组织标本建立的诊断一旦成立，皮质激素的应用是首选的治疗，其有效率可达 77%。但是有合并明显的急性感染者，皮质激素应慎用，或与抗生素同用，不然可能出现炎症扩散。有报告在组织中找到棒状杆菌，因此也有作者认为与低毒性细菌感染有关，如分枝杆菌属，建议抗结核治疗，疗程约 9 个月左右，也可达到较好疗效，对于上述治疗后，肿块局限、缩小到 2cm 左右，内科治疗效果差时，可采用手术切除。应该强调的是，皮质激素、甲氨蝶呤和抗结核治疗疗程较长、药物副作用较多，选择时应慎重并及时观察和处理药物副作用；一些乳腺炎症疾病经治疗后形成的慢性炎性肉芽肿，并非发生在乳腺小叶内，应不属于 IGM，正确区分的目的是有利于合理地选择皮质激素或抗结核治疗，同时本病容易与乳腺恶性肿瘤混淆，特别是炎性乳腺癌，药物治疗前应排除恶性病变。另有一类其他肉芽肿性病变如结核肉芽肿、伯克氏肉样瘤（sarcoidosis）、真菌感染、wegener 氏肉芽肿应予以鉴别。本病诊断主要依赖于肿块穿刺组织的病理组织学特征。

（4）乳头乳管发育不良、乳头内陷：中医认为人有先天禀赋，“人之始生，以母为基，以父为循，血气已和，营卫已通，五脏已成，神气舍于心，魂魄毕具，乃成为人”。这种体质差异就是发病的内因，乳头乳管发育不良、乳头内陷可导致乳腺导管引流不畅、阻塞、扩张、分泌物淤滞。用拔火罐的负压吸引法可逐渐矫正内陷的乳头和吸出乳管内的“干酪样”分泌物，可预防发生和减少复发。

（5）肝郁、痰凝、血瘀：中医认为“女子乳头属肝，乳房属胃”。肝失疏泄，气机不调，可引起肝郁气滞，乳络失畅；肝郁脾虚，脾失健运，痰浊内蕴，阻于乳络，久聚成块。胃为“水谷之海”，主受纳，腐熟水谷，胃失和降，传化失司，郁滞胃中，久蕴生痰，循经上犯，乳络受之，引发乳病。肝郁气滞，痰凝阻络，日久致气血瘀滞，凝聚成块，郁久化热，蒸酿肉腐而为脓肿。对于非哺乳期乳腺炎，中医内治原则是局部有红、肿、热、痛，舌质红，苔薄黄，脉弦数，多属阳证，热毒蕴结，治以清热解毒，活血散结为主；当局部红肿消退，皮色黯红，留有瘘管及乳房硬块，质韧硬，瘘管外口有少量稀薄液体，舌淡黯，苔薄白或白腻，脉沉，属阴证或半阴半阳证，寒痰凝聚，以温阳散结为主。中医外治法包括脓肿引流、中药外敷、瘘管拖线、冲洗疗法、瘘管和肉芽组织切除等。

2. 针对疾病阶段治疗　非哺乳期乳腺炎可以由急性炎症转变为慢性炎症，也可以急性期和慢性期并存。临床可见一处已形成慢性肉芽肿，另一处又发生急性炎症。因此治疗上有一定难度。

（1）急性期：局部红、肿、热、痛，在未形成脓肿前，估计为细菌感染，应予以抗生素治疗；脓肿形成时应予以引流。

（2）慢性期：急性炎症控制后，局部常留下硬结、瘘管。手术切除的时机选择常选择在炎症局部控制后。由于病灶边界不够清楚，手术的范围不好确定，切除不够容易复发，切除多了易致乳房局部缺损变形，影响美观。手术范围应包括肉芽肿和腺体内的病变组织、瘘管和瘘口周围皮肤以及病变导管。

即使这样，仍有部分病人复发（局部）和再发（其他腺叶），因为导致炎症的病因未能完全消除，可能需要再次手术，甚至乳房切除。这种以手术切除为主的治疗方法将给患者带来较大的生理和心理上的影响，不适应于现代乳腺外科减少创伤、保留乳房美学的要求，而以包括中医药在内的内科治疗为主、必要时结合小手术的模式应该是非哺乳期乳腺炎治疗的发展方向。

（3）中医药治疗：按炎症分期进行辨证治疗及内外合治。

1）溢液期：乳头溢出常常是非哺乳期乳腺炎的一种早期表现。乳头溢液常为乳灰白色物质，呈“挤牙膏样”，带有臭味，也可呈水样、脓性或血性，乳腺皮色不变，或伴胸胁、乳房胀痛，舌质淡红，苔薄白，脉弦。此期辨证多为肝郁脾虚证，治以疏肝理气，健脾利湿的中药内治，方选柴胡疏肝散加减。同时中医注重“治未病”，应用乳头负压吸引，如火罐拔吸出乳头分泌物，并对凹陷的乳头有一定程度的“拔伸”作用，对由先天性乳头凹陷和乳管排空不畅导致的非哺乳期乳腺炎，可以起到预防和治疗作用。

2）肿块期：当乳房局部出现肿块，疼痛、红肿、灼热，或成脓未熟，或乳房皮肤水肿，同侧淋巴结肿大、压痛。全身症状不明显或伴有轻度发热症状，舌质红，苔薄黄或黄腻，脉弦数。此期辨证多为肝经郁热。治以疏肝清热，和营消肿。方药选柴胡清肝汤加减。外治首选金黄散水蜜外敷，也可选四黄水蜜外敷。有清热消肿止痛之效。本阶段中医药内外合治，可使肿块消散而愈。

3）脓肿期：乳房肿块软化，形成脓肿，按之应指，皮肤红肿灼热，疼痛剧烈，破溃后流出的脓液中常夹杂粉刺样物质，常伴发热，溲赤便秘，舌质红或红绛，苔黄腻，脉滑数或洪。此期辨证多为郁热壅盛，治以清热解毒，托里透脓，方选透脓散加减。外治可选针吸抽脓或火针洞式烙口术和提脓药捻引流。本阶段以中医外治为主，内治为辅，以达脓腐排出。

4）慢性期：脓肿自溃或切开后久不愈合，脓水淋漓，形成瘘管或窦道。或反复红肿溃破，局部结块僵硬。溃口周围皮肤颜色暗红，或呈湿疹样改变。全身症状不明显或伴有低热，舌质淡红，苔薄黄，脉细或滑数。此期辨证为气血两虚、余毒未清。治以扶正托毒，益气和营。方选托里消毒散加减。外治方面可选用捻腐、拖线、中药敷贴等多种方法同时并行的综合治疗。对于疮口已愈合，局部残留僵块者，用“四子散”药包热敷，以理气化痰、软坚散结，避免复发。本阶段以中医外治为主，内治为辅，具有创伤小，不易复发的优点。

（二）哺乳期乳腺炎

哺乳期乳腺炎主要是乳汁淤积，细菌侵入繁殖，排乳不畅引起，且起病较急，疼痛严重，影响正常哺乳，给产妇造成很大的生理不适和心理压力，影响母婴健康。哺乳期母亲通常缺乏乳腺炎的相关知识，发病后不知所措四处求医，错失医治时机，延误病情，因此做好对哺乳期乳腺炎预防和治疗非常重要。

1. 七招预防措施

（1）及时正确处理乳胀：产后可用橘核 30g，水煎服，一般 2 ~ 3 剂可防止乳汁淤滞。原发性乳胀采取让婴儿勤吸吮的方法即可缓解。对继发性乳胀可采取喂奶前湿热敷、按摩乳房，而后再挤出部分乳汁以减轻乳胀，使婴儿较好地吸吮，喂奶后冷敷以减轻充血和疼痛，并避免紧张和焦虑。

（2）排出淤积的乳汁，疏通乳腺管：排出乳汁的方法很多，如手法挤奶，吸奶泵（或吸奶器）挤奶，针灸按摩排乳等，但无论采取哪种方法，都要尽量将淤积的乳汁排出，疏通乳腺管。常用的方法是手法挤奶，因此在帮助排乳的同时，要教会哺乳母亲掌握正确的挤奶方法，以便能及时解除乳胀，减少乳腺炎的发生。必要时可以通过配偶吸吮辅助排空乳房。

（3）坚持哺乳，不要终止喂奶：母乳是婴儿最佳的天然营养品，既方便经济、又营养安全，还能增进母子感情，所含抗体又能提高婴儿抗病能力。因此，即使发生急性乳腺炎，也不要轻易回奶，停止哺乳。急性乳腺炎若能尽早及时处理，使阻塞的乳腺管通畅，将淤积的乳汁排出，病情会很快好转，因此乳腺炎在没有形成脓肿前，应让婴儿多吸吮，勤吸吮可帮助排乳，疏通乳腺管。

（4）首先吸吮患侧乳房：婴儿由于饥饿，初始吸吮力相对较大，因此患乳腺炎的母亲哺乳时，要让婴儿首先吸吮患侧乳房，并尽量让婴儿吸空后，再换哺另一侧，这样有助于疏通阻塞的乳腺管。

（5）及时治疗乳头皲裂：乳头发生皲裂，细菌就会从皲裂处侵入，引起乳腺炎。另一方面由于乳头皲裂引起疼痛，影响正常哺乳而造成乳汁淤积，成为细菌的培养基，发生乳腺炎。因此发生乳头皲裂，要尽快处理，以防细菌侵入引发乳腺炎。

（6）按母婴需要哺乳：多数产妇仍受传统观念的影响，给婴儿定时定量哺乳，如果奶胀或长时间不哺乳，乳汁就容易淤积，诱发乳腺炎，因此哺乳期母亲要按需哺乳，随时排空乳房。

（7）注意乳头清洁卫生：妊娠后期常用温水清洗或用75%乙醇擦洗乳头；产后每次哺乳前后都要清洗乳头，并保持局部清洁干燥。

2. 治疗措施　原则为消除感染、排空乳汁。

（1）确保乳汁引流通畅：确保乳汁引流通畅，是治疗的关键。去除乳汁淤积因素。患侧乳房暂停哺乳，以免影响婴儿健康。

（2）理疗、热敷：局部理疗、热敷，有利于炎症早期消散；用乳罩上托乳房，水肿明显者可用25%硫酸镁湿热敷，每次20 ~ 30min，每日3 ~ 4次。

（3）局部封闭：可用含有100万U青霉素的生理盐水20mL在炎性肿块周围封闭，必要时可每4 ~ 6h重复注射1次，亦可采用0.5%普鲁卡因溶液60 ~ 80mL在乳房周围和乳房后做封闭，可促使早期炎症消散。

（4）抗菌药物治疗：急性炎症早期脓肿未形成时，应用抗菌药物可获得良好的疗效。因主要病原菌为金黄色葡萄球菌，首选青霉素或苯唑西林钠肌肉注射或静脉滴注。若患者对青霉素过敏，则用红霉素。如治疗后症状改善不明显，或有脓液形成，可根据细菌培养结果指导选用抗生素。四环素、氨基糖苷类抗生素、磺胺药和甲硝唑等可被分泌至乳汁，应避免使用。

（5）中医药治疗：以舒肝清热、化滞通乳为主。可用蒲公英、野菊花等清热解毒类药物。

（6）手术治疗：急性乳腺炎脓肿形成期，治疗要则是及时切开引流、排出积脓。切开引流注意要点：

1）为避免手术损伤乳管而形成乳瘘，切口应放射状切开，至乳晕处为止；深部脓肿或乳房后脓肿，可沿乳房下缘做弧形切口，经乳房后间隙引流；既可避免乳管损伤，亦有利于引流排脓。乳晕下脓肿应行沿乳晕边缘的弧形切口。

2）若炎症明显而未见波动，不应消极等待，应在压痛最明显处进行穿刺，及早发现深部脓肿。

3）脓肿切开后应以手指深入脓腔，轻轻分离其间的纤维间隔，以利引流彻底。

4）为使引流通畅，可在探查脓腔时找到脓腔的最低部位做对口引流。

（7）停止乳汁分泌：由于乳汁是细菌的良好培养基，急性乳腺炎妇女应停止哺乳，以免感染扩散。但停止哺乳导致乳汁淤积并影响婴儿正常营养，故不宜作为常规治疗措施。只是在感染严重或脓肿引流后并发乳瘘时才予采用。用于终止乳汁分泌的方法有：

1）炒麦芽60g，用水煎后分2次服，每日1剂，连服2 ~ 3日。

2）口服己烯雌酚1 ~ 2mg，每日3次，共2 ~ 3日。

3）肌肉注射苯甲雌二醇，每次2mg，每日1次，至乳汁停止分泌为止。

五、护理措施

（一）急性哺乳期乳腺炎

1. 健康教育　预防急性哺乳期乳腺炎主要在于做好孕、产妇的乳腺保健知识宣传教育工作。

（1）保持乳头和乳腺清洁：孕妇定期用中性肥皂、温水清洗乳腺；产后每次哺乳前、后均应清洗乳头，以保持乳腺洁净。

（2）纠正乳头内陷：乳头内陷造成婴儿吸乳困难，发生乳汁淤积。乳头内陷者应于妊娠6个月开始每天挤捏、向外牵拉乳头，使乳头外突。

（3）养成良好的哺乳习惯：养成定时哺乳的习惯，每次哺乳让婴儿吸净乳汁，不能吸净时，用手法按摩或吸乳器排空乳汁；培养婴儿养成不含乳头睡眠的习惯；注意婴儿的口腔卫生。

（4）乳头破裂者的处理：应暂停哺乳，定时排空乳汁，局部用温水清洁后涂抗生素软膏，待伤口愈合后再行哺乳。

2. 一般护理　观察患乳的局部及全身表现情况，防止病变进一步发展。加强哺乳期护理，以增强抵抗力。

（1）饮食与休息：高热量、高蛋白、高维生素、低脂饮食；注意休息，适量运动。

（2）注意个人卫生：勤更衣、定期沐浴，保持乳腺清洁，养成良好的产褥期卫生习惯。

3. 急性乳腺炎早期护理

（1）患侧乳腺暂停哺乳，并用吸乳器吸空乳汁，防止乳汁淤积。

（2）用乳罩托起乳腺、制动，以减轻疼痛。

（3）做好局部药物外敷、物理疗法的护理，改善局部血液循环，促进炎症消散或局限。

（4）对有高热者予以物理降温。必要时，应用解热镇痛药物。

4. 手法按摩　嘱患者选取坐位，先用吸奶器吸引等负压吸引法以排尽剩乳，医者用双手指掌面紧贴住患者的乳房，从患者乳房的基底部至乳晕，乳头方向用推抚法做单方向均匀按摩，在乳房的四个象限处重复按摩多次，以帮助淤积的乳汁流出，然后再在患侧乳房涂适量的滑石粉，用捏挤法对乳房进行捏挤，以左拇指、食指轻轻牵拉乳头，其余手指拖住乳房，以肿块为中心用右手四指掌面，向乳晕方向进行按摩，最后用挤压法由外向内对乳房进行挤压，使乳液慢慢地流出。

5. 脓肿形成后护理　做好术前准备，及时进行脓肿切开引流术。术后及时更换渗湿的敷料，保持引流通畅。

6. 心理护理　因急性乳腺炎一般多发于哺乳期的妇女，其多会对乳房用药后会妨碍哺乳进行担心，且妊娠后的产妇常出现抑郁症，再加上乳腺炎症疼痛的刺激及哺养婴儿而导致休息欠佳等，导致患者的情绪异常，有一定的心理负担，此时需对患者进行一定程度的心理疏导，以消除患者的心理负担，帮助病情的恢复。

（二）非哺乳期女性预防乳腺炎

1. 预防措施

（1）首先要避免乳头不净或有损伤。当乳头卫生不良，或被摩擦、抓伤，或乳头内陷、乳头疖肿等时，极易感染乳腺炎。

（2）避免乳房受到挤压、碰撞。正处于发育时期少女乳房逐渐增大、丰满，发育逐渐成熟。要是睡姿不好挤压了乳房，或者是在劳动、玩耍、体育运动时碰撞了乳房，都有可能引起乳腺炎。

（3）内衣过紧、不洁也可能导致乳腺炎，如果少女的乳房发育过于丰满而佩戴的胸罩过紧或是经常穿紧身衣，内衣又定期清洗不洁的话，很有可能导致乳腺炎。因此，非哺乳期女性预防乳腺炎要注意内衣的选择和卫生。

2. 护理措施

（1）心理护理：本病多迁延难愈、病程长、容易复发、非哺乳期乳腺炎患者临床表现与乳腺癌相似，此类患者多为年轻女性，乳腺癌乳腺恶性肿瘤的担心，患者通常表现为恐惧、焦虑、抑或担心手术及疾病反复发作造成乳房外形的改变，或因反复发作及反复手术造成了悲观失望情绪。因此做好心理上的护理十分重要。首先要减少患者思想上的负面情绪，正确对待疾病本身，了解其转归，积极和医护配合，树立战胜疾病的信心和决心。其次护士在护理时要详细讲解如何对待此种疾病，加强宣传教育，在与患者沟通中及时去发现存在的心理问题，有针对性地及时进行疏导，如对疾病经久不愈、担心癌变及对切除乳房恐惧的患者，用事实告诉其此种疾病是良性疾病，不会癌变、即使切除乳房也有乳房重建、重塑美丽的机会，消除其对于手术造成乳房变形，甚至需要乳房切除的担心。通过让患者亲人与其沟通，让患者感受亲情关爱，使负面心理降到最低。

（2）生活指导：给患者进行饮食指导，嘱咐患者及家属禁食辛辣刺激性食物，忌烟酒，患者在伤口护理初期易食清淡流食，低盐低脂肪类食物，多吃新鲜水果和蔬菜，不易进食过饱。指导患者适当活动上肢，强度不易过大，避免手提重物。患者易穿宽松衣服，穿较宽松的棉质胸罩，勤换洗，勤清洁乳头分泌物，保持乳头干净，避免外力挤压刺激乳房。伤口护理期间，患者禁止乱服药，遵循医生指导，如有身体不适症状，及时报告医生，患者伤口治愈后定期做康复检查。

（3）切口护理。

1）皮瓣血运观察：部分患者病变在乳头后方，手术需要切除乳晕乳头后方病变组织，有可能造成乳头乳晕区坏死。对于这类患者术后注意观察切口及乳头乳晕的色泽，有无发黑及皮肤颜色变暗，发现异常及时处理。对于单纯乳房切除患者注意切口及皮下有无积液情况。

2）引流管护理：引流管放置患者为乳房象限切除及单纯乳房切除者，因创腔较大避免积液过多影响创口愈合，引流管接负压袋并保持其通畅，防止扭曲压迫引流不畅致积液发生。同时观察引流液的颜色、量及性状。正常情况，引流液 24h 少于 20mL 可予以拔出，放置时间不宜过长，以免增加感染机会，少量积液可自行吸收。

3）疼痛护理：患者在住院观察三天后转移到门诊换药，在换药过程中会有不同程度的疼痛感，尤其在清创期表现更为明显，给患者造成心理阴影。因此，在伤口护理前先进性伤口评估，仔细观察伤口恢复情况，有无感染和出血现象，对患者的疼痛感进行 VAs 评分，换药前须对伤口进行消毒处理，换药人员用消毒液洗手，细致小心操作，切勿直接触碰伤口。嘱咐患者在换药过程不要左右晃动，有必要的情况下进行固定处理，尽量减少使用麻醉剂的使用，记录每次换药时伤口大小、创面情况、周围皮肤等局部情况，根据疼痛评分采取合适的方法减轻换药时的痛苦，疼痛感特别明显的患者使用相关止痛药处理，伤口处复发。

4）门诊换药注意事项：了解发病原因（如患者是否有先天性乳头凹陷或乳管扩张、乳头溢液等），认真评估患者伤口情况（伤口的长度、宽度、深度），采集资料及留取图片，换药结束后填写伤口评估及护理记录表；以后每次换药都要填写“伤口护理记录单”及留取图片，记录每次换药时伤口的局部情况，以便动态地了解伤口变化情况。及时发现影响患者伤口愈合因素。如患者有乳头内陷要及时纠正，每次换药要彻底清洗乳头；患者有乳头溢液，需要了解原因，查催乳素，并做涂片，要排除脑部垂体瘤，然后遵医嘱服药。尽量去除或者减少不利于伤口愈合的因素，从而促进伤口愈合。伤口换药运用湿性愈合原理，正确选择敷料。在换药过程中每次都要将伤口清洗彻底，特别是清创期要清创彻底，以免有异物留在伤口内，影响伤口愈合。换药一定是让伤口从基底部长起，避免出现新的瘘管。严格无菌操作。了解每次伤口换药方法和护理都不是一成不变的。要根据伤口的具体情况来调整方案，这样才会更利于伤口愈合。伤口敷料的选择：康惠尔清创胶是一种无色透明的水胶体敷料，具有提供自溶性无痛清创术。德湿银有强大的杀菌能力，控制感染，持续作用 3 ~ 4d，不会粘连伤口。康惠尔藻酸盐填充条可以快速、大量吸收渗液，并形成凝胶，形成湿性愈合环境，促进肉芽生长；具有清创作用。德湿可主要特点是：有一层防水和防菌作用的半通透性膜，当敷料中的水胶体吸收伤口渗液后会膨胀形成凝胶并保持湿润，加快了创面的愈合。曼多夫是高吸收性伤口敷垫，透气，具有良好的缓冲作用。

第二节　乳腺结核护理

乳腺结核多继发于肺结核、肠结核或肠系膜淋巴结结核，经血行传播至乳房。临床较少见。

一、病因

乳腺结核大都是继发于肺或肠系膜淋巴结结核的血源性播散的结果，或是由于邻近的结核病灶（肋骨、胸骨、胸膜或腋淋巴结结核）经淋巴管逆行播散或直接蔓延而引起。

二、临床表现

乳腺结核常见于 20 ~ 40 岁的妇女，病程缓慢。初期时乳房内有一个或数个结节，无疼痛或触痛，与周围组织分界不清，常有皮肤粘连，同侧腋淋巴结可以肿大，临床无发热，脓块软化后形成冷脓肿，可向皮肤穿出形成瘘管或窦道，排出有干酪样碎屑的稀薄脓液，少数患者的肿块经纤维化而变成硬块，使乳房外形改变和乳头内陷，与乳腺癌不易鉴别。

三、诊断

（1）多发生于 20 ~ 40 岁妇女，病程缓慢。

（2）初期局限于乳房一处呈单一或数个结节状肿块，不痛，边界不清可与皮肤粘连，肿块液化形成寒性脓肿，破溃后形成一个或数个窦道或溃疡，分泌物稀薄伴豆渣样物。溃疡皮肤边缘呈潜行性，分泌物涂片染色偶可找到抗酸菌。

（3）患侧腋窝淋巴结可肿大。

（4）可伴有低热、盗汗、血沉快。

四、治疗

（1）增加营养、注意休息。

（2）全身抗结核治疗（应注明具体药物及用法）。

（3）病变局限一处者可做病灶切除，范围大者可做单纯乳房切除，患侧淋巴结肿大者可一并切除。

（4）有原发灶患者在手术后仍需继续抗结核治疗。

五、护理

乳腺结核是乳腺疾病中常见的一种，会对患者的生活造成一定的影响，而家属若不重视乳腺结核的护理工作，就会让患者难以控制病情。所以大家要及时了解些乳腺结核的护理，才能更好地照顾患者起居。

生活要有规律轻度乳腺结核的女性在生活上要有规律、劳逸结合，保持夫妻生活和谐。轻度乳腺结核患者可调节内分泌失调，保持大便通畅会减轻乳腺胀痛。这就是乳腺结核的护理方法之一。调节情绪，这也属于乳腺结核的护理方法。轻度乳腺结核患者应该要调节好情绪，因为不良的心理因素过度紧张刺激忧虑悲伤，造成神经衰弱，会加重内分泌失调，促使轻度乳腺结核症的加重，故轻度乳腺结核患者应解除各种不良的心理刺激。而这些乳腺结核的护理都是很常见的。多食大蒜、百合、银耳等食物有助疾病康复。多食新鲜蔬菜及水果，不吸烟、酗酒，不食酸辣等刺激性食物。患者必须坚持用药，按医嘱完成疗程。

以上所说的内容就是乳腺结核的护理，只要掌握这些乳腺结核的护理，就可以让家属更好地照顾患者，到时就能更好地控制病情。因此，要想患者早点治愈，就请大家谨记这些乳腺结核的护理方法。

第三节　乳腺囊性增生症护理

本病也称为慢性囊性乳腺病，多称“乳腺增生症”，是妇女常见病之一。多见于 30 ~ 50 岁女性。其本质上是一种生理增生与复旧不全造成的乳腺正常结构的紊乱。由于本病恶变的危险性较正常妇女增加 2 ~ 4 倍，临床症状和体征有时与乳腺癌相混，因此正确认识本病十分重要。

一、病因

本病病因和发病机制尚不十分明了。患者的临床症状常与月经周期密切相关，且多有较高的流产率。因此目前多认为与内分泌失调及精神因素有关：

（1）体内女性激素代谢障碍，尤其是黄体素分泌减少，雌激素相对增多，是本病的重要原因。

（2）部分乳腺实质成分中女性激素受体的质和量异常使乳腺各部分的增生程度参差不齐。

二、病理

主要为乳腺间质的良性增生，增生可发生于腺管周围并伴有大小不等的囊肿形成；也可发生在腺管内而表现为上皮乳头状增生，伴乳管囊性扩张；也可发生于小叶实质增生，主要为乳管及腺泡上皮增生。病理类型可分为乳痛症型、普通型腺病小叶增生症型、纤维腺病型、纤维化型和囊肿型，各型之间的病理改变都有不同程度的移行。

三、临床表现

1. 症状　突出表现有乳房胀痛和乳内肿块。

（1）乳房胀痛：常见为单侧或双侧乳房胀痛、刺痛或灼痛，有时可向同侧腋窝或肩背部放射，疼痛程度轻重不一，重者可影响工作和生活。大多数患者具有周期性疼痛的特点，往往在月经前发生或加重，月经后减轻或消失；部分患者整个月经周期都有疼痛，缺乏周期性，也不能否认本病的存在。

（2）乳房肿块：常为多发性，单侧或双侧，以外上象限多见，且大小、质地亦常随月经呈周期性变化。月经前期肿块增大，质地较韧；月经后肿块缩小、变软。少数单侧、局限的肿块短期内迅速增大、变硬，可能发生癌变，要提高警惕。

（3）乳头溢液：有 5% ~ 15% 的患者可有乳头溢液，多呈黄绿色、棕色或血性，偶为无色浆液。溢液多为单侧、自溢性。检验示溢液内无瘤细胞存在。

（4）其他：常伴有胸闷不舒、心烦易怒、失眠多梦、疲乏无力、腰膝酸软、经期紊乱、经量偏少等症状。

2. 体征　体格检查发现乳腺一侧或双侧有多个形态不规则的肿块，呈片状、条索状或颗粒状，也可多种形态混合存在，大小不一，质韧而不硬，与周围组织界限不清。多有触痛，与皮肤和深部组织无粘连，可被推动，腋淋巴结无肿大。

四、实验室与其他检查

1. X 线钼靶摄片　边缘模糊不清的阴影或索条状组织穿越其间。

2. B 超检查　不均匀的低回声区及无回声囊肿。

3. 活检病理检查　对疑为乳腺癌变者，可行活检病理检查以明确诊断。

五、诊断

（1）患者多为中青年女性，常伴有月经不调。

（2）乳房胀痛，多与月经周期有关。

（3）多发性单侧或双侧乳房内形态不规则肿块，活动，有压痛。部分患者伴乳头溢液。

（4）其他辅助检查排除乳腺癌的可能。

六、鉴别诊断

1. 乳房纤维腺瘤　多见于 18 ~ 25 岁妇女。多为单发，少数多发；肿块多为圆形或卵圆形，表面光滑，边缘清楚，质地坚韧，活动，生长缓慢，无压痛，腋淋巴结无肿大。

2. 乳腺导管扩张症　好发于 40 岁以上非哺乳期或绝经期妇女。早期首发症状为乳头溢液，颜色多为棕色，少数为血性；溢液内可见有大量浆细胞、淋巴细胞而无瘤细胞。发生溢液的乳晕区有与皮肤粘连的肿块，同侧腋淋巴结可肿大。

3. 乳腺癌　本病早期应注意与乳腺囊性增生病的结节状肿块鉴别。乳腺癌早期的肿块多为单发性，质地坚硬，活动性差，无乳房胀痛；鉴别发生困难时应进行病理切片检查。

七、治疗

本病尚无确切、有效的治疗方法。目前治疗主要为对症治疗。由于少数患者可能发生癌变，确诊未发生癌变后应注意密切观察、随访。必要时采用手术治疗。

1. 对症治疗　部分患者发病后数月至 1 ~ 2 年后常可自行缓解，多不需治疗。症状较明显、病变范围较广泛的患者可以胸罩托起乳房；可口服维生素 B_6，维生素 E 或维生素 A。

2. 激素疗法　有人采用雄激素治疗本病，以抑制雌激素效应、软化结节、减轻症状，但这种治疗有可能加剧人体激素间失衡，不宜常规应用，仅在症状严重而影响正常工作和生活时才考虑采用。用法：月经前 1 周内口服甲睾酮，每次 5mg，每日 3 次；或肌肉注射丙酸睾酮，每日 25mg，共 3 ~ 4 日。

3. 中医治疗　临床上排除癌变，确诊本病后可采用内服中药治疗。中医采用疏肝解郁、化痰散结、行气活血、调理冲任的方法，疗效比较好。口服中药小金丹 6 ~ 9g，每日 2 次，或逍遥散 3 ~ 9g，每日 3 次，均可缓解症状。近年来类似的药物产品较多，治疗效果不一。

4. 手术治疗　对患者的随访观察中，一旦发现有短期内迅速生长或质地变硬的肿块，高度怀疑其癌变可能，行活检或患乳单纯切除，术中冰冻切片查到癌细胞者，应按乳腺癌处理。

第四节　乳腺纤维腺瘤护理

乳腺纤维腺瘤（fibroadenoma）是乳腺疾病中最常见的良性肿瘤，可发生于青春期后的任何年龄，多在 20 ~ 30 岁之间。其发生与雌激素刺激有关，所以很少发生在月经来潮前或绝经期后的妇女，为乳腺良性肿瘤，少数可发生恶变。一般为单发，但有 15% ~ 20% 的病例可以多发。单侧或双侧均可发生。

一、病因与病理

本病的发生与雌激素过度刺激有关。乳腺小叶内纤维细胞对雌激素的敏感性异常增高可能与纤维细胞所含雌激素受体的质和量异常有关，故多见于 20 ~ 25 岁性功能旺盛期女性。妊娠、哺乳期或绝经前期，由于雌激素大量分泌，可使肿瘤迅速生长。动物实验亦证实，大量雌激素可诱发肿瘤生成。

乳腺及其附属组织发生的良性肿瘤，依据肿瘤组织来源、发生部位、细胞种类、形态及排列有许多种类，如上皮源性良性肿瘤和良性间质上皮混合瘤。其病理可分为 3 种类型。

1. 管内型　也称管型纤维腺瘤，为乳管和腺泡上皮下纤维组织增生，可累及 1 个或多个乳管系统，呈弥漫性增生。增生组织逐渐向乳管突入、充填挤压，腺上皮呈紧贴的两排，上皮下平滑肌组织也参与生长，无弹力纤维成分。

2. 管周型　也称乳管及腺泡周围型纤维腺瘤。病变主要为乳管和腺泡周围弹力纤维层外的纤维组织增生，其中弹力纤维也增生，但无平滑肌，也不呈黏液性变，乳腺小叶结构部分或全部消失。

3. 腺瘤型　其病理特点是腺管增生明显，腺体间纤维层外的纤维组织增生，而腺体形态仍保持管泡状结构。此型青春期患者多见。

二、临床表现

1. 症状

（1）乳房肿块：无痛性孤立肿块，多在无意中偶然发现；好发于外上象限，且多数（约 75%）为单发，少数为多发。月经周期对肿瘤大小无影响，亦无异常乳头溢液。生长比较缓慢，数年内无变化，但在妊娠期或哺乳期可迅速增大，除此之外短期内肿物突然迅速增大，应考虑有恶变的可能。

（2）乳房轻微胀痛：大多数患者乳房无疼痛，少数可有轻微的刺痛或胀痛。

2. 体征　乳房内可触及圆形或椭圆形肿块，直径多在 1 ~ 5cm 之间，大小不等，个别直径可 >7cm，称为巨型纤维腺瘤。肿块表面光滑、边界清楚、质地坚韧，与皮肤和周围组织无粘连，极易被推动。腋淋巴结不肿大。

三、实验室与其他检查

1. X线钼靶摄片　显示肿瘤阴影为圆形或卵圆形，形态规则，边缘整齐，密度较周围组织稍增高，有时阴影周围可见一薄层透亮区。

2. B超检查　显示为一质地均匀、边界清楚的低回声肿块。

3. 活检病理检查　将乳腺肿块切除后常规行活检病理检查以明确诊断。

四、治疗

1. 手术治疗　乳房纤维腺瘤虽属良性，但有恶变可能，目前尚无理想的药物治疗能将肿块消除，故手术切除是治疗纤维腺瘤唯一有效的方法。25岁以前的多发性乳房纤维腺瘤患者若能排除癌变，可以观察，暂不手术治疗，25岁以后再考虑手术切除。25岁以上已婚女性，或30岁以上女性，一旦发现肿块，都应手术切除。另外，由于乳房纤维腺瘤在妊娠期或哺乳期迅速增大，故在怀孕前应行手术切除为宜。

手术可在局部麻醉下进行。在肿块表面皮肤做放射状切口，显露肿瘤后将瘤体连同其包膜整块切除，并常规送病理检查，以排除恶性病变的可能。若术前就怀疑肿块有恶变，在手术中行快速冰冻切片，如为恶性变，应按乳腺癌治疗原则处理。

2. 中医治疗　疏肝解郁闷、化痰散结等中药对多发性或复发性纤维腺瘤可控制肿瘤生长，减少肿瘤复发，甚至有消除肿块的作用。

五、护理

（一）术前护理

1. 心理护理　消除患者紧张恐惧情绪。

2. 完善术前各项检查

3. 术前一日的准备

（1）饮食指导：术前一日晚22:00后禁食禁水。

（2）手术区域皮肤准备：上缘至下颌水平，下缘至肋弓水平，左右两侧分别为：健侧锁骨中线（包含健侧乳头），患侧腋后线（包含腋窝及乳头、乳晕）。

4. 术日晨的准备

（1）术晨监测生命体征：若病人体温升高或女病人月经来潮，及时通知医师；高血压、糖尿病患者需口服药物者，术日晨6:00饮5mL温水将药物吞服。

（2）协助患者更衣，检查假牙是否取下，避免佩戴手表及饰物。

（3）术前补液1 000mL。

（4）术前30分钟肌注麻醉前用药苯巴比妥钠0.1mg，东莨菪碱0.3mg。

（5）与手术室做好病人及物品交接。

（二）术后护理常规

1. 术后体位　患者未清醒前去枕平卧，头偏向一侧；清醒或血压平稳后可垫枕；完全清醒的病人，可协助半卧位，抬高床头15° ~ 30°，利于引流液引出。

2. 病情观察　给予鼻导管吸氧3L/min，应用心电监护观察生命体征变化，监测心率、血压及血氧饱和度情况。

3. 伤口护理　注意保护切口，观察敷料是否干燥，如有大量渗血及时通知医师给予处理，术后第二天即可佩戴文胸，以减轻切口张力。

4. 管路护理　保持创腔引流管通畅，妥善固定。连接空针者定时抽吸引流液，并观察色、质、量，做好记录。

5. 并发症的预防和护理　严密观察伤口局部有无渗血、渗液，伤口周围有无瘀斑，病人有无主诉局部胀痛等。保持引流管通畅。

6. 心理护理　保持心情开朗，学会自我调整，积极参加社会活动。

（三）健康教育

1. 休息与运动　麻醉清醒后即可下床活动，1 周后正常生活。
2. 饮食指导　清醒后嘱患者进普通饭或治疗饮食，宜清淡、多样化，鼓励多饮水。
3. 用药指导　对于特殊用药，按时遵医嘱服药。
4. 心理指导　保持心情开朗，学会自我调整，积极参加社会活动。
5. 康复指导　掌握乳房自检方法，保持切口敷料干燥，特别在夏季要避免出汗。
6. 复诊须知　术后 3 天切口换药，一周后复查切口愈合情况。

（四）出院指导

（1）保持切口敷料清洁干燥，按时回院换药。

（2）定期复查和乳房自查，以便及时发现恶性变。

（3）术后不要乱用药物和保健品。

（4）生活规律，少接触辐射，饮食健康，锻炼身体，保持心情舒畅。

第五节　乳腺分叶状肿瘤护理

乳腺分叶状肿瘤是一种较少见的乳腺疾病，又称乳腺分叶状囊性肉瘤（cystosarcoma phyllodes，CP），是由乳腺纤维腺瘤组织中的纤维组织恶变而来，是上皮组织和结缔组织混合的恶性肿瘤。1982 年，WHO 依据组织学分类原则，把该肿瘤改名为“乳腺分叶状肿瘤”，分为良性、临界性病变和恶性三类。

一、历史回顾

CP 首先于 1838 年为德国学者 Muller 所描述，因肿瘤切面呈肉样，具有囊状分叶状特殊外观而得名。Muller 最初应用这一命名时，主要基于肿瘤形态上的描述，特别强调其良性特征，并未赋予其恶性含义。1931 年，当 Lee 报告 1 例具有恶性组织学特征，并在其后出现转移的病例时，部分学者才意识到 CP 亦可能具有恶性行为。此后，由于 CP 组织学表现多样，且与临床过程无规律性关系，生物学行为难以预测，因此对该病的命名繁多，达 60 余种，如分叶状囊肉瘤、假性肉瘤样腺瘤、腺黏液瘤、乳头状囊肉瘤、乳腺混合瘤等。鉴于此，1982 年 WHO 将该肿瘤命名为叶状囊肉瘤，再将它们分为良性、交界性和恶性 3 类。2003 年 WHO 认为这类肿瘤大多是良性的，称其为叶状囊肉瘤不合适，应称其为分叶状肿瘤（phyllodes tumour，PT），再根据其组织学特点将它们分为良性、交界性和恶性 3 类。国内多数病理学家把该肿瘤分为良性、交界性（低度恶性）和恶性 3 类，并根据肿瘤命名与分类原则，结合形态学表现，将良性者称为分叶型纤维腺瘤，恶性者称为叶状囊肉瘤。但由于历史沿用关系，目前许多文献仍将分叶状肿瘤与叶状囊肉瘤等同使用。

二、病因

目前该病的病因尚不清楚。除种族、年龄和地域等因素外，可能还与卫生习惯、生育哺乳及内分泌变化等因素有关。有人认为可能与乳腺纤维腺瘤有关，甚至可能原本就是纤维腺瘤。有研究显示，该病可能与乳腺上皮组织产生的成纤维细胞生长刺激因子——内皮素 -1 有关。资料显示该病可发生于青春期到绝经后的任何年龄的女性，而男性及未成年人罕见，推测可能与雌激素的分泌和代谢失调有关。

三、病理

大体上，肿瘤边界清楚，有部分或完整的包膜，切面灰白色、灰黄色、鱼肉状，有时可见裂隙，形成叶状结构。常见囊肿形成，囊腔内可见乳头状、结节状突起，大的肿瘤可见出血及灶性坏死。肿瘤直径 1 ~ 16cm，大者可达 45cm。镜下见由良性的上皮成分和丰富的纤维样间质细胞组成，间质一般为不同分化程度的成纤维细胞。由于间质高度增生，可形成叶状结构突入囊腔，挤压上皮呈裂隙状，上皮细胞受压成扁平形。叶状囊肉瘤的间质成分可表现为脂肪肉瘤、软骨肉瘤、骨肉瘤、横纹肌肉瘤、血管外皮瘤和恶性纤维组织细胞瘤等。上皮成分可有鳞化，增生呈乳头状，实质性或筛状，可有不典型增生和癌变（包括原位癌和浸润性癌）。当上皮有癌变时，则为癌肉瘤。

四、临床表现

乳腺分叶状肿瘤的发病年龄相差很大，但发病高峰在 40 ~ 50 岁。主要表现为无痛性单发肿块，起病隐匿，进展缓慢，病程较长，短期内肿块迅速增长少见。肿块一般不侵犯胸肌和皮肤，活动度好。肿块多位于外上象限，两侧乳房发病无明显差别，肿瘤表面皮肤可见扩张静脉，乳头回缩少见。腋窝淋巴结转移少见，部分患者有纤维腺瘤病史，少数患者有多发性纤维腺瘤。就诊时病程长短、肿块大小及其特征可有很大差异。肿瘤生长过程可分为双相性和单相性两种，前者是指在肿瘤生长过程中骤然增大，临床上提示恶性；后者是指肿瘤在开始时即生长迅速，呈现恶性。Keelan 等指出，典型的叶状肿瘤呈双相生长。在生长形式上，除少数患者呈浸润性生长外，大多数呈膨胀性生长。

乳腺分叶状肿瘤的转移途径主要是血道转移，转移的部位主要是肺，其次是骨和其他软组织，淋巴转移少见。局部复发主要取决于手术类型，局部切除复发率远高于单纯乳腺切除。

五、影像学检查

乳腺分叶状肿瘤的钼靶 X 线摄影表现与纤维腺瘤类似，显示大的边界清楚的圆形、椭圆形分叶状肿块，可伴有透明晕环绕或微钙化存在。乳腺超声显示体积较大的分叶状肿块，边缘多清晰，规则，内部以实性低回声为主，可散在无回声区，少有钙化，常与纤维腺瘤混淆，肿瘤内部血流较丰富，如果肿块内有囊性成分，则高度怀疑乳腺分叶状肿瘤。MRI 的诊断作用不确定，但有报道指出 MRI 靠近胸壁的肿块具有诊断价值，有助于选择恰当的外科治疗方式。

六、诊断

乳腺分叶状肿瘤术前诊断比较困难，常易误诊为纤维腺瘤。临床体格检查，影像学检查及细针抽吸细胞学检查（fine-needle aspiration biopsy，FAB）没有确诊意义。如肿块较大，或原有肿块突然长大，或行乳腺纤维腺瘤切除术后复发，尤其是多次复发要考虑该病的可能。

乳腺分叶状肿瘤术前良恶性的区分对外科手术方式的选择具有极大的指导作用，可以避免手术切除不足导致的二次手术或者过度切除。目前的研究主要集中在利用免疫组化、流式细胞测量等技术测定乳腺分叶状肿瘤相关分子标志如 p53 和 CD117 等。p53 是目前肿瘤研究领域广泛使用的一种抑癌基因，位于人类第 17 号染色体短臂上（17p13.1），编码细胞核内一种特定的磷酸化蛋白。CD117 是一种酪氨酸激酶受体，在抑制细胞凋亡方面起重要作用。Tan 等利用组织微阵列技术与免疫组织化学技术对 335 例乳腺分叶状肿瘤病例进行了分析，发现 p53 与 CD117 在间质细胞中的表达与肿瘤的组织分型有关，且 CD117 的表达与肿瘤复发有密切关系。

乳腺分叶状肿瘤的确诊需要病理学检查。因其生物学行为难以预测，同一肿块的不同切片甚至同一切片的不同区域变异很大，故术前穿刺细胞学检查、活组织检查和术中冷冻切片检查应该多部位取材，多切片，以免漏诊。

七、治疗及预后

（一）治疗

手术切除是治疗该病的首选方法，但对于术式的选择一直存在争议。20 世纪 60 年代以前，由于人们对该病认识欠缺，主要以局部切除术作为首选治疗方法，但随访发现复发率较高，治疗效果不理想。此后人们将目光转向根治性乳腺切除术，但由于该病很少发生腋窝淋巴结转移，资料报道腋窝淋巴结阳性率仅为 1% ~ 2%，因此此手术方法过于偏激。然而对已有腋窝淋巴结转移或严重胸肌浸润者，仍是较好的术式。目前最广泛采用的术式是根据肿瘤大小及其占乳腺比例，选择包括肿瘤并距其边缘相当距离健康组织在内的广泛局部切除术或全乳切除术。切缘的范围目前尚无统一认识。Mangi 等分析 1980–1997 年的 40 例病例，提出至少要保证 1cm 的切缘。Shabahang 等认为切缘要有 2 ~ 4cm 正常组织，并且应切除基底部胸肌筋膜。如果肿瘤较大，局部切除可能致乳房变形或术后复发，适宜选择全乳切除术。放疗和化疗作用不确定，但对少数发生全身转移或胸壁浸润者仍有一定的价值。有 20% ~ 40% 的分叶状肿瘤的患者雌激素受体阳性，而 100% 的分叶状肿瘤患者孕激素受体阳性，表明内分泌疗法可能对分叶状肿瘤有益。

（二）预后

乳腺分叶状肿瘤经手术治疗预后良好 5 年生存率大约为 82.9%，马淑资等报道 5 年生存率为 94.4%，10 年生存率为 92.9%。复发和转移一直是影响预后的重要因素。多数学者认为肿瘤的组织学分型与预后有密切关系。Chen 等统计分析 172 例病例，认为年龄、外科治疗方式、有丝分裂程度，切缘与复发有密切关系；间质细胞构成、过度增生，间质异型性、有丝分裂程度，肿瘤切缘以及异源性间质成分与转移有密切关系。关于肿瘤大小对患者预后的影响，观点尚不统一，Lindquist 等认为肿瘤大小对预后有影响，而 Reinfuss 等则认为无意义。Chaney 等报道伴有间质过度增生，直径 >5cm 的肿瘤具有很高的转移率，患者应当接受系统治疗。乳腺分叶状肿瘤即使是良性病变，也可能多次复发转移为恶性。良性肿瘤的复发率在 5% ~ 15%，远处转移率为 2% ~ 5%。5 年生存率为 80%。

八、护理

（一）术后护理

1. 注意饮食　不要吃油腻的食物，不要吃容易胀气的食物，同时，要注意增加蛋白质的摄入量，多喝水，促进排泄。

2. 保持良好的心态　专家指出，良好的心态有利于身体的恢复。患者一定要保持积极乐观的心态，避免情绪波动，坚决不能长时期精神压抑，特别是在经期前更要注意。

3. 注意休息　乳腺分叶状肿瘤患者手术后，要保证充足的休息，劳逸结合，避免过度劳累，同时，适当参加体育活动，增强自身的抵抗力。

4. 注意术后异常情况　手术后，如果手出现麻麻的感觉，不要过度担心，这是正常现象。但是要保证伤口引流袋的排空状态，避免感染。

（二）饮食护理

1. 饮食应高蛋白低脂肪　乳腺纤维瘤的女性应多食高蛋白低脂肪的饮食，如奶制品、鱼类、豆类、鸡蛋等，高蛋白可以多补充体氨基酸，增加患者的营养和抵抗力，低脂饮食是为了避免脂肪摄入过多，堆积在乳房，加重乳房的负担，加重病情，要少吃油腻食品、如过多的肥肉、猪油等。

2. 多食含维生素丰富的食品　患病者应该多补充维生素，新鲜的水果蔬菜里面就含有丰富的维生素，胡萝卜、青菜、芹菜、苹果、猕猴桃、椰子等。谷类如小麦（面粉）、玉米、大豆及一些杂粮均有利于健康。大麦含有大量的可溶性和不可溶性纤维素。可溶性纤维素可帮助身体对脂肪、胆固醇和碳水化合物的新陈代谢，并降低胆固醇。不可溶性纤维素有助于消化系统的健康，并预防癌症。坚果是食物的果仁和果种，含有大量的抗氧化剂，可起到抗癌的效果。

3. 宜吃　猪的瘦肉、鸭肉、鸡蛋、莲菜、白菜、西红柿、黄瓜、茄子、芹菜、豆腐、苹果、梨、香蕉、西瓜、甜瓜、柿子、核桃仁、熟花生米、松子可以吃，多吃些新鲜蔬菜。

4. 不宜进食　辛辣刺激性事物、牛羊肉、狗肉、辣椒、鸡肉、肥肉、鱼肉、葡萄、南瓜、咖啡、香菜、牛奶、酸奶、苋菜、蜂蜜、茶叶水、葱、大蒜、白萝卜、可乐、海鲜、绿豆、汽水、冰淇淋、烟酒以及酸性、油腻食品不宜吃。反季节蔬菜不能吃。

5. 少吃含雌激素多的食品　乳腺纤维瘤的发病可雌激素密切相关，所以饮食应该避免含有雌激素的食品，否则会加重病情。

第六节　乳腺导管内乳头状瘤护理

乳管内乳头状瘤是发生于乳管上皮的良性肿瘤，约占乳腺良性肿瘤的 1/5。本病以经产妇多见，尤以 40 ~ 50 岁者多发，年幼及高龄患者罕见。偶可见于男性。常以不明原因的乳头溢液为首发症状，伴有肿块。其包块一般较小，带有蒂柄并生长有绒毛突入乳管腔，富含壁薄血管，因此极易发生出血。恶变率为 6% ~ 8%。

一、病因病理

本病病因尚未明确，一般认为与卵巢功能紊乱有关。孕激素水平低下，雌激素水平过高，是造成乳管上皮局限性乳头状生长的重要因素之一。根据其病灶的多少及发生的部位，可将其分为单发性大乳管内乳头状瘤和多发性中、小乳管内乳头状瘤两种。前者源于大乳管近乳头的壶腹部（输乳窦），约占病例的 75%，多为单发，位于乳晕区，恶变较少见；后者源于乳腺的末梢导管，常为多发，位于乳腺的周围区域，较易发生恶变，尤其对源于乳腺小乳管的乳头状瘤尤应警惕。

二、临床表现

常因乳头溢液污染内衣而引起注意，70% 以上的患者以乳头持续性或间歇性溢液为主要症状，多发生于单侧乳头的单个输乳孔，亦可见于双侧乳头。溢液多为血性、浆液性或浆液血性，亦可呈暗棕色或黄色。多数病例不伴疼痛，若瘤体或血块堵塞乳腺导管，则可产生疼痛和肿块。随着积液积血的排出，肿块会一度变小，疼痛也会得到不同程度的缓解。

乳管内乳头状瘤的瘤体较小，多数情况下不易触及，偶有较大的肿块。大乳管内乳头瘤，位于乳晕区，直径约数毫米不等，呈圆形结节状或条索状，质地较软，可推动。轻压常可见乳头溢出血性或咖啡样液体，经溢液的输乳管口，常可找到病变乳管。少有患者自己发现，其肿块多在体检时被检出。多发性乳头状瘤的肿块多位于乳腺的边缘区域，边界不清，质地不均，乳头溢液的症状相对较少。

三、辅助检查

乳管内乳头状瘤行乳腺导管造影是常用的、较准确的检查方法。钼靶造影 X 线摄片常显示导管突然中断，断端呈光滑杯口状，近侧导管显示明显扩张，有时为圆形或卵圆形充盈缺损。溢液涂片细胞学检查有助于排除乳腺癌，但存在较高的假阴性率。近年来应用于临床的乳腺导管镜检查，既可明确病变部位，还可以明确病变的性质。

四、诊断

根据本病的临床表现，行乳腺导管造影、溢液涂片细胞学检查及乳腺导管镜检查可最终明确诊断。凡诊断为乳管内乳头状瘤，应予以重视，须定期复查。女性年龄超过 45 岁，特别是绝经后的妇女，病史较长，肿块体积较大，且有乳头血性溢液者，应警惕癌变可能。

五、治疗

乳腺导管内乳头状瘤属良性肿瘤，但有恶变可能，应尽早手术治疗。术前应行乳导管造影检查，以明确病变的性质及定位。对不能触及结节者，应循序轻压乳晕周围，根据溢液的输乳管口，找到病变乳管，插入细探针，也可注射亚甲蓝，沿探针或亚甲蓝显色部位做放射状切口，切开乳管，找到肿瘤，连同病变乳管及邻近组织一并切除。术后常规进行切片病理检查。年龄在 50 岁以上者，造影显示为多发的乳腺导管内乳头状瘤，或经病理检查发现有导管上皮增生活跃甚至上皮不典型增生改变者，应行乳腺单纯切除，以防发生恶变。若病理检查证实有恶变须立即行乳腺根治术。

第七节 男性乳腺癌的护理

男性乳腺癌是乳腺癌中的罕见类型，占全部乳腺癌的不足1%，占全部男性恶性肿瘤的0.1%。其发病率具有地域特点，在非洲较高，最高可达15%，欧美其次，亚洲最低。虽然其发病率不高，但近年来其发病有上升趋势，特别是70岁以上的男性患者。男性乳腺癌的发病呈单峰表现，峰值约为71岁。其生物学行为类似绝经后妇女乳腺癌，临床常易漏诊，肿瘤转移早，预后较差，目前以手术治疗为主，同时联合放射、化学药物、内分泌治疗和靶向治疗等多种措施的综合治疗。手术是影响男性乳腺癌患者预后的关键。手术方式也是从传统根治术为主，到目前范围较小的改良根治术和局部切除术（包括全乳切除和肿物扩大切除）。对这三类接受不同术式的患者统计发现预后无显著差异。化疗患者生存率略高于非化疗患者，但未观察到化疗对预后的显著影响。对于放疗，多数文献认为没有明显证据能表明辅助放疗可以提高患者的OS和DFS，但在一些回顾性的研究中发现放疗抑制肿瘤的局部生长。男性乳腺癌雌、孕激素受体表达率较高，内分泌治疗对其有明显效果。对于该类患者他莫昔芬是首选一线药物，有报道其可提高男性乳腺癌患者的生存率。由于HER-2过表达的情况在男性乳腺癌患者中很少见，关于赫赛汀的靶向治疗报道极少，其疗效目前难以确定，仍需要大样本的研究来进一步证实其疗效。

综上所述，男性乳腺癌发病率低，绝大多数患者年龄较大，发病较晚，局部较重。早期发现是关键，及时手术并辅以化疗、放疗及内分泌治疗对于改善患者生存状况，提高预后生存有很大帮助。

一、流行病学

2004年，美国男性乳腺癌的发病率为0.67%，2005年为0.79%，平均约为0.7%，发病年龄介于5 ~ 93岁之间，确诊时的平均发病年龄为67岁，较女性乳腺癌的平均确诊年龄高5年，随着年龄增长，男性乳腺癌的发病率呈上升趋势，80岁左右到达平台期。男性乳腺癌的发病率在不同国家有很大区别。

相比之下，我国男性乳腺癌的发病率较低，有调查显示，1995–1999年期间广东省中山市乳腺癌男、女发病率分别为0.13/10万和14.32/10万，与1970–1999年期间发病率相比呈明显上升趋势。国内其他报道认为男性乳腺癌的中位发病年龄为55岁，约占全部乳腺癌的1.0% ~ 1.2%。同女性乳腺癌一样，男性乳腺癌的发病率逐年增加，到目前为止发病率增加了26%，发病率的增长逐渐引起了人们对男性乳腺癌的关注。

二、风险因素

（一）遗传学

具有家族遗传史的人群相对风险指数较高（2.5），20%的男性乳腺癌患者一级亲属患有此病。遗传易感性与BRCA1和BRCA2基因的突变相关，5% ~ 10%的女性乳腺癌属于常染色体显性遗传，常存在BRCA1和BRCA2基因突变。对于男性乳腺癌患者来说，BRCA1和BRCA2基因突变率可达到4% ~ 40%。一项对南加利福尼亚人群的调查表明，54例男性乳腺癌患者无BRCA1基因突变，但有2例患者有BRCA2基因突变（4%）。英国一项对94例患者的调查未见BRCA1突变，但有5例患者BRCA2基因突变。

BRCA2基因突变常见于年轻患者，提示预后较差。

另外一项对76例患者的研究检测了多个基因，其中8例患者有BRCA1基因的突变，14例有BRCA2基因突变，表明BRCA1基因突变可能较以往研究更为普遍。BRCA1和BRCA2基因突变患者的中位年龄分别为52岁和59岁。

Cowden综合征与PTEN肿瘤抑癌基因的突变相关，发病率为1/250 000，主要临床表现是皮肤、黏膜、乳腺和甲状腺多发错构瘤，20% ~ 25%的女性患者终生伴随患乳腺癌的风险。文献报道2例有Cowden综合征家族史的男性乳腺癌患者，发病年龄均较早，且伴有PTEN基因的突变。另外，某些男性乳腺癌的发病同 p53 基因突变相关（Li-Fraumeni 综合征）。CYP17 基因编码 P450c17α 酶，该酶是调节类固醇合成的主要酶。该酶 T-C 多态性转化可增加 CYP17 基因的转录和类固醇合成，与男性乳腺癌的发生相关。

（二）职业因素

Palli 等研究了职业和男性乳腺癌遗传易感性之间的关系。在 23 位因职业因素导致的男性乳腺癌患者中，4 位 BRCA 基因突变者中 3 位是或曾经是卡车司机；而在 19 位非 BRCA 基因突变者中，仅 2 位是卡车司机。另外，长期在高温环境如熔炉、钢厂中工作的男性，患乳腺癌的风险明显增加，主要原因可能是高温环境可导致睾丸功能衰竭。对佛罗里达消防人员的研究也表明，尽管癌症的总死亡率不高，但由男性乳腺癌导致的死亡率明显增加。职业暴露汽油和尾气也可增加患癌风险。目前公认的致癌物多环芳炔（PAH）存在于烟草烟雾和汽车尾气中。在肿瘤和良性肿瘤中均存在着 PAH-DNA，加成物，患有良性乳腺肿瘤的男性其肿瘤组织中 PAH-DNA 加成物的比例明显高于对照组（27%vs13%）。另外，高辐射环境使男性患乳腺癌的风险明显增加。动物实验表明，电磁波辐射可抑制松果体功能，增加褪黑素水平，从而增加乳腺肿瘤的发生率。

（三）内分泌因素

激素水平与男性乳腺癌的发病密切相关。目前普遍认为，肥胖可使男性体内雌激素水平升高，增加发病风险。此外，其他导致睾丸功能异常的疾病如成年人腮腺炎、隐睾、先天性腹股沟疝或单、双侧睾丸切除术均可增加男性患乳腺癌的风险。Klinefelteros 综合征患者性染色体中多加入了一个 X 染色体（通常为 47XXY），临床表现为睾丸发育不全、男子乳腺发育、低睾酮分泌和促性腺激素水平增加，其患乳腺癌的风险较正常 46XY 人群高 20 ~ 50 倍。瑞典对 93 例男性乳腺癌淋巴结活检结果表明，7.5% 的患者具有额外的 X 染色体。

Klinefelteros 综合征患者因乳腺癌导致的死亡率等同于女性。

催乳素是促进女性乳腺发育的必需激素，抑制催乳素合成可抑制已有乳腺肿瘤的生长。女性乳腺癌催乳素受体的阳性率为 83.0%，而男性乳腺癌的阳性率仅为 33.3%。进一步的对照研究表明，尽管男性乳腺癌患者和正常男性的循环催乳素水平没有明显差别，但由于垂体腺瘤患者存在高泌乳素血症，导致患乳腺癌的风险明显增加。

Nagasawa 等的研究表明，给雄性瑞士鼠移植脑下垂体后，超过 50% 的雄鼠会发生乳腺肿瘤。目前已有证据表明，酗酒与女性乳腺癌的发生相关，但与男性乳腺癌的发生还没有明确相关性。丹麦一项对于 11 642 例男性肝硬化患者的研究表明，因酗酒导致患乳腺癌的风险较对照组高 4 倍。对女性来说，每日每增加 10g 乙醇摄入，乳腺癌的患病风险会增加 7%。欧洲一项对乙醇摄入和男性乳腺癌发病关系的对照研究表明，每日每增加 10g 乙醇摄入，乳腺癌的患病风险会增加 16%。

（四）辐射因素

目前已明确电离辐射可增加女性患乳腺癌的风险，对男性乳腺癌患者也同样如此。对 45 880 例原子弹爆炸后男性生存者的研究表明，每多接受 1 次放射吸收剂量，患病风险增加 8 倍。放射治疗曾被用来治疗男性乳腺发育和胸腺肿大，但继之而来的是乳腺癌的发病风险增加。对于接受抗雄激素治疗的前列腺癌患者来说，低剂量放疗可对抗治疗所引发的男性乳腺发育。目前研究表明，3 ~ 23Gy 的剂量水平疗效较佳，但长期的安全数据尚不确切。

三、临床表现和预后

男性乳腺癌最常见的临床表现是乳晕下方无痛性包块，伴乳头凹陷、溢血或溢液。Pagetos 病较为少见，发生率仅为 1%，中位发病年龄为 60 岁。极少数患者乳房无包块，以腋窝淋巴结转移为首发症状。乳房常见 X 线表现是不规则包块，边缘不光滑、呈毛刺状。

B 超检查可探明包块浸润范围和程度。影像学检查后还需进一步的活检明确病理性质，对每一位患者均需检测 ER、PR 和 HER2 表达水平，以决定临床治疗和评估预后。此外，还应根据临床具体情况行实验室检查、胸部 X 线、骨扫描和腹部 CT 扫描，以明确病情发展程度。目前男性乳腺癌最明确的预后因素是确诊时肿瘤的大小和腋窝淋巴结有无侵犯。肿瘤最大直径介于 2 ~ 5cm 者较最大直径小于 2cm 者死亡风险高 40%，有淋巴结转移者较无淋巴结转移者死亡率高 50%。男性乳腺癌的 5 年总生存率大约在 40% ~ 65% 之间。Ⅰ期患者的 5 年生存率约为 75% ~ 100%，Ⅱ期患者为 50% ~ 80%，Ⅲ期患者仅为 30% ~ 60%。一项 335 例患者参与的大型临床研究比较了淋巴结转移对男女患者的临床意义，结果表明，男性乳腺癌患者疾病进展较快，确诊时常有并发疾病。值得注意的是，男性患者较女性患者更少接受辅助化疗和内分泌治疗，接受化疗的患者发病时常分期较晚。

四、组织病理学

由于男性乳腺组织通常不发育，一般不会分化形成小叶结构。因此，男性乳腺癌最常见的组织病理学类型是浸润性导管癌，占 90% 以上。少见的病理类型还包括侵袭性乳头状瘤、髓样癌和神经内分泌来源型。从病理分级上来说，约 12% ~ 20% 属于Ⅰ级、54% ~ 58% 属于Ⅱ级、17% ~ 33% 属于Ⅲ级。

从病理类型上来看，导管原位癌约占 10%。由于男性乳腺组织缺乏末端小叶结构，因此小叶原位癌非常少见，但可见侵袭性小叶癌。研究表明，93.7% 的男性乳腺癌属于导管癌或未分化癌，2.6% 是乳头状癌，1.8% 是粘蛋白癌，仅有 1.5% 属于小叶癌。而女性乳腺小叶癌发生率较高，约 12%。男性乳腺癌激素受体阳性率较高。大约 90% 表达 ER、81% 表达 PR。Meijervan 等研究显示，40 例男性乳腺癌和 4 114 例女性乳腺癌中 ER 阳性占 77%、PR 阳性率为 69%。研究表明，男性乳腺癌患者肿瘤组织 ER、PR 阳性率与绝经后女性相似，男性乳腺癌组织中 ER 的阳性率大约为 39% ~ 95%。另外，一项对 58 例侵袭性男性乳腺癌患者和 202 例女性乳腺癌患者进行 HER2 检测，结果表明仅有 1 例男性患者免疫组化提示 HER2 过表达，但 FISH 没有检测到基因扩增；而在女性，HER2 的过表达率为 26%，基因扩增率为 27%，结果较为一致。

五、诊断

诊断主要包括 3 个方面的内容：临床评估、乳房 X 线或 B 超检查和针吸细胞 / 组织学检查。对于浸润性疾病来说，细胞学的检查只能代表导管原位癌的结果，因此针吸组织学检查具有良好的确诊率。

乳房 X 线是诊断男性乳腺癌的有效方法之一，敏感度为 92%、特异性为 90%。B 超下浸润性乳腺癌的典型临床表现是实性包块，需进一步地活检证实病理性质。对于一些高度怀疑恶性的囊性包块也需进一步活检证实。

六、治疗

（一）手术

与女性乳腺癌的治疗方式相同，大多数男性乳腺癌采用改良根治术及腋窝淋巴结清扫或前哨淋巴结活检术。回顾性研究表明，由于根治性乳腺切除术创伤大，且未能明确提高总生存率，已被改良根治术或单纯乳房切除术所取代。由于男性乳腺组织少，因此乳腺广泛切除术常需切除乳头，目前一些研究已表明这种方式并不能控制局部复发率。由于男性乳腺癌发病率低，目前尚无保留乳头、乳晕手术的相关文献报道。腋窝淋巴结清扫术也是治疗男性乳腺癌的常用术式之一，包括局部切除或广泛清扫，可明确淋巴结的转移状态以评估预后。同女性乳腺癌一样，前哨淋巴结活检术在男性乳腺癌诊治中也取得了令人鼓舞的结果。

（二）放疗

由于男性乳腺癌易发生乳头或局部皮肤侵袭，因此术后放疗比例较女性乳腺癌高。目前还无研究表明男性乳腺癌的放疗方式应与女性乳腺癌有所区别。放疗可控制局部复发率，但没有数据表明对生存率有潜在益处。影响局部复发的因素包括：切缘状态、肿瘤大小、淋巴结侵犯数目。而局部皮肤侵犯并不作为局部复发的高危因素。

女性乳腺癌的常规放疗剂量是 50Gy，分 25 次完成。照射范围包括胸壁、手术瘢痕、皮肤和局部肌肉。区域淋巴结的照射范围包括腋窝淋巴结、锁骨上淋巴结和内乳淋巴结。为了降低远期心血管并发症导致的死亡率，放疗时需应用特殊的装置来避免心脏和同侧肺的损伤。由于大多数患者确诊时已分期较晚，即使常规行区域淋巴结放疗也会增加相关毒性。因此除非患者局部淋巴结侵犯范围较为广泛，否则放疗应局限于上腋窝淋巴结和内乳淋巴结。

（三）全身治疗

由于男性乳腺癌老年患者多，化疗并发症发生率高，行根治术耐受性差，故应在保证手术安全的情况下，对于无淋巴结转移患者可考虑行改良根治术或者全乳切除及局部广泛切除术的治疗。目前关于男性乳腺癌辅助化疗的文献不多，但是一般认为同女性乳腺癌一样，化疗可以降低男性乳腺癌复发转移的风险。

有关男性乳腺癌辅助化疗的研究较少，但研究结果已表明男性乳腺癌患者可从化疗中获益。NCI 对 24 例腋窝淋巴结阴性的Ⅱ期患者给予化疗，5 年生存率为 80%，远高于同期未接受化疗者。M.D.Anderson 的学者也报道了 51 例男性乳腺癌患者辅助治疗的研究结果：32 例患者接受了平均 6 个周期的化疗，84.4% 是辅助化疗，6.3% 是新辅助化疗，9.3% 的患者同时接受了辅助和新辅助化疗。化疗方案中有 81% 包含了蒽环类药物，9% 加入了紫杉类药物，16% 应用了 CAF 方案。38 例患者接受了辅助内分泌治疗（92% 为他莫昔芬、8% 接受了其他治疗）的患者中，31 例肿瘤激素受体表达阳性，1 例阴性，6 例不明。结果表明，腋窝淋巴结阴性患者的 5 年和 10 年总生存率分别为 86% 和 75%，而腋窝淋巴结阳性患者的生存率为 70% 和 43%。对于腋窝淋巴结阳性的患者来说，辅助化疗可降低死亡风险（HR0.78）。然而，从总生存率方面考虑，辅助内分泌治疗疗效更佳（HR0.45，P=0.01）。11 例接受辅助化疗的腋窝淋巴结阳性患者中（10 例接受了 CAF 方案，1 例为 cmF 方案），5 年生存率大于 50%，明显优于同期对照患者。辅助化疗可明显提高 5 年生存率，其中淋巴结阳性和激素受体阳性亚组获益更大。紫杉类和剂量密集型化疗在男性乳腺癌治疗中的地位尚未确定。普遍观点认为，对于高危患者，尤其是激素受体阴性的患者，辅助化疗还是可以获益的。目前尚无辅助 Herceptin 对男性乳腺癌的研究数据，但是基于 Herceptin 在 HER2 过表达女性乳腺癌中的卓越疗效，认为高危、HER2 过表达的男性乳腺癌也可应用。

（四）进展期疾病的治疗

过去 50 年的治疗经验表明，内分泌治疗是转移性男性乳腺癌的主要治疗方法之一。最初的内分泌治疗主要以去势手术为主：包括睾丸切除术、肾上腺切除术和垂体切除术。1942 年，Farrow 等首次采用了睾丸切除术，从此，睾丸切除术成为进展期男性乳腺癌的标准内分泌治疗方式。一项对 447 例患者的回顾分析表明，睾丸切除术的有效率为 55%、肾上腺切除术为 80%、垂体切除术为 56%。睾丸切除术治疗有效的患者二线治疗更易有效，同时生存率可明显延长。以后，他莫昔芬的应用进一步提高了转移性男性乳腺癌的治疗有效率，由于不具有手术相关死亡风险、作用具有可逆性，因此较睾丸切除术更易被男性患者接受，有逐渐取代去势的趋势。有关芳香化酶治疗男性乳腺癌在小样本研究中已取得可喜的成果，但还需进一步的大样本研究证实。

对于激素难治性男性乳腺癌，化疗可获益。文献报道的有效率从单用氟尿嘧啶的 13% 到 FAC 方案的 67%。有关男性乳腺癌的大多数研究缺乏足够病例数，大多数研究病例仅有 1 个指数级别。而对女性乳腺癌患者来说，序贯而不是同时应用内分泌治疗和化疗已成为常规治疗手段。有关 Herceptin 在进展期男性乳腺癌患者的应用也仅有个案报道，而对不伴基因扩增病例的有效率尚需进一步研究。其他靶向药物如贝伐单抗和相关血管生成抑制剂还没有相关资料。

总之，尽管有研究表明睾丸或肝功能不佳可能增加男性乳腺癌的患病风险，但临床上大多数患者并没有明确的风险因素。尽管男性乳腺癌与女性乳腺癌具有许多相似之处，但由于发病率低，所以缺乏大样本临床研究来最终确定最佳治疗方案。大多数研究表明，男性乳腺癌患者均可从辅助化疗和内分泌治疗中获益。鉴于女性乳腺癌治疗上的巨大成功，因此推荐高危或中危因素的男性患者也应接受辅助治疗。由于对男性乳腺癌目前无充足的证据表明具体应接受辅助治疗的标准，因此推荐治疗方式和原则效仿女性乳腺癌。例如可根据肿瘤分级、腋窝淋巴结状态、肿瘤标志物如激素受体和 HER2 表达状况来评估预后。转移性疾病也可效仿女性乳腺癌应用内分泌治疗或化疗。由于男性乳腺癌对于雌激素治疗非常敏感，因此对于激素受体阳性的肿瘤可首选内分泌治疗。他莫昔芬也是最为普遍应用的一线治疗药物，尽管选择性芳香化酶抑制剂如来曲唑、阿那曲唑和依西美坦目前已用于女性乳腺癌的一线治疗，但它们对男性乳腺癌的治疗作用数据仍不充足。对于激素耐药的患者可选择化疗。

七、围手术期护理

手术治疗是最有效的治疗方法。手术范围上至锁骨，下至腹直肌前鞘上段，外至背阔肌前缘，内至胸骨旁。将整个乳腺连同癌肿周围至少5cm宽的皮肤、胸肌筋膜及腋窝、锁骨下所有脂肪组织和淋巴结整块切除。切口彻底止血，并置一胶管引流，缝合皮肤，皮肤有张力，予减张后缝合，加压包扎伤口。

（一）术前护理

1. 心理护理　男性乳腺癌患者多是在无意中摸到肿块的，没有足够的思想准备，而且作为男性患者，在性格上较女性患者内敛，不善于倾诉，故易产生恐惧、悲观、羞怯等情绪。针对男性乳腺癌患者心理特点，在患者入院后即进行护理干预制定出宣教计划，并实施系统化的护理干预措施（包括认知、心理及行为干预）。同时针对不同患者的职业及文化背景，进行个体化的心理支持和疏导。护理人员应主动和患者谈心并给予心理支持；以健康教育的形式介绍乳腺癌相关知识，解释手术的必要性；并介绍成功的病例、手术医生的业务水平、医院的设备条件等，帮助患者树立战胜疾病的信心，以消除患者忧虑、恐惧心理。鼓励他们走出病房，多与其他患者交流。对于老年男性患者，护理人员应鼓励配偶、子女及亲友多来探视，以消除患者孤独心理，给予心理社会支持。

2. 术前准备　男性老年吸烟患者又多伴有慢性支气管炎。而乳腺癌手术需气管内插管全身麻醉，故术前重点是做好呼吸道准备，告之术前戒烟，训练深呼吸运动，术前注意保暖，防止感冒，以减少术后呼吸道感染机会。对于肿瘤局部破溃感染患者，应予创面引流换药，以控制局部感染，为手术创造条件，并减少术后创面感染机会。老年患者各脏器储备功能减低，且多伴其他脏器慢性疾病（如高血压、糖尿病等），术前应请麻醉科共同讨论术中、术后可能出现的各种情况，做好相应急救药品、医疗设备（如呼吸机等）、医疗器械（如气管切开包等）准备工作。

（二）术后护理

1. 全身麻醉后护理常规　密切观察患者神志、生命体征，并给予准确记录。严格控制输液速度，并准确记录每小时尿量，以防引起急性左心力衰竭、肺水肿等并发症。男性乳腺癌患者有较高的吸烟率，术后出现肺部并发症概率较女性患者明显升高。

2. 体位和营养　患者清醒后即改为半卧位，以利肺部气体交换，增加呼吸深度。乳腺癌手术不影响消化道，故手术当晚即可进食。应鼓励患者多吃富含蛋白质及维生素食物，以增强体质，促进伤口愈合，并为以后放化疗打下良好体质基础。

3. 负压引流管的护理　由于男性乳腺组织较少，易早期侵犯胸肌筋膜、皮肤，也易穿透乳腺组织侵入区域淋巴结。故男性乳腺癌一般需行根治术，即要同时切除患侧胸大肌、胸小肌，所以男性乳腺癌手术创面大，同时为减小皮瓣张力皮下游离范围广。因此保持腋窝及皮瓣下有效的负压引流十分重要。

要防止引流管扭曲、折叠、堵塞及滑脱，以保持引流管通畅。注意观察负压引流液的颜色、性状及引流量。引流液一般术后1～3d为血性或淡血性，每日约50～100mL，以后逐渐减少。如发现活动性出血应及时通知医师处理。

4. 皮瓣护理　男性乳腺癌手术需同时切除患侧胸大肌、胸小肌，故皮瓣血供差，易发生皮瓣坏死，因此术后皮瓣护理尤为重要。患侧胸部及腋窝需加压包扎，以防止腋窝及皮瓣皮下积液。胸部伤口绷带包扎应松紧适宜，以免影响呼吸。术后第3d打开胸部绷带予伤口换药。此时应注意观察伤口渗出情况、皮瓣颜色、有无皮下瘀血、有无皮下积液。若发现皮瓣下方触之有波动感，则表明皮瓣下方积液，可予穿刺抽吸，换药后再次加压包扎。

5. 患侧上肢护理及功能锻炼　患侧上肢淋巴水肿是乳腺癌术后常见并发症之一，一旦出现将严重影响患者生活质量。术后应仔细观察患侧上肢桡动脉搏动情况，观察末梢循环及肢体温度。术后患侧上肢严禁测血压、抽血以及静脉或皮下注射，以防水肿发生，术后患侧上肢外展位并抬高10°～15°，以促进血液及淋巴液回流。护士应定期测量左右上肢周径，做到早期发现、早期干预治疗。术后患侧上肢要注意保暖，每日进行按摩，按摩由远端向近端进行，用力要均匀，每日 2 ~ 3 次，每次 10 ~ 20min，以促进患者的血液循环。同时患侧腋部加压包扎应适宜，以免影响患侧上肢远端血液供应。术后应向患者说明患侧上肢功能锻炼的重要性和必要性，鼓励和协助患者早期开始患侧上肢的功能锻炼。术后当日即可做手指运动，由拇指开始依次屈伸。术后 3d 患侧上肢制动，避免外展上臂。术后 3 ~ 5d 可活动腕关节、肘关节，继而活动肩关节。待引流管拔除后可鼓励患者用术侧的手进行自我照顾，如刷牙、梳头、洗脸等，抬高患侧上肢直至摸到对侧耳朵，并进行患侧上臂的全关节运动：如手指爬墙运动、转绳运动、滑绳运动。功能锻炼要循序渐进，动作幅度要由小到大。通过功能锻炼可促进局部血液循环及淋巴回流，以减轻或防止患侧上肢水肿、肌肉萎缩及关节强直等并发症。

6. 放化疗前心理护理　患者术后 2 ~ 3 周将接受首次放化疗。此时患者可出现担心身体无法承受放化疗的毒性反应，对可能发生的放化疗不良反应产生恐惧和焦虑。在此期间应耐心介绍放化疗的重要性和不良反应及其对症治疗的基本知识，树立患者坚定的治疗信念。

术后化疗、放疗、内分泌治疗的患者，均应严密观察血常规、肝肾功能、胃肠道反应，注意各种不良反应的发生；治疗期间鼓励患者多饮水，可适当进行户外活动，增强机体的抗病能力，但避免到人流量多的场所，以减少呼吸道感染的机会。治疗完毕，嘱患者定期来院复查。

7. 出院指导　嘱咐患者近期避免用患肢搬动 / 提取重物，勿在患肢手臂测血压、抽血、输液或注射等；勿长时间使用患肢手臂，不可下垂时间过长，平时衣着要宽松，不紧勒肩、臂及腕部、坚持肢功能锻炼。治疗完成后定期复查，嘱家属密切注意患者的心理和病情变化，配合医院做好随访工作，嘱患者进食低脂富含维生素的均衡饮食，保持理想体重，减轻心理负担，保持乐观情绪，早日恢复健康。

八、心理护理

男性乳腺癌心理护理尤为重要，由于本病少见，预后不良，患者极度恐惧。护士应热情、真诚、主动与他们交谈，对患者提出的有关疾病的问题耐心听取，满足心理需要，并给予心理支持，增强机体调节系统机能及对疾病的耐受能力，针对患者自卑心理，耐心开导。同时做好其周围人的工作，争取家人及组织的配合，使患者能安心治疗。

（一）男性乳腺癌的心理特点

患者一旦已知乳腺癌的诊断，无论采取哪种治疗手段均会使患者产生心理负担，导致一系列心理问题。所有患者均可经历以下痛苦心理过程：震惊、否认、抑郁、对抗治疗、适应几个阶段，其心理问题主要表现在对自身疾病的怀疑、否认、恐惧、怨恨、沮丧、焦虑、抑郁、对抗治疗，由此可见男性乳腺癌可导致严重的心理障碍。另一方面，男性乳腺癌患者进行根治手术时，将胸大、小肌，乳房一同切除，改变了以往形体的完整性，给患者造成了一定的心理压力，从而丧失生存的信心，也使患者机体免疫力下降，内分泌功能紊乱，切口愈合迟。同时，由于病程长，患者需要半年的时间化疗，花费昂贵，更容易出现悲观绝望的负面心理，并且每时每刻面临乳腺癌复发的危险。以上诸多因素，严重影响患者身心康复及生存质量。

（二）心理护理策略

1. 创造良好的周围环境　这对癌症患者尤其是男性乳腺癌患者至关重要：患者生存质量的提高有赖于家庭及社会支持与帮助，因此，首先要做好周围社会关系人员的思想工作，让他们帮助和关爱患者。家庭和社会的关爱支持虽不能改变躯体的疾病，但能让患者感受到自己不是孤立的面对病魔，才能有勇气和信心战胜疾病，明显改善患者的心理状态。良好的社会支持能减轻患者患病后的无助感，有利于患者保持乐观情绪，增强战胜疾病的信心。

2. 加强与患者的沟通　在与患者的交流中，应及时解答患者所关心和担忧的问题，鼓励患者说出内心的苦闷和不快，鼓励家属与患者交流，使患者在精神和心理上获得支持和安慰。对已婚患者，应同时对其妻子进行心理辅导，使患者取得妻子的理解关心支持，也应从侧面了解患者及家属的情绪变化，加强患者及家庭对变故的适应能力。

3. 解除自卑心理　针对男性乳腺癌患者容易产生的自卑心理，护理人员应向患者做好解释，告知患者将胸大、小肌、乳房一并切除，不会对工作及生活产生重大的影响，同时护理人员在患者面前要始终保持镇静、自信的形象，给患者带来安全感。

4. 鼓励患者参加抗癌俱乐部组织的活动　定期组织同种病友相互交流，多让已经痊愈的患者现身说教，推广他们的康复及治疗经验，使患者增强战胜疾病的勇气和信心。

5. 音乐疗法　音乐疗法能优化情感效应，改善躯体功能，提高机体的抗病能力，可以调动患者积极的情绪，消除悲观绝望的消极情绪，使患者进入愉快轻松的境界。男性乳腺癌患者的心理健康问题已逐渐得到社会越来越多的关注，护理人员应给予患者更多的个体化关怀与护理，促使患者尽快走出疾病的阴影，接受周围人们乃至整个社会的关爱与支持，重树生活的勇气，提高生存的质量。

第七章

ICU常见症状及技术护理

第一节　循环系统的监护及护理

一、无创血压监测

无创血压监测（NIBP）是通过加压袖带阻断动脉血流，在持续放气时测定袖带压力振荡，或袖带放气时血流继续流经动脉时的压力。

1. 测量技术

（1）手动法：尽管手动法测定无创血压耗时较长且个体差异较大，但由于其操作简便，成本低廉，仍得到广泛应用。

1）听诊法：首先利用袖带加压阻断血管血流，随着袖带压力降低，血管内逐渐形成湍流，而产生Korotkoff音，通过听诊可以确定收缩压，而当血流声音消失时的压力即为舒张压。

2）示波测量法：该方法将袖带与压力表相连，随着袖带逐渐放气，第一个振荡出现时的压力即为收缩压，而振荡消失时的压力即为舒张压。

（2）自动无创测量技术：此法由于使用方便而得到广泛应用。多数自动测量血压设备均采用示波测量技术。一般而言，袖带充气至超过前次收缩压40mmHg（或达到约170mmHg），此后在逐渐放气的同时用传感器监测袖带内的压力振荡。最大振荡出现时的最低压力与MAP有很好的相关性。收缩压和舒张压可通过运算法则确定，但通常分别与最大振荡波形的初始上升和最后下降相对应。

2. 注意事项

（1）袖带宽度适中：袖带宽度应覆盖上臂或大腿长度的2/3，即袖带宽度相当于肢体直径的120%。袖带过窄可导致测量值过高，袖带过宽可导致测量值过低。

（2）停止活动：活动可能导致测量时间过长，此时部分仪器甚至无法测量血压。

（3）常规监测时测量周期不应少于2min，如果设定测量血压过于频繁，可能导致静脉瘀血；某些仪器设有STAT模式，可快速反复测量血压，但可能影响肢体灌注并损害外周神经。

（4）心律失常患者有时没有正常的心脏搏动，因此在袖带逐渐放气时可能无法记录实际血压。血压很低或很高，电子测压仪很难感知压力振荡。

（5）在一次血压测量完毕后，将袖带完全放气，需等待30 s，方可进行下一次血压监测。

（6）血压计袖带内垫一次性衬布，每4 h松开袖带片刻或更换肢体进行血压测量，以减少因持续充气而对肢体血液循环产生的影响，并减轻给患者带来的紧张与不适。

（7）无论电子测压仪还是手动血压计，因长时间使用，精确度会降低，因而每半年由专业技师检测一次准确度。当电子测压仪测量血压异常与患者体征不相符时，要用人工测量法进行核实。

（8）患者转出ICU时，血压计袖带放臭氧消毒柜消毒后备用。

二、有创动脉血压监测

有创血压监测（IBPM）是将动脉导管置入动脉内直接测量动脉内血压的方法。IBPM 为持续的动态变化过程，不受人工加压、减压、袖带宽窄及松紧度的影响，准确、直观，可根据动脉波形变化来判断分析心肌的收缩力。患者在应用血管活性药时及早发现动脉压的突然变化，有利于医务人员根据动脉压的瞬间变化及时调整治疗。还可以反复动脉抽血监测血气分析，避免反复动脉穿刺，减轻患者痛苦和护士工作量，也可为临床诊治提供可靠的监测数据。

1. 概念　IBPM 为直接感知血液内的压强，将套管针置于动脉血管内连接延长管、传感器及监护仪，传感器将导管内液体压转换为电信号输入监测仪，最终将其转换成数字和波形，显示于屏幕上。有创压较无创压高 5 ~ 20mmHg（1mmHg=0.133kPa）。一般股动脉收缩压较桡动脉高 10 ~ 20mmHg，而舒张压低 15 ~ 20mmHg，足背动脉收缩压可能较桡动脉高 10mmHg，而舒张压低 10mmHg。

2. 置管方法　穿刺部位首选桡动脉，因为桡动脉位置表浅，易触及、易定位、易观察，易于护理和固定。其次是股动脉、足背动脉、肱动脉等。以桡动脉为例，操作时，常规消毒铺巾，操作者左手示指、中指触及患者桡动脉搏动，右手持穿刺针，在搏动最强处进针，穿刺针与皮肤呈 30° ~ 40°，若有鲜红色的血液喷至针蒂，表明针芯已进入动脉，此时将穿刺针压低 15°，再向前进针约 2mm，如仍有回血，送入外套管，拔出针芯，有搏动性血液喷出，说明导管位置良好，即可连接测压装置，此为直接法；如果不再有回血表明已经穿透血管，再进少许针，退出针芯，接注射器缓慢回吸后退，当回血通畅时，保持导管与血管方向一致，捻转推进导管，此为穿透法。

3. IBPM 管道的管理

（1）测压管道的连接：在穿刺成功后，应立即连接冲洗装置，调整压力传感器的高度右心房的水平，一般放在腋中线第四肋间。压力袋内的肝素盐水（配置浓度为 2 ~ 4U/mL），24 小时更换 1 次。压力袋外加压至 300mmHg，主要起抑制动脉血反流的作用。

（2）压力换能器的调零：监测取值前实施调零操作（关近端，通大气，归零，关闭大气，打开近端），最好 4 小时调零 1 次。测压过程中如对数值有疑问，需随时调零。如监护仪上动脉波形消失，可能是动脉堵塞引起，应用注射器抽吸，如无回血，需立即拔出动脉导管，严禁动脉内注射加压冲洗。

（3）从测压管抽取血标本：从测压管抽取血标本时，应先将管道内液体全部抽出后再取血，以避免因血液稀释而影响检查结果。

（4）严防气体进入血液：在测压、取血、调零或冲洗管道等操作过程中，要严防气体进入血液而造成动脉气栓。

（5）注意事项：定时冲洗管道，保持通畅，防止血液凝固堵塞，确保动脉测压的有效性和预防动脉内血栓形成。

4. 波形的识别与分析　正常动脉压力波形分为升支、降支和重搏波。升支表示心室快速射血进入主动脉，至顶峰为收缩压，正常值为 100 ~ 140mmHg（1mmHg=0.133kPa）；降支表示血液经大动脉流向外周，当心室内压力低于主动脉时，主动脉瓣关闭与大动脉弹性回缩同时形成重搏波。之后动脉内压力继续下降至最低点，为舒张压，正常值为 60 ~ 90mmHg。从主动脉到周围动脉，随着动脉管径和血管弹性的降低，动脉压力波形也随之变化，表现为升支逐渐陡峭，波幅逐渐增高。

5. 常见并发症的预防及护理措施

（1）防止血栓形成：实施 IBPM 引发血栓形成的概率为 20% ~ 50%，其主要是由于置管时间过长、导管过粗或质量较差、反复穿刺或血肿形成以及重症休克或低心排血量综合征等因素引起。因此，为防止血栓形成应做到：①避免反复穿刺损伤血管；②发现血凝块应及时抽出，禁止注入，如抽出有困难，立刻拔管；③取血标本后立即将血液冲回血管内；④发现缺血征象如肤色发白、发凉及有疼痛感等异常变化，应及时拔管；⑤动脉置管时间长短与血栓形成相关，一般不宜超过 7 天；⑥防止管道漏液，应把测压管道的各个接头连接紧密。

（2）预防感染：IBPM 诱发的感染通常主要是由于导管直接与血管相通，破坏了皮肤的屏障作用，导管放置时间长，细菌容易通过三通管或压力传感器进入体内。为预防此类感染发生，穿刺过程要求严格执行无菌技术，局部皮肤感染应及时拔管更换测压部位。在留取血标本、测压及冲洗管道等操作时，应严格执行无菌操作原则。每日消毒穿刺点及更换无菌贴膜 1 次。密切观察穿刺部位有无出血，防止细菌从导管入口进入血液而导致逆行感染发生菌血症及败血症。三通管应用无菌巾包好，24 小时更换。拔管后要进行常规导管尖端细菌培养。

（3）预防出血和血肿：套管针脱出或部分脱出、拔除导管后压迫时间过短、接头衔接不牢或脱离等，易导致局部出血、渗血或形成血肿。因此在进行各项治疗护理工作时，避免牵拉导管，将动脉置管处暴露，加强巡视。同时因肝素在肝脏代谢，大部分代谢物从肾脏排除，对老年人及肝肾功能不良者尤应注意出血倾向。对于意识不清和烦躁患者给予约束带约束置管侧肢体，固定牢套管针。拔管后，局部按压 5 ~ 10 分钟，再用绷带加压包扎，30 分钟后予以解除。如果出现血肿可局部用 30% 硫酸镁湿敷。

（4）预防动脉空气栓塞：由于冲洗装置排气不彻底、管道系统连接不紧密及更换肝素帽或采集血标本时，空气很容易进入。残留空气不仅能引起空气栓塞，还会影响测压数值，因为气泡常使机械信号减弱或衰减，从而导致一个减幅的类似波和错误的压力读数。因此在实施护理时，要拧紧所有的接头，确保开关无残气；避免增加不必要的开关和延长管；应在取血或调零后，快速冲洗开关处。

三、中心静脉压监测

中心静脉压（CVP）是指腔静脉与右心房交界处的压力，反映右心前负荷的指标。将导管经颈内静脉或锁骨下静脉插入上腔静脉，导管末端再与充满液体的延长管和换能器相连，通过测压装置与多功能监护仪相连，即可由监护仪上获得中心静脉压的波形与数值。CVP 由四种成分组成：①右心室充盈压；②静脉内壁压力，即静脉内血容量；③作用于静脉外壁的压力，即静脉收缩压和张力；④静脉毛细血管压。CVP 是临床观察血流动力学的主要指标之一。

1. 正常值及临床意义　CVP 正常值为 5 ~ 12cmH_2O（2 ~ 8mmHg）。CVP 2 ~ 5cmH_2O 常提示右心房充盈欠佳或血容量不足，CVP 15 ~ 20cmH_2O 时，则表示右心功能不良，心脏负荷过重。当患者出现左心功能不全时，CVP 也就失去了参考价值。CVP 结合其他血流动力学参数综合分析，在 ICU 中对患者右心功能和血容量变化的评估有很高的参考价值。因而在输血补液及使用心血管药物治疗时连续观察 CVP 的变化极为重要。临床上根据 CVP 与血压、尿量的关系来分析病情，特别是心脏大手术后患者 CVP 与血压、尿量受各种因素影响而变化。因此，ICU 护士必须具备高度的责任心和丰富的临床经验，根据不同的情况及时配合医师采取相应的急救措施。

（1）CVP 与血压、尿量的关系及病情分析见表 7-1。

表 7-1　CVP 与血压、尿量的关系及临床提示和处理原则

CVP	血压	尿量	临床提示	处理原则
↓	↓	↓	血容量不足或血管扩张	充分补液
↓	正常	↓	回心血量不足，周围血管收缩	适当补液
↑	↓	↓	血容量相对过多，心肌收缩无力或肾功能不全	给予强心药，纠正酸中毒，舒张血管
↑	↑	↓	右心功能不全，肺循环阻力增加，血管收缩或肾功能不全	舒张血管
正常	↓	↓	右心功能不全，血管收缩，心输出量降低	补液试验
↑	↑	↑	血容量过多，组织间液回流量大	

1）补液试验：取等渗盐水 250mL，于 5 ~ 10 分钟内经静脉滴入，若血压升高，CVP 不变，提示血容量不足；若血压不变而 CVP 升高 3 ~ 5cmH_2O（0.29 ~ 0.49mmHg），则提示心功能不全。

2）Weil“5-2 法则”：也是补充血容量治疗中的指导方法之一。在输液中如 CVP 值升高超过原基础值 5cmH_2O，应暂停输液；如输液后 CVP 值升高低于 5cmH_2O，但高于 2cmH_2O，则短时间暂停输液，如 CVP 值持续升高 2cmH_2O 以上，应进行监护观察；如 CVP 值升高随后降至 2cmH_2O 以下，可再开始冲击补液。

（2）不同病情对 CVP 的要求不尽相同：例如，某些左心手术或左心功能不全的患者，虽然左房压已超出正常范围，但CVP仍可能为正常或低于正常，而有些右心手术患者，CVP虽然已超出正常范围，但仍存在容量不足。临床上要调节和保持最适合患者病情需要的CVP。

2. 适应证 ①各类大型手术，尤其是心血管、颅脑和胸部大而复杂的手术；②各种类型的休克；③脱水、失血和血容量不足；④右心功能不全；⑤大量静脉输血、输液。

3. CVP的监测方式

（1）经玻璃水柱测定。

1）将T形管和三通管分别连接患者的中心静脉导管、有刻度数字的消毒测压管和静脉输液系统，柱内充满输液液体。

2）测压计垂直地固定在输液架上。

3）水柱零点通常在第四肋间腋中线部位，平右心房水平，水柱向中心静脉压开放。

4）至水柱逐渐下降停止，在呼气末时读的水柱对应的刻度数字的数值即为中心静脉压的值。

5）机械通气患者应关闭PEEP后测定或者按PEEP每4cmH_2O约1mmHg计算。

（2）经换能器测定。

1）留置中心静脉导管成功。

2）测压装置与导管接头应连接紧密，妥善固定，以防滑脱。

3）每次测压前要先抽吸测压管有无回血，如回血不畅或无回血应考虑到导管是否已脱出，或导管紧贴静脉壁，或为静脉瓣所堵塞，此时应及时调整导管位置后方可测定。

4）确保管道通畅：每间隔2 ~ 4小时，快速滴注10 ~ 15mL液体，以确定管道的通畅性，必要时可用肝素溶液冲洗。同时导管连接要紧密牢固，防止因接头松脱而导致出血。

5）保持测压的准确性：每次测压均应调整零点。使换能器指示点对准腋中线与腋前线之间与第四肋间的交叉点，以此点作为右心房水平，旋转三通管，使换能器与大气相通，校对零点；对好零点后，再次旋转三通管，使中心静脉导管与测压装置相通，待显示器显示的数值稳定后，即为此刻CVP值。

4. CVP监测的注意事项

（1）判断导管插入上、下腔静脉或右心房无误。

（2）将零点置于第四肋间右心房水平腋中线。

（3）确保静脉内导管和测压管道系统内无凝血、无空气，管道无扭曲等。

（4）测压时确保静脉内导管畅通无阻。

（5）加强管理，严格无菌操作。

5. 影响CVP的因素

（1）CVP上升的常见因素。

1）右心泵功能低下，如充血性心力衰竭、心源性休克。

2）心脏压塞。

3）肺循环阻力升高，如肺水肿、严重肺不张、肺循环高压。

4）药物影响，如使用强烈收缩血管的药物，小动脉收缩，回心血量相对增加，致使中心静脉压上升。

5）胸内压升高时，如气胸、血胸或使用呼吸机正压通气，气管内吸引或剧烈咳嗽时。

6）电解质紊乱或酸碱平衡失调时，可影响心血管功能。

7）三尖瓣狭窄或反流时右房扩大，压力上升，即使在血容量不足时，中心静脉压亦高或正常。

8）补液量过多或过快。

（2）CVP下降的常见因素：①血容量不足；②应用血管扩张剂的影响。

6. CVP的监测护理

（1）根据病情或医嘱监测中心静脉压，并注意观察变化趋势。

（2）预防感染：导管置入过程中严格遵守无菌操作原则，压力监测系统保持无菌，避免污染。如穿刺部位出现红肿、疼痛情况，应立即拔出导管。

（3）调定零点：导管置入后，连接充满液体的压力延长管及换能器，换能器应置于腋中线第四肋间水平。每次测压前应调定零点。患者更换体位后应重新调定零点。

（4）测压通路应尽量避免滴注升压药或其他抢救药物，以免测压时药物输入中断引起病情波动。

（5）穿刺部位护理：密切观察穿刺部位情况，每日用安尔碘消毒一次，特殊情况随时消毒。局部以透明敷贴覆盖以利于观察，并视具体情况随时更换。

（6）接受正压呼吸机辅助呼吸的患者，吸气压 >25cmH_2O 时胸膜胸内压增高，会影响中心静脉压值。咳嗽、呕吐、躁动、抽搐或用力时均可影响中心静脉压，应在安静 10 ~ 15min 后再进行测定。

7. CVP 的并发症及防治

（1）感染：中心静脉置管感染率为 2% ~ 10%，因此在操作过程中应严格遵守无菌技术，加强护理，每天更换敷料，每天用肝素稀释液冲洗导管。

（2）出血和血肿：颈内静脉穿刺时，穿刺点或进针方向偏向内侧时，易穿破颈动脉，进针太深可能穿破椎动脉和锁骨下动脉，在颈部可形成血肿，肝素化后或凝血机制障碍的患者更易发生。因此，穿刺前应熟悉局部解剖，掌握穿刺要点，一旦误穿入动脉，应做局部压迫，对肝素化患者，更应延长局部压迫时间。

（3）其他：包括气胸、血胸、气栓、血栓、神经和淋巴管损伤等。虽然发病率很低，但后果严重。因此，必须加强预防措施，熟悉解剖，认真操作，一旦发现并发症，应立即采取积极治疗措施。

四、有创血流动力学监测

有创血流动力学监测用于心肌梗死、心力衰竭、急性肺水肿、急性肺栓塞，各种原因导致的休克、心跳呼吸骤停、严重多发伤、多器官功能衰竭、严重心脏病围术期等需严密监测循环系统功能变化的患者，提供可靠的血流动力学指标，指导治疗。

1. 用品

（1）Swan-Ganz 导管：目前常用四腔导管，有 3 个腔和 1 根金属线。导管顶端用于测量肺动脉压；近端开口距离顶端 30cm，用于测量 CVP；与气囊相通的腔；气囊附近有一热敏电阻，用于热稀释法测定心排血量。

（2）多功能床旁监护仪。

（3）测压装置：包括换能器、压力延长管、三通管、加压输液袋、2% 肝素盐水等。

2. 肺动脉压力监测

（1）肺动脉压（PAP）：由导管肺动脉压力腔测得。肺动脉收缩压正常情况下与右室收缩压相等，正常值为 15 ~ 28/5 ~ 14mmHg。升高见于低氧血症、肺栓塞、肺不张、肺血管疾病等。降低见于低血容量性休克。

（2）肺小动脉楔压（PCWP）：测压管连接于肺动脉压力腔，向气囊内注入 1.2mL 气体，导管顶端进入肺动脉分支，此时测得的压力为 PCWP，正常值为 8 ~ 12mmHg。PCWP 可较好地反映左房平均压及左室舒张末压。升高见于左心功能不全、心源性休克、二尖瓣狭窄或关闭不全、胸腔压力增加、使用升压药物等。降低见于血容量不足、应用扩张血管的药物。

（3）右心房压（RAP）：由导管中心静脉压腔测得，正常值为 2 ~ 8mmHg。反映循环容量负荷或右心房前负荷变化，比 CVP 更为准确。心包积液及心力衰竭时可造成相对性右室前负荷增加，右室注入道狭窄（如三尖瓣狭窄）时右房压不能完全代表右室前负荷。

（4）右室压（RVP）：在导管进出右室时测得。正常值为 15 ~ 28/0 ~ 6mmHg。舒张末期压力与右房压相等。

（5）心排血量（CO）：利用热稀释法测得。向右房内快速而均匀注入 5 ~ 10mL 室温水或冰盐水，导管尖端热敏电阻即可感知注射前后导管尖端外周肺动脉内血流温度之差，此温差与心排血量之间存在着一定的关系，通过多功能监护仪的计算便可直接显示心排血量。此方法所得结果有一定误差，因此，至少应重复 3 次，取平均值。静息状态下正常值为 4 ~ 8L/min。CO 降低常见于各种原因引起的心功能不全以及脱水、失血、休克等原因引起的心排血量降低。

3. 与CO有关的血流动力学指标

（1）心脏排血指数（CI）：为每分钟心排血量除以体表面积（CO/BSA）。正常值：2.8 ~ 4.2L/（min·m^2）。经体表面积化后排除了体重不同对心排血量的影响，更准确地反映了心脏泵血功能。<2.5L/（min·m^2）提示心功能不全，<1.8U（min·m^2）会出现心源性休克。CI升高见于某些高动力性心衰，如甲亢、贫血等。

（2）心脏每搏排出量（SV）：正常值为50 ~ 110mL。SV反映心脏每搏泵血能力，影响因素有：心肌收缩力、前负荷、后负荷，一些作用于心肌细胞膜内β受体及能改变心肌浆网钙离子释放的药物能明显增加SV；在一定范围内，增加心脏的前负荷或后负荷亦可适当增加SV，但在心肌有严重损伤时心肌耗氧量会增加。

（3）肺血管阻力（PVR）：正常值为15 ~ 25（kPa·s）/L。PVR反映右心室后负荷大小，肺血管及肺实质病变时亦可影响结果。表示为：PVR=（MPAP–PCWP）×8/CO。

（4）全身血管阻力（SVR）：正常值为90 ~ 150（kPa·s）/L。反映左心室后负荷大小。左室衰竭、心源性休克、低血容量性休克、小动脉收缩等使SVR升高；贫血、中度低氧血症使SVR降低。表示为：SVR=（MAP–CVP）×8/CO。

4. 监测指标的临床意义

（1）循环功能的判断：根据血流动力学指标，大体可了解循环灌注状况、心脏泵血功能、循环容量和心脏前负荷、循环阻力或心脏后负荷等。

（2）帮助临床鉴别诊断：心源性与非心源性肺水肿的鉴别，在排除影响PCWP因素后，可用PCWP指标来鉴别，PCWP>2.4kPa（18mmHg）时心源性可能性大，>3.3kPa（25mmHg）时则心源性肺水肿可以肯定，<1.9kPa（14mmHg）则可基本排除心源性肺水肿。急性肺栓塞临床表现类似心源性休克，血流动力学均可表现为RAP、PVR升高，MAP、CI降低，但前者PCWP偏低，后者PCWP偏高。急性心脏压塞与缩窄性心包炎时均可出现SV、CI、MAP下降，RAP与PCWP升高值相似，但后者RAP监测波形呈“平方根号”样特征性改变。血流动力学监测对区别不同类型休克亦有鉴别意义。心源性休克常出现CI下降、心脏前负荷增加；低血容量休克表现为心脏前负荷下降、CI降低、SVR增加；过敏性休克时全身血管扩张而阻力降低、心脏前负荷下降、CI减少；感染性休克按血流动力学可分为高心排低阻力型和低心排高阻力型休克。

（3）指导临床治疗：危重患者血流动力学监测的目的是确定输液量、血管活性药物应用的种类和剂量以及利尿剂的应用，以便维持有效的血液灌注，保证充足的氧供，同时又不过多增加心脏负担和心肌氧耗量，故应根据监测指标综合分析，及时解决主要矛盾。

1）一般型：CI>2.5L/（min·m^2）、PCWP<15mmHg，本组患者无须特殊处理，当心率>100次/分，可考虑应用镇静剂或小剂量β受体阻滞剂。

2）肺瘀血型：CI>2.5L/（min·m^2）、PCWP>15mmHg，治疗目标为降低PCWP，可应用利尿剂、静脉扩张药。

3）低血容量型：CI<2.5L/（min·m^2）、PCWP<15mmHg，治疗目标为适当静脉输液，增加心脏前负荷，提高心排血量。

4）左心功能不全型：CI<2.5L/（min·m^2）、PCWP>15mmHg，治疗目标为提高CI、降低PCWP，使用血管扩张剂、利尿剂，必要时加用正性肌力药物。

5）心源性休克型：CI<1.8L/（min·m^2）、PCWP>30mmHg，治疗目标为提高CI、降低PCWP，以正性肌力药及血管扩张药为主，同时可采用主动脉内球囊反搏治疗。

6）右心室梗死型：CI<2.5L/（min·m^2）、CVP或RAP升高，PCWP< CVP（或RAP），治疗目标是提高CI，以静脉补液为主，维持RAP在18mmHg以下为宜，有利于提高左心室心排量，禁用利尿剂。

（4）了解肺换气功能及全身氧动力学状况：根据动脉和混合静脉血血气结果、吸入氧浓度等，可经有关公式计算出肺的换气功能和全身动力学。

5. 监测及管理

（1）根据病情需要，及时测定各项参数，换能器应置于心脏水平，每次测压前应调整零点。通过压力波形确定导管所在部位。

（2）肺动脉导管和右房导管应间断以2‰肝素液3mL/h静脉滴注，防止凝血。

（3）导管固定应牢固，防止移位或脱出。当波形改变时，应及时调整，使之准确。必要时，X线床旁摄片，以确定导管位置。

（4）严格执行无菌操作原则，测压和测心排血量时应注意预防污染。病情好转后应尽早拔除。

（5）持续监测心律的变化，测量肺小动脉楔压时，充气量不可超过1.5mL，且应间断、缓慢地充气。气囊过度膨胀或长时间嵌楔，血管收缩时气囊受压，可致导管内血栓形成。应持续监测肺动脉压力波形，定时拍胸片检查导管尖端位置，预防肺栓塞。肺动脉高压的患者，其肺动脉壁脆而薄，气囊充气过度可引起肺出血或肺动脉破裂。

（6）漂浮导管拔除时，应在监测心率的条件下进行。拔管后，施行局部压迫止血。

五、脉搏指示持续心排血量监测

脉搏指示持续心排血量监测（PiCCO），依据质量守恒定律即某特定物质在系统末端流出的最等于该物质流入端的量跟系统流入端与流出端之间减少或增加的量之和，将单次心排血量测定发展为以脉搏的每搏心排血量为基准的连续心排血量监测技术。与其他CO监测方法相比，具有微创伤、低危险、简便、精确、连续等优点。可监测胸腔内血容量、血管外肺水含量、每搏输出量变异度等容量指标，从而反映机体心脏前负荷及肺水肿状态。

1. 方法　为患者行中心静脉置管，于股动脉放置一根PiCCO专用监测导管，中心静脉导管及温度感知接头与压力模块相连接，动脉导管连接测压管路，与压力及PiCCO模块相连接。测量开始，从中心静脉注入一定量的冰生理盐水（2～15℃），经过上腔静脉→右心房→右心室→肺动脉血管外肺水→肺静脉→心房→左心室→升主动脉→腹主动脉→股动脉→PiCCO导管接收端。监护仪可将整个热稀释过程描绘成曲线，再对曲线波形进行分析，得出一参数，再结合测得的股动脉压力波形，计算出一系列数值。热稀释测量需进行3次，取平均值作为常数，以后只需连续测定主动脉压力波形下的面积，即可得出患者的连续心排血量。

2. 监测参数

（1）经肺温度稀释：心排血量（CO）、胸内血容量（ITBV）、血管外肺水（EVLW）。

（2）动脉脉搏轮廓计算：连续心排血量（CCO）、心搏容积（SV）、心搏容积变量（SVV）、外周血管阻力（SVR）。

3. 适应证　凡需要心血管功能和循环容量状态监测的患者，诸如外科、内科、心脏、严重烧伤以及需要中心静脉和动脉插管监测的患者，均可采用PiCCO。①休克；②急性呼吸窘迫综合征（ARDS）；③急性心功能不全；④肺动脉高压；⑤心脏及腹部、骨科大手术；⑥严重创伤；⑦脏器移植手术。

4. 禁忌证　有些为相对禁忌证，例如，股动脉插管受限的可考虑腋动脉或其他大动脉，下列情况有些是测定值的变差较大，也列入了其中。①出血性疾病；②主动脉瘤、大动脉炎；③动脉狭窄，肢体有栓塞史；④肺叶切除、肺栓塞、胸内巨大占位性病变；⑤体外循环期间；⑥体温或血压短时间变差过大；⑦严重心律失常；⑧严重气胸、心肺压缩性疾患；⑨心腔肿瘤；⑩心内分流。

六、主动脉内球囊反搏术

主动脉内球囊反搏术（IABP）多用于经药物治疗未见改善的心源性休克或心脏手术后无法脱离体外循环支持的危重患者。它的使用是临时性的，通过一段时间的辅助或使心脏功能改善，或为终末期心脏病患者进行心脏移植术赢得一些准备时间，是临床应用比较广泛和有效的一种机械循环辅助装置。

1. 原理　IABP是利用“反搏（counterpulsation）”的原理与心脏的心动周期同步运行，使冠状动脉的血流量增加和心脏的后负荷下降的装置。将带有一个气囊的导管植入降主动脉近心端，在心脏收缩期，气囊内气体迅速排空，造成主动脉压力瞬间下降，心脏射血阻力降低，心脏后负荷下降，心脏排血量增加，心肌耗氧量减少。舒张期主动脉瓣关闭同时气囊迅速充盈向主动脉远、近两侧驱血，使主动脉瓣根部舒张压增高，增加了冠状动脉血流和心肌氧供，全身灌注增加。总的效果是：使心肌氧供 / 氧需比率得到改善，并伴有外周灌注的增加。

2. 适应证　①各种原因引起的心泵衰竭，如急性心肌梗死并发心源性休克、围术期发生的心肌梗死、心脏手术后难以纠正的心源性休克、心脏挫伤、病毒性心肌炎等；②急性心肌梗死后的各种并发症，如急性二尖瓣关闭不全、梗死后室间隔缺损、乳头肌断裂、大室壁瘤等；③内科治疗无效的不稳定型心绞痛；④缺血性室性心动过速；⑤其他：高危患者进行各种导管及介入和手术治疗、心脏移植前后的辅助治疗、人工心脏的过度治疗。

3. 禁忌证　①主动脉瓣反流；②主动脉夹层动脉瘤；③脑出血或不可逆性的脑损害；④心脏病或其他疾病的终末期；⑤严重的凝血机制障碍。

4. 安装使用程序

（1）主动脉气囊反搏导管的选择：现在使用中的主动脉气囊反搏导管采用的是硅酮化多聚氨基甲酸乙酯（siliconized polyurethane）材料，具有很好的柔韧性并可将在气囊表面血栓形成的危险减少到最小。在选择导管时应考虑气囊充气时可阻塞主动脉管腔的 90% ~ 95%。目前有多种型号的导管可供选择，主要为 4.5 ~ 12.0F，气囊容积为 2.5 ~ 50mL，临床可以根据患者的体表面积和股动脉的粗细选择气囊的大小。

（2）主动脉气囊反搏导管插入技术。

1）主动脉气囊反搏导管的插入方法：①经皮股动脉穿刺是目前使用最广泛的方法：插入前评价患者股动脉和足背动脉搏动、双下肢皮肤颜色、温度等有助于气囊插入后对肢体缺血的迅速识别。采用严格无菌技术在腹股沟韧带下方行股动脉穿刺，送入导引钢丝后拔除穿刺针，沿导引钢丝送扩张器扩张股动脉穿刺口后撤除扩张器，再沿导引钢丝送入鞘管至降主动脉胸段，将主动脉气囊反搏导管插入引导鞘管，使其顶端位于左锁骨下动脉开口以下 1 ~ 2cm 气囊的末端在肾动脉开口水平以上，可通过胸部 X 线片观察导管尖端是否位于第二至第三肋间，将鞘管退出至留在体内 2 ~ 4cm 后固定，连接压力传感器和床旁反搏机。②经股动脉直视插入：手术暴露股动脉，将一段长 5cm，直径 8 ~ 10mm 的人工血管以 45° 插至股动脉，将主动脉气囊反搏导管经人工血管插入动脉，同前所述定位后，用带子结扎人工血管固定气囊反搏导管。③经胸骨正中切开插入：当有腹主动脉瘤或严重的外周血管病变而不能经股动脉插入主动脉气囊反搏导管时，可在进行心脏手术时经胸骨正中切开，直接将气囊反搏导管插入升主动脉或主动脉弓，经主动脉弓将气囊推进至降主动脉胸段。

2）主动脉气囊反搏导管插入前的准备和插入过程中的监护：①主动脉气囊反搏导管插入前的准备：A. 协助医师评价患者情况，包括：双下肢皮肤颜色，温度、动脉搏动、基础感觉和运动能力以及患者插管前的血流动力学状态，并进行全面的神经系统的检查。向患者及家属简单、概括地解释与 IABP 治疗相关的问题，如治疗的目的、反搏的原理、可能出现的并发症、使用中如何配合等，取得患者及家属对操作的理解，消除他们的恐惧，并签署知情同意书。B. 保持静脉通路开放，以备在导管插入过程中出现紧急情况可以快速给药；检查患者正在使用的仪器设备的运行是否正常以及报警设备是否正确，如呼吸机、心电监护仪、输液泵以及负压吸引装置等。护士应常规进行备皮准备，协助医师进行皮肤消毒。插管前提醒医师检查气囊是否存在漏气情况。②主动脉气囊反搏导管插入过程中的监护：主动脉气囊反搏导管插入过程中可能发生的并发症，包括栓塞、动脉内膜剥脱、主动脉穿通、气囊位置放置错误等。监护护士必须密切观察、测量并记录患者的血压、心率、心律、尿量及双下肢温度、颜色、动脉搏动等，对患者出现的每一个临床表现尤其是疼痛有所警觉（如胸前或后背疼痛均提示主动脉内膜剥脱），及早发现和处理并发症。插管后常规立即行床旁 X 线胸片检查，明确主动脉气囊反搏导管的位置。

（3）主动脉气囊反搏泵主机的准备。

1）触发方式的选择：触发时生理性的相关信号，它使得放置在主动脉内的气囊进行充气和放气时相连续不断地切换。触发启动点在主机显示屏上的一个时间点上标明，指示气囊充气或排气，并且可以听到主机发出的声音。一般的主动脉内球囊反搏泵常采用心电图 R 波作为触发的识别标志，同时还具备有更精细、复杂的系统使之可以采用其他触发方式，如根据动脉压力波形触发、心室或房室起搏器起搏信号触发等方式。主动脉气囊反搏泵还可以由操作者选择内部强制触发方式，例如当行心肺复苏时，患者的心电和血压均不足以触发反搏而采取的内部强制触发方式。基本的触发方式有以下几种。①心电图触发方式：是最常用的触发方式，心电图 R 波信号反馈到一个微程序处理器，经过整合后将控制信号传递到气体传输系统，驱动气囊充气和排气。外部的电干扰如起搏器发出的起搏信号、电刀干扰等可能严重地干扰触发启动探测的可信性，现在许多主动脉气囊反搏装置已经安装有滤波装置，以保证在这些不利情况下保持适当的触发和时相判定。②压力触发方式：各种原因心电图不能有效触发或心电图信号不清楚时，可选择压力触发方式，触发的信号标志可以从气囊导管中心测压腔获得，要求收缩压 >50mmHg，脉压 >20mmHg。因为不规则的心律可导致动脉压力波形形态发生变化，所以不建议用于不规则的心律。③起搏状态触发方式：当患者正在应用起搏器进行心房起搏、心室起搏或房室顺序起搏时，可以选择利用起搏信号触发模式。在这种触发方式下，高尖的起搏信号成为触发识别的信号，因此既要兼顾主动脉气囊反搏达到最大效益，同时又要让起搏器继续起搏。④内部强制触发方式：主动脉气囊反搏主机还设有一个非同步的触发方式，其用于患者不能产生心脏输出时，如心搏骤停时心脏的电活动和搏动不足以启动主动脉内球囊反搏泵，此时主机强制触发反搏可以固定的频率（自动状态为 80 次 / 分）触发产生冠状动脉的血流灌注。为了防止相反的作用，主机自动监测患者心脏的自主电活动，并在监测到 R 波时排气。一旦患者出现自主的心脏电活动，可将触发模式转换回心电图触发方式。

2）时相转换：在反搏过程中，时相转换适当可以使主动脉内气囊在每个心动周期中的充气和排气协调地相互交替发生作用。理想的反搏结果是：产生高的动脉舒张压（理想的 PDA），从而增加冠状动脉的灌注；降低主动脉舒张末压（后负荷），从而减少心肌氧耗，增加心排血量。达到理想的舒张期增量不仅仅依靠充气的时相，而且还取决于气囊的位置、气囊充气的速度、排血量的多少、主动脉的顺应性以及主动脉瓣的情况等。气囊充气起始点在主动脉波形重脉切迹（DN 点）处，产生显著的舒张压增高，舒张末期压力降低，收缩峰压下降。气囊排气时相假设预期在收缩期有一个使心肌氧需求下降的结果，气囊排气刚好在心室射血期前主动脉内血液容积突然锐减，致使主动脉内压力下降，从而有效降低了左心室的后负荷，最终减少心肌对氧的需求。

主动脉内球囊反搏充气 / 排气时相转换适当地获得安全有效应用的前提，需要监护室医师和护士具有有关心动周期的基础知识和操作上的一些技巧。首先，操作者一定要能够明确舒张期的开始。在主动脉压力波形上表示舒张期开始的标志是重脉切迹，它代表主动脉瓣关闭，气囊充气最好在此点稍前。其次，操作者一定要能够确定收缩期的开始。动脉压力波形向上快速升高表示主动脉瓣开放、心室射血，气囊排气最好发生在此之前。

主动脉瓣内气囊充气 / 排气时相设置不当会造成以下四种情况。①充气过早：IABP 在主动脉瓣关闭之前充气→主动脉瓣提前关闭→每搏射血量减少（CO 减少）。②充气过迟：PDP 低于理想状态。主动脉舒张压放大效果降低冠状动脉的灌注量减少（疗效欠佳）。③排气过早：APSP=PSP，BAEDP 处成“U”形。后负荷未减轻，心肌耗氧未减轻。④排气过迟：BAEDP 大于 PAEDP。左室的后负荷增加→心肌耗氧量增加、CO 减少。

为了能够达到理想的充气 / 排气时相和简化临床操作，现代的主动脉内球囊反搏仪具有自动控制时相的功能，它可以在心率和心律的变化中自动校正时相对衰竭的心脏进行支持。

5. 监护要点　在接受 IABP 支持治疗患者的整个治疗监护过程中，重症监护室（ICU）护理人员的作用是非常重要的。进行 IABP 支持治疗的患者需要 24 小时不间断的监护，他们的病情一般都非常严重，随时可能发生变化，所以监护人员必须做到正确地、安全地处理各种病情变化。监护人员对 IABP 技术掌握的熟练程度、对解剖学和病理生理学知识的理解程度决定了他们在监护过程中可以及时提供极其重要的信息，对医师做出应用 IABP 支持治疗的选择、在整个过程中正确处理病情变化和调整 IABP 支持治疗非常有帮助。

（1）妥善固定插管：无菌敷料包扎插管部位，并妥善固定，当 IABP 治疗开始以后，监护人员要按照无菌原则对插管部位进行包扎处理，将主动脉气囊反搏导管固定在患者的大腿上，防止脱位。每24小时更换敷料，必要时随时更换。

（2）体位和活动：对安装IABP的患者，监护人员一定要强调其绝对卧床。插管侧大腿弯曲不应超过30°，床头抬高也不应超过30°，以防导管打折或移位。但是护理人员还是应鼓励和协助患者在限制允许的范围内多移动。

（3）心理护理：患者应用IABP支持治疗时对病情和治疗现状感到焦虑，经常会提出有关治疗和预后方面的问题；患者也可以因为在自己体内存在一个治疗装置而感到困惑或不安，还可以为经济、家庭关系等方面的问题而焦虑。护士应耐心解释患者提出的问题，安慰鼓励患者，为患者创造一个安静的、能够充分休息的环境非常重要。在条件允许的情况下可以遵医嘱给予镇静药。

（4）血流动力学状态的监测：根据需要每15～60分钟评估并记录患者血流动力学状态及对IABP支持治疗的反应。主要观察和记录数据包括：生命体征、中心静脉压、肺动脉压、肺毛细血管楔压（PCWP）、心排血量、液体出入量、血气分析及其他实验室检查。在IABP支持治疗开始15分钟，各种血流动力学指标可以得到改善。

（5）主动脉血管并发症的预防：IABP治疗中最常见的并发症是主动脉血管并发症，发生率在6%～24%之间。通常与插入操作有关，主要危险因素有：糖尿病患者、高血压患者、女性患者和外周血管疾病患者。护士应该密切观察患者是否出现血管性并发症的症状和体征，如突然剧烈的疼痛、低血压、心动过速、血红蛋白下降、肢体末梢凉等，并及时向医师报告。

（6）下肢缺血的预防：下肢缺血发生率在5%～19%。监护室护士对应用IABP支持治疗的患者应加强观察其穿刺侧肢体的脉搏、皮肤颜色、感觉、肢体运动、皮肤温度等。在主动脉内气囊导管插入后第一小时内每隔15分钟观察判断一次，此后每一小时测量、判断一次。当发生插入术后的下肢缺血时，应撤出气囊导管。

（7）预防血栓、出血和血小板减少症：注意要把主动脉气囊反搏泵因故障不工作的时间控制在15分钟内，1∶3 IABP不超过1小时。观察足背动脉情况、下肢温度及颜色变化；观察尿量变化：如尿量减少、尿比重低，应考虑是否肾衰竭或肾动脉栓塞。正确执行肝素抗凝治疗及全身凝血酶原激活时间（ACT）监测，维持ACT在180～200秒。监测血小板计数、血红蛋白、血细胞比容。如果发生出血，根据需要进行输血，必要时输血小板。

（8）预防感染：按照无菌原则进行伤口更换敷料，注意伤口有无红、肿、热、痛和分泌物。常规预防性使用抗生素。对患者进行细致的生活护理，包括口腔护理、中心静脉插管护理、导尿管护理等。密切监测患者的体温、白细胞计数等，必要时进行血培养。

（9）保持最佳的主动脉内球囊反搏效果：IABP治疗的有效性取决于患者的血流动力学状态和仪器的有关参数的正确选择。监护人员可以通过IABP治疗期间主动脉压力波形的变化来判断辅助治疗效果。另外监护人员还要知道如何判断主机工作状态和常见问题和故障的排除。

（10）其他治疗：在施行IABP期间，应同时执行其他有关治疗，如纠正酸中毒、补足血容量、纠正心律失常、应用血管活性药物维持血管张力和呼吸机治疗等。

6. 主动脉内球囊反搏的撤离

（1）IABP撤离的指征：①心排指数>2.01/（min·m^2）；②动脉收缩压>90mmHg;③左心房和右心房压<20mmHg；④心率<110次/分；⑤尿量>0.5mL/（kg·h）；⑥无正性肌力药物支持或用量<5μg/（kg·min）。

（2）酌情早期撤离：有主动脉血管内并发症、下肢缺血、气囊导管内形成血栓等并发症时，应酌情早期撤离IABP。

（3）撤离步骤。

1）撤离IABP的过程要在医师的指导下逐步地减少主动脉内球囊反搏的辅助比例，从1∶1减少到1∶2最终到1∶4，并逐渐减少抗凝剂的应用，在拔除气囊导管前4小时停止用肝素，确认ACT<180秒，这样可减少出血并发症。

2）给予少量镇静药，剪断固定缝线。

3）停机后用 50mL 注射器将气囊内气体抽空，将气囊导管与鞘管一起拔除。

4）让血液从穿刺口冲出几秒或 1 ~ 2 个心动周期，以清除血管内可能存在的血栓碎片。

5）局部压迫 30 分钟，继以沙袋压迫 8 小时。护士应嘱咐患者平卧 6 ~ 12 小时，严密观察穿刺部位出血情况，最初 30 分钟观察一次，2 ~ 3 小时后可适当延长观察时间。

6）在拔除气囊导管后，护士应立即检查远端动脉搏动情况和患者血流动力学状态等，及早发现异常并及时处理。

七、氧代谢监测

生理情况下，机体细胞正常活动有赖于持续不断的氧供给，当细胞内氧的利用发生障碍时，导致机体出现一系列的功能、代谢和形态的改变，甚至危及生命。恰当的氧供给取决于心、肺及血液系统功能的协调。机体的氧代谢主要包括摄取、输送和消耗 3 个环节。监测氧代谢，可及时发现脏器组织氧代谢的障碍，实施能改善组织的氧输送和氧消耗的有效措施，是提高危重患者治疗水平的关键一环。组织氧合的全身性测定包括全身性氧输送（DO_2）、氧消耗（VO_2）、氧摄取率（ERO_2）、混合静脉血氧饱和度（SvO_2）及动脉血乳酸测定值（ABL）。

1. 氧输送　DO_2 是指每分钟心脏向外周组织输送的氧量。由心脏排血指数（CI）及动脉血氧含量（CaO_2）所决定。动脉血氧含量由血红蛋白、动脉血氧饱和度及动脉血氧分压决定，即：

$$DO_2 = CI \times CaO_2 \times 10$$

$$CaO_2 = 1.34 \times Hb \times SaO_2 + 0.003 \times PaO_2$$

2. 氧消耗　VO_2 是指每分钟机体实际的耗氧量，在正常情况下，VO_2 反映机体对氧的需求量，但并不代表组织的实际需氧量。VO_2 的决定因素是 DO_2 血红蛋白氧解离曲线的 P50、组织需氧量及细胞的摄氧能力。VO_2 主要有 2 种测定方法：

（1）直接测定单位时间内吸入气和呼出气中氧含量并计算其差值。

（2）通过反向 Fick（reverse-Fick）法计算，即：

$$VO_2 = CI \times (CaO_2 - CvO_2) \times 10$$

$$CvO_2 = 1.34 \times Hb \times SvO_2 + 0.003 \times PvO_2$$

3. 氧摄取率　ERO_2 是指每分钟氧的利用率，即组织从血液中摄取氧的能力，反映组织的内呼吸，与微循环灌注及细胞内线粒体功能有关。即：

$$ERO_2 = VO_2 / DO_2$$

正常基础状态 ERO_2 为 0.25 ~ 0.33，即 VO_2 为 DO_2 的 1/4 ~ 1/3。

4. 混合静脉血氧饱和度　SvO_2 反映组织器官摄取氧的状态，正常范围在 60% ~ 80%。全身氧输送降低或氧需求大于氧输送时，SvO_2 降低；组织器官利用氧障碍或微血管分流增加时，SvO_2 升高。肺动脉内的血是理想的混合静脉血标本，通常经 Swan-Ganz 导管抽取肺动脉血。SvO_2 与中心静脉血氧饱和度（$ScvO_2$）有一定相关性，$ScvO_2$ 的值比 SvO_2 的值高 5% ~ 15%。

5. 动脉血乳酸测定　血乳酸和乳酸清除率是近年来评价疾病严重程度及预后的重要指标之一。组织缺氧使动脉血乳酸升高，但仅以血乳酸浓度不能充分反映组织的氧合状态，研究表明，患者乳酸清除率能够更好地反映患者预后。监测乳酸 >2mmol/L 所持续的时间、连续监测血乳酸及乳酸清除率的动态变化，能够更好地指导危重患者的救治。

第二节　呼吸系统的监护及护理

一、呼吸功能的监护

正常呼吸功能是维持机体内外环境稳定的重要生理活动之一，而呼吸系统的监测是判定呼吸功能状况、预防并发症和推测预后的必要手段，是临床危重患者治疗和监护的依据。

1. 一般监护指标

（1）潮气量：一次吸入或呼出的气量，正常成人为 500mL 左右，小儿为 8 ~ 12mL/kg。

（2）每分通气量：潮气量 × 呼吸频率，大于 12L 为过度通气，小于 3L 为通气不足。

（3）每分钟肺泡通气量（有效通气量）：（潮气量 – 无效腔量）× 呼吸频率。

（4）功能残气量：在生理上起着稳定肺泡气体分压的缓冲作用，减少了呼吸间歇对肺泡内气体交换的影响，即防止每次吸气后新鲜空气进入肺泡所引起的肺泡气体浓度过大变化。

2. 临床监护指标　患者的体征是临床监护的主要内容。

（1）意识状态：清醒、朦胧、浅昏迷或深昏迷。

（2）呼吸状态：注意是否有自主呼吸以及患者呼吸频率、深浅度，是否有口唇、甲床发绀等。

（3）肺部听诊：正常时双肺呼吸音清晰；呼吸音减弱常见于疼痛、肺不张、肺瘀血、肺炎、气胸、气管插管不合适等；湿性啰音见于肺部感染；干性啰音见于气道狭窄、哮喘等，要及时报告医师并处理。

（4）咳嗽反射：应注意记录咳嗽反射的程度，如消失、微弱、尚可、较强、强等。

（5）观察记录痰的性状和量：粉红色泡沫状痰为肺水肿引起，大量稀薄血水样痰应考虑为呼吸窘迫综合征，黄绿色黏稠痰为感染时的分泌物，血丝或血块痰多为创伤所致。

3. 动脉血气监测

（1）动脉血 pH。

1）概念：表示血浆中所含氢离子的浓度。由于氢离子浓度太小，约 4×10^{-8}/L，故一直沿用 pH（即氢离子浓度的负对数）来表示。

2）正常值：健康人动脉血 pH 为 7.35 ~ 7.45。

3）临床意义：$pH < 7.35$ 为酸中毒；$pH > 7.45$ 为碱中毒。

（2）动脉血二氧化碳分压（$PaCO_2$）。

1）概念：物理溶解于血浆（血液）中的二氧化碳气体产生的压力。它反映动脉血液中 CO_2 的浓度。

2）正常值：4.7 ~ 6.0kPa（35 ~ 45mmHg）。

3）临床意义：$PaCO_2$ 下降为呼吸性碱中毒；$PaCO_2$ 升高为呼吸性酸中毒。

（3）动脉血氧分压（PaO_2）。

1）概念：指血液中物理溶解的氧分子所产生的压力。

2）正常值：12.6 ~ 13.3kPa（95 ~ 100mmHg）。

轻度缺氧：$PaO_2 > 6.67$kPa（50mmHg）。

中度缺氧：PaO_2 4.0 ~ 6.67kPa（30 ~ 50mmHg）。

重度缺氧：$PaO_2 < 4.0$kPa（30mmHg）。

3）临床意义：低氧血症见于肺部疾病导致分流、通气血流比例失调、通气不足以及弥散障碍，高氧血症见于吸氧治疗和过度通气。

4. 脉搏血氧饱和度监测

（1）原理：脉搏血氧饱和度仪的发光二极管所产生的两个波长的光线可以透过波动的血管床被光学感受器接收。

（2）准确性：当氧饱和度高于 80% 时，脉搏血氧饱和度的准确性为（4% ~ 5%）；当氧饱和度低于 80% 时，测定准确性进一步降低。

（3）局限性。

1）SpO_2: 不能很好地反映高氧血症。另外，氧饱和度也不是低通气的敏感指标。

2）仪器和探头间的差异：不同厂家间有所差异，不同探头发光二极管的输出也存在差别。因此，患者应固定使用同一仪器以及探头。

3）异常血红蛋白血症：氧血红蛋白会使测定结果偏高，高铁血红蛋白使测量值总是接近 85%，而胎儿血红蛋白则不会影响测量结果。

4）内源性和外源性染料：染料如亚甲蓝能够影响测量准确性，指甲油也有影响，而高胆红素血症对测量没有影响。

5）皮肤色素：皮肤色素较深会影响测量结果。

6）血流灌注：心排血量下降或严重的外周血管收缩，测量结果不可靠。

7）贫血：重度贫血会使测量准确性下降。

8）周围光线过强：周围光线过强会影响测量结果。

9）脉搏异常：静脉波动和大的动脉波的重搏切迹会影响测量准确性。

二、无创正压通气

无创正压通气（NPPV）是指无须建立人工气道的正压通气，常通过鼻罩/面罩等方法连接患者。NPPV可以减少急性呼吸衰竭的气管插管或气管切开以及相应的并发症，改善预后。

1. 呼吸机的选择　要求能提供双相的压力控制/压力支持，其提供的吸气压力可达到20～30cmH$_2$O能够提供满足患者吸气需求的高流量气体（60～100L/min），具备一些基本的报警功能；若用于Ⅰ型呼吸衰竭，要求能提供较高的吸氧浓度（>50%）和更高的流速需求。

2. 连接方式　无创通气以口/鼻面罩与患者相连。面罩种类包括：全脸面罩、口罩、鼻罩等，应根据不同患者选择合适的面罩。

3. 适应证　①呼吸窘迫伴呼吸困难，辅助肌群参与呼吸，腹部反常运动；②pH<7.35且PaCO$_2$>45mmHg；③呼吸频率>25次/分。

4. 相对禁忌证　①呼吸停止；②心血管状态不稳定；③患者依从性差；④面部、胃、食管手术；⑤颅面部创伤或烧伤；⑥误吸风险高；⑦需要大剂量镇静者；⑧极度肥胖；⑨呼吸道大量分泌物。

5. 通气模式与参数调节

（1）通气模式。

1）持续气道正压（CPAP）：在自主呼吸条件下，整个呼吸周期气道保持正压。患者完成全部的呼吸功。

2）双水平正压通气（BiPAP）：BiPAP有两种工作方式，即自主呼吸通气模式（S模式，相当于PSV+PEEP）和后备控制通气模式（T模式，相当于PCV+PEEP）。BiPAP的参数设置包括吸气压（IPAP）、呼气压（EPAP）及后备控制通气频率。当自主呼吸间隔时间低于设定值（由后备频率决定）时，即处于S模式；自主呼吸间隔时间超过设定值时，即由S模式转向T模式，即启动时间切换的背景通气PCV。在急性心源性肺水肿（ACPE）患者首选CPAP，如果存在高碳酸血症或呼吸困难不缓解可考虑换用BiPAP。

（2）参数调节。

1）BiPAP参数调节原则：IPAP/EPAP均从较低水平开始，待患者耐受后再逐渐上调，直到达到满意的通气和氧合水平，或调至患者可能耐受的最高水平。

2）参数设置常用参考值。

IPAP/潮气量：10～25cmH$_2$O/（7～15mL/kg）。

EPAP：3～5cmH$_2$O（Ⅰ型呼吸衰竭时用4～12cmH$_2$O）。

后备频率（T模式）：10～20次/分。

吸气时间：0.8～1.2s。

6. 护理要点

（1）保证安全而有效的通气治疗：做好解释以充分取得患者的配合，确保连接质量，设置适当的参数，监测动脉血气及SpO$_2$。

（2）保证足够的氧气和通气：做好各项监测，包括动脉血气、SpO$_2$、呼吸频率和状态、患者是否耐受呼吸机等。

（3）减少患者焦虑：做好解释工作，指导患者使用呼吸机。

（4）减轻患者不适：包括面部压迫、磨损、眼睛不适、胃肠胀气等。

（5）密切观察并发症的发生：如误吸、呼吸衰竭、意识水平下降等。

三、机械正压通气

机械通气最早是作为肺脏通气功能的支持治疗手段，经过多年来医学理论的发展及呼吸机技术的进步，已经成为涉及气体交换、呼吸做功、肺损伤、胸腔内器官压力及容积环境、循环功能等，可产生多方面影响的重要干预措施。并主要通过提高氧输送、肺脏保护、改善内环境等途径成为治疗多器官功能不全综合征的重要治疗手段。

1. 机械通气的生理与临床目标　合理的机械通气首先必须明确机械通气的目标。明确有创机械通气的生理和临床目标，既有助于解决指征问题，以免延误治疗，又能使机械通气治疗实现个体化，获得最佳疗效。

（1）改善或维持动脉氧合：改善低氧血症，提高氧输送是机械通气最重要的生理目标。吸入氧浓度适当的条件下，动脉血氧饱和度 >90%，或动脉氧分压 >60mmHg 是保证氧输送的前提。

（2）支持肺泡通气：使肺泡通气量达到正常水平，将动脉二氧化碳分压水平维持在基本正常的范围内，是基本生理目标之一。根据病情需要，可保持二氧化碳分压低于或高于正常范围。

（3）维持或增加肺容积：通过应用控制性肺膨胀、间歇性高水平呼气末正压、俯卧位通气等肺泡复张手段，可明显增加呼气末肺泡容积（功能残气量），改善呼吸窘迫和低氧血症。

（4）减少呼吸功：机械通气替代患者呼吸肌做功，降低呼吸肌氧耗，有助于改善其他重要器官和组织的氧供。

（5）机械通气的临床目标：①纠正低氧血症；②纠正急性呼吸性酸中毒；③缓解缺氧和二氧化碳潴留引起的呼吸窘迫；④防止或改善肺不张；⑤防止或改善呼吸肌疲劳；⑥保证镇静和肌松剂使用的安全性；⑦减少全身和心肌氧耗；⑧降低颅内压；⑨促进胸壁的稳定，维持通气和肺膨胀。

2. 应遵循的原则

（1）个体化原则：不同疾病和不同病程，机械通气的设置应有所不同。

（2）氧输送原则：机械通气的根本目的是保证全身氧输送，改善组织缺氧。

（3）肺保护原则：机械通气不当可引起呼吸机相关性肺损伤等严重并发症。

（4）动态监测原则：机械通气过程中，应动态监测潮气量、气道压力、呼吸频率、每分通气量、PEEP 及内源性 PEEP 等呼吸生理参数。

（5）多器官功能障碍（MODS）防治原则：机械通气不当不但可加重肺损伤，而且可引起或加重肺外的 MODS。

3. 机械通气的分类

（1）根据吸气向呼气的切换方式不同：可分为定容型通气和定压型通气。

1）定容型通气：呼吸机以预设通气容量来管理通气，即呼吸机送气达预设容量后停止送气，依靠肺、胸廓的弹性回缩力被动呼气。

常见的定容通气模式有容量控制通气（VCV）、容量辅助－控制通气（V-ACV）、间歇指令通气（IMV）和同步间歇指令通气（SIMV）等，也可将它们统称为容量预置型通气（VPV）。VPV 能够保证潮气量的恒定，从而保障每分通气量；VPV 的吸气流速波形为恒流波形，即方波，不能和患者的吸气需要相配合，尤其是存在自主吸气的患者，这种人－机的不协调增加镇静剂和肌松剂的需要，并消耗很高的吸气功，从而诱发呼吸肌疲劳和呼吸困难；当肺顺应性较差或气道阻力增加时，产生过高的气道压，易致呼吸机相关性肺损伤（VIU）。

2）定压型通气：以气道压力来管理通气，当吸气达预设压力水平时，吸气停止，转换为呼气，故定压型通气时，气道压力是设定的独立参数，而通气容量（和流速）是从属变化的，与呼吸系统顺应性和气道阻力相关。

常见的定压型通气模式有压力控制通气（PCV）、压力辅助控制通气（P-ACV）、压力控制－同步间歇指令通气（PC-SIMV）、压力支持通气（PSV）等，将它们统称为压力预置型通气（PPV）。PPV时潮气量随肺顺应性和气道阻力而改变；气道压力一般不会超过预置水平，利于限制过高的肺泡压和预防VIU；易于人－机同步，减少使用镇静剂和肌松剂，易保留自主呼吸；流速多为减速波，肺泡在吸气早期即充盈，利于肺内气体交换。

（2）根据开始吸气的机制：分为控制通气和辅助通气。

1）控制通气（CV）：呼吸机完全代替患者的自主呼吸，呼吸频率、潮气量、吸呼比、吸气流速完全由呼吸机控制，呼吸机提供全部的呼吸功。

CV适用于严重呼吸抑制或伴呼吸暂停的患者，如麻醉、中枢神经系统功能障碍、神经肌肉疾病、药物过量等情况。对患者呼吸力学进行监测时，如静态肺顺应性、内源性PEEP、呼吸功能的监测，也需在CV时进行，所测得的数值才准确可靠。

如潮气量、呼吸频率等参数设置不当，可造成通气不足或过度通气；应用镇静剂或肌松剂可能导致低心排、低血压、分泌物廓清障碍等；长时间应用CV将导致呼吸肌萎缩或呼吸机依赖。

2）辅助通气（AV）：依靠患者的吸气努力触发或开启呼吸机吸气活瓣实现通气，当存在自主呼吸时，气道内轻微的压力降低或少量气流触发呼吸机，按预设的潮气量（定容）或吸气压力（定压）将气体输送给患者，呼吸功由患者和呼吸机共同完成。

AV适用于呼吸中枢驱动稳定的患者，患者的自主呼吸易与呼吸机同步，通气时可减少或避免应用镇静剂，保留自主呼吸可避免呼吸肌萎缩，有利于改善机械通气对血流动力学的不利影响，有利于撤机过程。

4. 机械通气常见模式

（1）辅助控制通气（ACV）：是辅助通气（AV）和控制通气（CV）两种通气模式的结合，当患者自主呼吸频率低于预置频率或无力使气道压力降低或产生少量气流触发呼吸机送气时，呼吸机即以预置的潮气量及通气频率进行正压通气，即CV;当患者的吸气用力可触发呼吸机时，通气以高于预置频率的任何频率进行，即AV。结果：触发时为辅助通气，无触发时为控制通气。参数设置如下。

1）容量切换：触发敏感度、潮气量、通气频率、吸气流速/流速波形。

2）压力切换：触发敏感度、压力水平、吸气时间、通气频率。

（2）同步间歇指令通气（SIMV）：是自主呼吸与控制通气相结合的呼吸模式，在触发窗内患者可触发和自主呼吸同步的指令正压通气，在两次指令通气周期之间允许患者自主呼吸，指令呼吸可以以预设容量（容量控制SIMV）或预设压力（压力控制SIMV）的形式来进行。参数设置：潮气量、流速/吸气时间、控制频率、触发敏感度，当压力控制SIMV时需设置压力水平及吸气时间。

（3）压力支持通气（PSV）：属于部分通气支持模式，是患者触发、压力目标、流量切换的一种机械通气模式，即患者触发通气并控制呼吸频率及潮气量，当气道压力达预设的压力支持水平时，且吸气流速降低至低于阈值水平时，由吸气相切换到呼气相。

参数设置：压力、触发敏感度，有些呼吸机有压力上升速度、呼气敏感度（ESENS）。

（4）持续气道正压（CPAP）：是在自主呼吸条件下，整个呼吸周期以内（吸气及呼气期间）气道均保持正压，患者完成全部的呼吸功，是呼气末正压（PEEP）在自主呼吸条件下的特殊技术。参数设置：仅需设定CPAP水平。

（5）双水平气道正压通气（BIPAP）：是指自主呼吸时，交替给予两种不同水平的气道正压，高压力水平（Phigh）和低压力水平（Plow）之间定时切换，且其高压时间、低压时间、高压水平、低压水平各自独立可调，利用从Phigh切换至Plow时功能残气量（FRC）的减少，增加呼出气量，改善肺泡通气。

参数设置：高压力水平（Phigh）、低压力水平（Plow）即PEEP、高压时间（Tinsp）、呼吸频率、触发敏感度。

5. 机械通气参数的调整

（1）潮气量的设定：在容量控制通气模式下，潮气量的选择应确保足够的气体交换及患者的舒适性，通常依据体重选择 6 ~ 8mL/kg，并结合呼吸系统的顺应性、阻力进行调整；依据肺机械参数，维持气道压最低时的 VT，其压力最高应低于 35cmH$_2$O，可避免气压伤及呼吸机相关性肺损伤（VIU）；在压力控制通气模式下，潮气量是由选定的目标压力、呼吸系统的阻力及患者的自主呼吸方式决定的；依据 P-V 曲线将 VT 设定于 P-V 曲线陡直段。

依据肺机械参数，以维持气道压最低时的 VT，其压力最高应低于 35cmH$_2$O，最终应以血气分析进行调整。

（2）呼吸频率的设定：呼吸频率的选择根据通气模式、无效腔 / 潮气量比、代谢率、目标 PaCO$_2$ 水平及自主呼吸强度等决定，原则上成人通常设定为 12 ~ 20 次 / 分，急 / 慢性限制性肺疾病时也可根据每分通气量和目标 PaCO$_2$ 水平超过 20 次 / 分。

（3）流速调节：理想的峰流速应能满足患者吸气峰流速的需要，成人常用的流速可设置在 40 ~ 60L/min 之间，根据每分通气量和呼吸系统的阻力和肺的顺应性调整，控制通气时由于吸气时间的限制，峰流速可低于 40L/min，压力控制型通气模式下流速由选择的压力水平、气道阻力及患者的吸气努力决定。流速波形在临床常用恒流（方波）或减速波。

（4）吸气时间 / 吸呼比（I ∶ E）的设置：I ∶ E 的选择是基于患者的血流动力学、氧合状态及自主呼吸水平，适当的设置能保持良好的人 – 机同步性，根据血流动力学、氧合、自主呼吸选择吸气时间或吸呼比，自主呼吸患者通常设置吸气时间为 0.8 ~ 1.2 秒或吸呼比为 1 ∶（1.5 ~ 2）。

（5）触发灵敏度调节：一般情况下，压力触发常为 –1.5 ~ –0.5cmH$_2$O，流速触发常为 2 ~ 5L/min，合适的触发灵敏度设置将明显使患者更舒适，促进人机协调。

（6）吸入氧浓度（FiO$_2$）：机械通气初始阶段，可给高 FiO$_2$（100%）以迅速纠正严重缺氧，后依据目标 PaO$_2$、PEEP 水平、MAP 水平和血流动力学状态，酌情降低设定 FiO$_2$ 至 50% 以下，并设法维持 SaO$_2$>90%，若不能达上述目标，即可加用 PEEP、增加平均气道压，应用镇静剂或肌松剂；若适当 PEEP 和 MAP 可以使 SaO$_2$>90%，应保持最低的 FiO$_2$。

（7） PEEP 的设定：设置 PEEP 的作用是使萎陷的肺泡复张，增加平均气道压，改善氧合，减少回心血量，减少左室后负荷。克服 PEEP 引起呼吸功的增加。虽然 PEEP 设置的上限没有共识，但下限通常在 P-V 曲线的低拐点（LIP）或 LIP 之上 2cmH$_2$O。

6. 机械通气过程中的监测与管理

（1）进行常规呼吸功能监测：①观察胸廓运动情况；②听诊肺部判断呼吸音情况；③观察口唇、肢端颜色，判断有无缺氧现象；④观察甲床按压后恢复时间，判定血流灌注时间，一般在 0.5 秒恢复；⑤观察精神症状及神经状况；⑥观察有无颈外静脉曲张情况，可判断胸膜胸内压高低和右心功能状态。

（2）呼吸功能的监测：潮气量、呼吸频率、每分通气量、呼吸比值、气道平均压、血气分析、血氧饱和度。

7. 机械通气的并发症　机械通气是重要的生命支持手段之一，但机械通气也会带来一些并发症，甚至是致命的并发症。合理应用机械通气将有助于减少甚至避免并发症的产生。

（1）人工气道相关的并发症：人工气道是将导管直接插入或经上呼吸道插入气管所建立的气体通道。临床上常用的人工气道是气管插管和气管切开。

1）导管异位：插管过深或固定不佳，均可使导管进入支气管。因右主支气管与气管所成角度较小，插管过深进入右主支气管，可造成左侧肺不张及同侧气胸。

2）气道损伤：困难插管和急诊插管容易损伤声门和声带，长期气管插管可以导致声带功能异常，气道松弛。气囊充气过多、压力太高，压迫气管，气管黏膜缺血坏死，形成溃疡，可造成出血。

3）人工气道梗阻：人工气道梗阻是人工气道最为严重的临床急症，常威胁患者生命。导致气道梗阻的常见原因包括：导管扭曲、气囊疝出而嵌顿导管远端开口、痰栓或异物阻塞管道、管道坍陷、管道远端开口嵌顿于隆突、气管侧壁或支气管。

4）气道出血：人工气道的患者出现气道出血，特别是大量鲜红色血液从气道涌出时，往往威胁患者生命，需要紧急处理。气道出血的常见原因包括：气道抽吸、气道腐蚀等。

5）气管切开的常见并发症：根据并发症出现的时间，可分为早期、后期并发症。早期并发症：指气管切开一般24小时内出现的并发症。主要包括：①出血：是最常见的早期并发症；②气胸：是胸腔顶部胸膜受损的表现，胸膜腔顶部胸膜位置较高者易出现，多见于儿童、肺气肿等慢性阻塞性肺疾病患者等；③空气栓塞：是较为少见的并发症，与气管切开时损伤胸膜静脉有关；④皮下气肿和纵隔气肿：是气管切开后较常见的并发症。皮下气肿和纵隔气肿本身并不会危及生命，但有可能伴发张力性气胸，需密切观察。

后期并发症：指气管切开24～48小时后出现的并发症，发生率高达40%。主要包括：①切口感染；②气管切开后期出血；③气道梗阻；④吞咽困难；⑤气管食管瘘；⑥气管软化。

（2）正压通气相关的并发症。

1）呼吸机相关肺损伤：指机械通气对正常肺组织的损伤或使已损伤的肺组织损伤加重，包括气压伤、容积伤、萎陷伤和生物伤。

2）呼吸机相关肺炎：是指机械通气48小时后发生的院内获得性肺炎。气管内插管或气管切开导致声门的关闭功能丧失，机械通气患者胃肠内容物反流误吸是发生院内获得性肺炎的主要原因。

3）氧中毒：即长时间地吸入高浓度氧导致的肺损伤。当患者病情严重必须吸高浓度氧时，应避免长时间吸入，应少于24小时，浓度尽量不超过60%。

4）呼吸机相关的膈肌功能不全：特指在长时间机械通气过程中膈肌收缩能力下降。保留自主呼吸可以保护膈肌功能。机械通气患者使用肌松剂和大剂量糖皮质激素可以导致明显肌病的发生。机械通气患者应尽量避免使用肌松剂和糖皮质激素，以免加重膈肌功能不全。

（3）机械通气对肺外器官功能的影响。

1）对心血管系统的影响：①低血压与休克：机械通气使胸腔内压升高，导致静脉回流减少，心脏前负荷降低，其综合效应是心排出量降低，血压降低。②心律失常：机械通气期间，可发生多种类型心律失常，其中以室性和房性期前收缩多见。

2）对其他脏器功能的影响：①肾功能不全：机械通气引起患者胸腔内压力升高，静脉回流减少，导致抗利尿激素释放增加，机体水钠潴留；同时机械通气导致静脉回流减少，使心脏前负荷降低，导致心排血量降低，使肾脏血流灌注减少。可能导致肾脏功能不全。②消化系统功能不全：机械通气患者常出现腹胀，卧床、应用镇静剂、肌松剂等原因可引起肠道蠕动功能降低和便秘，咽喉部刺激和腹胀可引起呕吐，肠道缺血和应激等因素可导致消化道溃疡和出血。另外，PEEP的应用可导致肝脏血液回流障碍和胆汁排泄障碍，可出现高胆红素血症和转氨酶轻度升高。③精神障碍：极为常见，表现为紧张、焦虑、恐惧，主要与睡眠差、疼痛、恐惧、交流困难有关，也与对呼吸机治疗的恐惧、对治疗的无知及呼吸道造成的强烈刺激有关。

（4）与镇静剂及肌松剂相关的并发症：镇静剂的应用可导致血管扩张和心排血量降低，导致血压降低、心率加快。镇静不足不能达到镇静目的，镇静过度抑制了咳嗽反射，使气道分泌物易发生潴留而导致肺不张和肺部感染。

8. 撤离呼吸机的指征

（1）导致机械通气的病因好转或被去除。

（2）氧合指标：PaO_2/FiO_2为150～200mmHg；PEEP为5～8cmH_2O；$FiO_2 \leq 0.40$；对于COPD患者：pH>7.30，$FiO_2<0.35$，$PaO_2>50$mmHg。

（3）血流动力学稳定：无心肌缺血动态变化，临床上无明显低血压，不需要血管活性药物治疗或只需要小剂量药物，如多巴胺<5μg/（kg·min）。

（4）有自主呼吸能力，存在咳嗽和吞咽反射。

9. 撤离呼吸机的方法

（1）直接撤机：适用于机械通气前肺功能良好，因手术等突发因素或急性疾病行机械通气的患者。

1）降低呼吸机辅助条件：包括PEEP、PSV水平直至达到撤机标准；降低FiO_2至0.40以下。

2）呼吸机参数降至以上水平后，患者通气及氧合指标满意（$PaO_2>60$mmHg，$SaO_2>93\%$），可考虑撤除呼吸机。

（2）分次或间断撤机。

1）根据临床状况及血气分析指标逐渐降低 FiO_2。

2）采用 SIMV 通气方式在呼吸较弱期间给予辅助，随着自主呼吸增强，辅助呼吸次数逐渐减少直到自主呼吸完全恢复。当 SIMV 频率降至 5 次 / 分，如果患者呼吸平稳、血气大致正常、能较好地维持通气和氧合，可考虑撤机。

3）采用 PSV 通气方式：开始可逐渐增加 PSV 的压力支持水平，利于肺的充分膨胀。以后再逐渐降低压力支持水平至撤机水平后，可考虑脱机。

4）采用 CPAP 通气方式：方法与 PSV 通气模式基本相同，逐渐降低压力支持水平，如自主呼吸频率过快，应寻找原因，必要时更换通气模式。

5）间断脱机：每日分次脱机，并根据病情逐渐延长脱机时间和增加脱机次数，直至完全脱机。

10. 呼吸机使用的注意事项

（1）呼吸机安装完毕后调试各参数，开机顺序为：压缩空气→氧气→主机。中心供氧和供气情况下，先连接氧气、空气，再开主机。进行试机后处于待用状态，并请第二人查对。

（2）使用前重新检查呼吸机性能、调试参数及运转情况，用检测膜肺试行通气，确保准确无误后连接患者。

（3）定期听双肺呼吸音，检查通气效果。

（4）检查呼吸机监测指标和管道有无故障并排除。

（5）机械通气 30 分钟后查血气分析，根据结果调整各项参数。

（6）密切注意相关脏器功能状态，记录血压、心率、呼吸、尿量等。

11. 机械通气过程中异常情况的处理

（1）漏气：因导管气囊充气不足、缓慢逸气、破裂和呼吸机管道连接松脱所致。

1）临床所见：呼吸机容量监控报警装置发出声光报警指示潮气量下降，胸廓活动幅度减小，气道压力明显下降。

2）处理：应排除气囊漏气的可能，如属气囊内气体的缓慢逸散，应注意经常充气。气囊破裂应更换气管导管。寻找呼吸机本身常见漏气原因，雾化罐水槽是否旋紧；呼吸机管道系统连接有无松脱等。如找不到漏气原因，考虑呼吸机机械装置失灵所致，应断离呼吸机，暂由手控呼吸囊给氧并更换呼吸机。

（2）通气停止：呼吸机与气管导管接头处及本身管道的完全脱开或扭曲致通气完全停止；气源或电源的突然中断及呼吸机管道接错所致命性危险。预防：应用呼吸机前，应对呼吸机的运转功能及管道连接进行全面检查，确认一切正常方可使用，并注意应用中的监护。

（3）报警失灵：在机械通气中，如呼吸机报警失灵或关闭后就有可能忽视一些可能发生的问题。因而强调注意临床观察，不能完全依赖报警装置。

12. 呼吸机相关性肺炎与呼吸机集束干预策略

（1）呼吸机相关性肺炎（VAP）是患者使用呼吸机 48 小时后出现的一种院内感染式的肺炎。有研究显示，接受呼吸机给氧的患者出现 VAP 的发病率是 22.8%，而使用呼吸机的患者比未使用呼吸机的患者出现肺炎的风险高 3 ~ 10 倍，还有研究显示，VAP 可使患者住院天数增加、住院成本增加及病死率增高。

（2）呼吸机集束干预策略是指为预防 VAP 的发生，执行的一系列有循证的治疗及护理措施。在临床工作中一定要对患者持续地执行集束干预策略中的每一项措施，不能间断执行或选择其中的某一项或两项来执行。

呼吸机集束干预策略包括以下措施。

1）抬高床头：为防止患者因床头过低产生误吸，应将床头抬高 30° ~ 40°，同时可改善患者的通气功能，有利于呼吸；已脱机患者，抬高床头可更易用力做自主式呼吸。但患者患有颈椎骨折情况除外。另外，抬高床头后，应将床尾稍抬高，防止患者身体下滑使背部皮肤受损。

2）镇静休假：指每天暂时停止使用镇静药物及试行脱机和拔管，也称“每天唤醒”。这样可减低VAP产生的机会。执行“镇静休假”计划时，应注意观察患者有无疼痛、躁动、焦虑等不适症状，防止出现呼吸机对抗及意外拔管。

3）预防消化性溃疡：危重患者若出现消化性溃疡及其他相关并发症，如消化道出血、消化道缺血坏死、消化道感染等，不但延长患者使用呼吸机天数及住院时间，还会大大增加VAP的发生。H_2受体抑制剂能有效减少消化性溃疡。

4）预防中心静脉栓塞：危重患者一般采用加压弹性袜子或下肢间歇充气加压泵，增加下肢静脉内血液回流，以预防中心静脉栓塞。

四、氧疗

当组织氧供不足或其利用氧气发生障碍而致使机体发生代谢功能和形态异常时，称为缺氧。缺氧有许多类型，但低氧血症是其主要类型之一。氧疗是通过吸入氧气提高肺泡氧分压，进而提高动脉氧分压，达到纠正缺氧的一种方法。

1. 低氧血症的定义　低氧血症是血液中氧分不足的一种状态，动脉血氧分压（PaO_2）低于75mmHg，可分为轻、中、重度。低氧血症可引起广泛的组织细胞损伤。

轻度低氧血症：$50mmHg<PaO_2<75mmHg$；

中度低氧血症：$30mmHg<PaO_2<50mmHg$；

重度低氧血症：$PaO_2<30mmHg$。

2. 引起低氧血症的原因

（1）吸入氧分压低：主要见于高原居住或工作、高空飞行、潜水等。

（2）肺部疾病。

1）肺泡通气不足：主要见于慢性阻塞性肺疾病、重症肌无力等。

2）通气/血流比例失调：见于动静脉分流、肺不张、肺栓塞、急性呼吸窘迫综合征等。

3）弥散障碍：见于急性肺水肿、肺间质纤维化。

4）氧气运输障碍：氧供降低，见于低血压、贫血、氧合降低等。

5）组织氧合降低：正常组织摄氧率为25%。摄氧率降低见于：脓毒症、碱中毒、CO中毒。

3. 缺氧的类型

（1）乏氧性缺氧：各种原因所致动脉血氧分压降低引起的缺氧。

（2）贫血型缺氧：因血红蛋白减少或变性导致氧运输发生障碍，组织器官不能得到氧供引起的缺氧。

（3）循环淤滞型缺氧：循环功能障碍，使得全身或局部的血流缓慢或淤滞，造成组织或器官氧供减少。

（4）组织中毒型缺氧：中毒引起组织和细胞利用氧的能力下降或障碍引起的缺氧。

4. 氧气疗法

（1）适应证：①吸入氧分压低，如高原反应；②肺泡通气不足，如慢性阻塞性肺疾病患者、重症肌无力患者呼吸功能障碍；③通气/血流比例失调，如肺不张、肺栓塞；④弥散障碍，如急性肺水肿、肺间质纤维化；⑤氧供降低，如低血压、贫血、氧合不足等；⑥组织氧合降低，如脓毒血症、碱中毒、CO中毒等。

（2）临床应用：①轻度缺氧：给予鼻塞或鼻导管吸氧，2～4L/min，也可面罩吸氧，<4L/min。②中度缺氧：无$PaCO_2$升高，给予面罩吸氧4～10L/min。③中度缺氧并$PaCO_2$升高，采取持续低流量的方式吸氧，可使用Venturi面罩。必要时采用间歇正压给氧和适当的辅助通气治疗。④严重缺氧：使用呼吸机。

（3）不良反应：①呼吸抑制：尤其长时间、高浓度给氧可引起呼吸中枢抑制，加重COPD患者CO_2

潴留。②氧中毒：长时间、高浓度给氧可引起氧中毒，发生肺毛细血管充血、肺泡膜增厚、肺不张、肺纤维化等病理改变。

五、人工气道管理

人工气道是指为保证气道通畅而在生理气道与空气或其他气源之间建立的有效连接。做好人工气道的管理是关系到危重症患者重要脏器功能保障和救治能得到顺利转归的重要环节。

1. 人工气道的作用

（1）为防止误吸提供相对的保护。

（2）维持气体交换所需的通畅气道。

（3）提供肺与呼吸机连接的途径。

（4）建立清除分泌物的通道。

2. 适应证　①上呼吸道梗阻；②气道保护性机制受损；③气道分泌物潴留；④实施机械通气。

3. 类型　①上人工气道：包括口咽通气道和鼻咽通气道。②下人工气道：包括气管插管和气管切开，常用的人工气道为下人工气道。

4. 人工气道对患者的影响

（1）破坏了呼吸道的正常防御机制。

（2）抑制正常咳嗽反射。

（3）语言交流障碍。

（4）自尊、自我形象受损。

5. 气管插管过程中的配合与监测

（1）患者取仰卧位，头部靠近床头，如床头栏可移动，撤掉床头栏，便于医师插管操作。如床头栏不能撤掉，将患者摆成对角线体位，即：头在床头右上角，脚朝向床尾左下角，对清醒患者做好解释工作，有义齿的即刻取出。

（2）遵医嘱备咪达唑仑注射液，在近心端血管，最好是中心静脉导管给药，使其快速发挥药效。

（3）必要时备黏膜麻醉剂，如 1% 丁卡因喷咽、喉部表面麻醉。

（4）备吸引物品，做好插管过程中的吸引准备。

（5）在床旁，备摆放插管等物品的操作台面，如床头桌、移动餐桌等。

（6）适当约束患者。

（7）插管过程中，严密监测患者的呼吸频率、幅度、方式；观察口唇、四肢末梢、皮肤黏膜的颜色；监测血压、ECG、SpO_2。

6. 人工气道的固定

（1）经口气管插管的固定。

1）使用专用固定器固定气管插管。

2）带牙垫固定法：先用胶布将牙垫与气管插管进行固定，再使用寸带给予固定。寸带与患者皮肤接触处，应有保护措施，预防皮肤损伤。

3）去牙垫固定法：用于无牙、有牙但镇静满意或有牙配合良好的患者。以胶布在插管位于切牙处缠绕一圈，再将寸带固定于胶布处，寸带较长的一端绕过患者头部，与另一端打结。此方法可增加患者舒适度。

（2）经鼻气管插管的固定：以胶布在插管位于鼻翼处缠绕一圈，再将寸带固定于胶布处，寸带较长的一端绕过患者头部，与另一端打结。

（3）气管切开插管的固定：取两根寸带，一长一短，分别系于套管两侧，较长的一根绕过患者头部，与另一根打结。注意应打死结，避免自行松开。

7. 人工气道的湿化

（1）常用方法。

1）保证充足的液体入量：如果机体液体量不足，即使对呼吸道进行湿化，呼吸道内的水分也会进入到失水的组织中去，呼吸道仍处于缺水状态。

2）加温湿化器：湿化罐内应注入蒸馏水，加热温度以气管插管的气体温度达到37℃为宜，以使吸入气体的湿度达到100%。

3）湿热交换器：也称人工鼻。可放置在“Y”形管与气管导管之间，为被动湿化。呼气时，随温度的下降，呼出的水分被截留在人工鼻中，吸气时，温度逐渐升高，人工鼻内的水分进入吸入气体中。如患者呼吸道分泌物黏稠或呈血性、体温过低、呼出潮气量过高或过低，不宜使用人工鼻。

（2）湿化效果评价。

1）湿化满意：痰液稀薄，容易吸出或咳出；吸痰管壁上留有少量痰液，容易被冲洗干净；听诊呼吸道内无干鸣音或大量痰鸣音。

2）湿化过度：痰液过度稀薄，需不断吸引；听诊呼吸道内大量痰鸣音；患者频繁咳嗽、人－机对抗。

3）湿化不足：痰液黏稠，不易吸出或咳出；吸痰管壁上留有较多痰液，不易被冲洗干净；听诊呼吸道内有干鸣音。

8. 气囊的管理

（1）气囊压力。

1）理想的气囊压力为18mmHg。正常成人气管黏膜的动脉灌注压约为30mmHg，毛细血管静脉端的压力为18mmHg。当气囊压力大于18mmHg时，会引起气管黏膜静脉回流受阻而出现瘀血。气囊压力过高，会造成黏膜损伤；压力过低，则不能有效封闭气囊与气管间的间隙。因此，应注意检查气囊压力，保持在合适状态。而且，气囊不需要定时放气。

2）气囊充气量：在没有气囊测压表时，气囊充气量可采用最小漏气技术和最小闭合技术。最小漏气技术：即气囊充气后，吸气时允许有少量气体漏出。

方法：将听诊器置于患者气管处，听漏气声。向气囊内缓慢注气直到听不到声音，然后从0.1mL开始抽出气体，直到吸气时能听到少量漏气声为止。

最小闭合技术：即气囊充气后，吸气时恰好无气体漏出。

方法：将听诊器置于患者气管处，边向气管内注气边听漏气声，直到听不到声音，然后抽出0.5mL气体时，又可听到少量气体漏气声，再注气，直到吸气时听不到漏气声为止。该方法可在一定程度上减少气囊对气管壁的损伤，进食时不易发生误吸，不影响潮气量。

（2）气囊上分泌物的清除。

1）使用带声门下吸引的气管导管。

2）将气管插管内痰液吸干净，将吸痰管插入至超过气管插管长度2cm处，一人放气囊另一人吸痰，使得气囊上分泌物被清除，然后及时将气囊充气。

3）在气囊放气的同时，通过呼吸机或简易呼吸器，经人工气道给予较大的潮气量，在塌陷的气囊周围形成正压，将分泌物吹到口咽部，经口腔和鼻腔进行吸引。

9. 吸痰

（1）吸痰的时机：应强调按需吸痰。吸痰指征：①患者咳嗽或有呼吸窘迫；②听诊或病床旁听到有痰鸣；③呼吸机气道压力升高报警；④氧分压或氧饱和度突然降低；⑤体位变化前后。

（2）吸痰管的选择：吸痰管材质应对气管黏膜损伤小；吸痰管能顺利通过气管导管；合适的长度，较气管导管长至少5cm；粗细合适，吸痰管外径小于气管导管内径的一半；单根独立无菌包装。

（3）操作要点：严格遵守无菌操作原则，冲洗液应为无菌生理盐水；吸痰前应提高氧浓度或吸纯氧；吸痰管进入气管导管时，应不带负压，到达合适位置后，再开启负压；吸痰管在人工气道内的时间不超过15秒；吸痰过程中应密切观察患者生命体征。

（4）吸痰的并发症：低氧血症、心律失常、低血压、肺萎陷或肺不张。

第三节　心电监护技术及护理

心电监护是指长时间显示和（或）记录患者的心电变化，及时发现和诊断心律失常的一种方法。它可以连续、动态地反映患者的心电变化，具有可干预性、自律性与实时性等特点。

一、心电监护的临床意义

心电监护可以及时准确地反映心律失常的性质，为早期诊断和早期治疗提供依据。另外，心电监护是监测心律（率）、心肌供血、电解质紊乱、心脏压塞和药物反应的重要参考指标，是ICU中重要的监护项目之一。因此，ICU的医护人员应掌握心电监护技能，识别各类型的心律失常并了解其临床意义。

二、多功能心电监护仪操作程序

（1）检查、确认监护仪所要求的电压范围，有稳压器的应先将其打开，接通交流电源线，并接地线。

（2）打开监护仪开关，将心电导联线、无创血压计、血氧饱和度导线与监护仪连接。

（3）选择电极片粘贴部位并清洁局部皮肤。

（4）连接各导联线：RA右上臂、LA左上臂、LL左下肢、RL右下肢。

（5）连接无创血压计袖带于患者上臂；将血氧饱和度探头夹于患者手指端。

（6）选择心电监护导联：调节QRS波振幅，设置心率报警界限。

（7）选择测压方式：根据病情选择测压时间，设置血压报警界限。

（8）调节血氧饱和度图形，设置血氧饱和度报警界限。

（9）开始监护。

三、电极片安置部位及方法

1. 安置部位　ICU危重患者，其中一个特点就是身上插管多，特别是开胸术后患者，胸部不仅要插胸腔引流管而且还要打胸带，因此，电极片的安放位置受到限制。ICU多功能心电监护仪一般为3只电极、4只电极和5只电极三种。3只电极分别将电极片安放在左、右臂和左腿；第4只电极片安放在右腿，作为地线；第5只电极片安放在胸前，用于诊断心肌缺血。

2. 安置方法　心电监护多采用一次性贴附电极片，该电极片由塑膜或泡沫圆盘涂上粘贴剂而成。粘贴前先将局部皮肤清洁，然后再将电极片薄膜撕去，将带粘贴剂面贴附于皮肤上，向外的金属小扣则与电极导联线相扣接。

四、心电导联线的连接方法

1. 字母标记　RA连接右上臂、LA连接左上臂、LL连接左下肢、RL连接右下肢。

2. 颜色标记

（1）3只电极连接法：白色连接右上臂，黑色连接左上臂，红色连接左下肢。欧洲产监护仪电极颜色标记：红色连接右上臂，黄色连接左上臂，绿色连接左下肢。

（2）5只电极连接法：白色连接右上臂，黑色连接左上臂，红色连接左下肢，绿色连接右下肢，棕色连接胸前区任意部位。

欧洲产监护仪电极颜色标记：红色连接右上臂，黄色连接左上臂，绿色连接左下肢，黑色连接右下肢，白色连接任意部位。

五、正常心电图波形

正常心电图波形图，如图 7-1 所示。

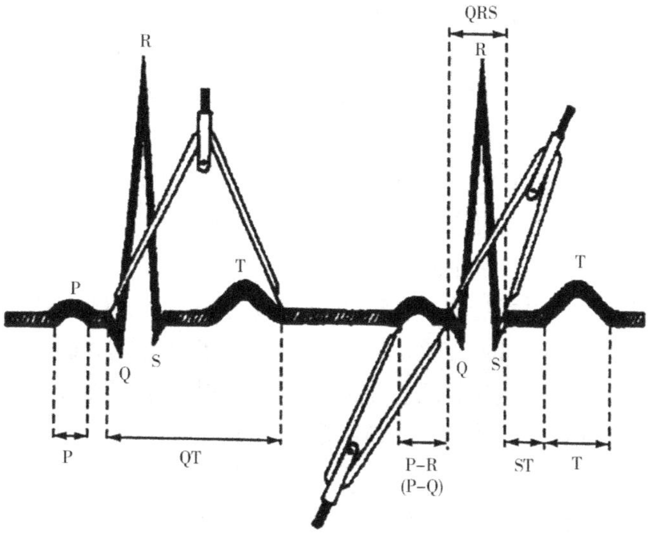

图 7-1 心电图的测量方法

1. P 波　代表左、右心房的激动。正常 P 波时间 0.06 ~ 0.11s，平均 0.09s，高度为 0.22 ~ 0.25mV，形态为钝圆形。

2. QRS 波　代表心室肌的除极过程。正常成人 QRS 波群时间为 0.06 ~ 0.10s，很少到 0.11s。正常 Q 波比较狭小，宽度不大于 0.03s，深度不超过同一导线 R 波的 1/4。从异常 Q 波出现的导联，常可帮助心肌梗死的定位。

3. T 波　代表心室肌的复极过程。正常情况下 T 波上升支较缓慢，到达顶峰后下降比较迅速，因而上下支不对称。

T 波电轴常和 QRS 波电轴一致，即 QRS 主波向上，T 波直立；QRS 主波向下时，T 波也倒置。在 R 波为主的导联中，T 波高度不大于 0.8mV，但也不应低于同导联 R 波的 1/10。

4. U 波　U 波出现在 T 波之后 0.02 ~ 0.04s，正常高度 0.05 ~ 0.2mV，宽度 0.12s，方向大多与 T 波一致。U 波增高最常见的原因是血钾过低，出现倒置或双相的 U 波常见于冠心病或高血压心脏病伴心力衰竭。

5. P–R 间期　代表自心房肌开始除极到心室肌开始除极的时间。正常时间为 0.12 ~ 0.20s，与心率有一定关系，心率越快，P–R 间期越短。

6. ST 段　指 QRS 波终点和 T 波起始间的距离。正常 ST 段接近等电位线，因而呈一水平线。常受心率影响，心率越快，ST 段越短。

正常人 ST 段抬高较为常见，肢体导线可上抬 0.1mV，但 ST 段压低不应大于 0.05mV。如果出现下斜型或水平型以及背上曲抬高均属异常。

7. Q–T 间期　指 QRS 波群起始到 T 波终点的一段时间，代表心室肌除极与复极过程的总时间，与心率有密切关系。Q–T 间期延长最常见于心肌炎、慢性心肌缺血、电解质紊乱。血钙过低时的 Q–T 间期延长突出，表现在 S–T 段的延长。血钾过低所致 Q–T 间期延长，表现在 T 波的展宽。

六、不同人群心电图的特点

1. 小儿心电图特点　为了正确估价小儿心电图，需充分认识其特点。小儿的生长发育过程迅速，其心电图变化也较大。总的趋势可概括为自起初的右室占优势型转变为左室占优势型的过程，其具体特点可归纳如下。

（1）小儿心率较成人快，至 10 岁后，即可大致保持为成人的心率水平（60 ~ 100 次 / 分），小儿的 P–R 间期较成人短，7 岁以后趋于恒定（0.10 ~ 0.11s），小儿的 Q–T 较成人略长。3 个月以内婴儿的 QRS 波初始向量常向左，因而缺乏 Q 波。新生儿期的心电图主要是“悬垂型”，心电轴 >+90°，以后与成人大致相同。

（2）小儿 T 波的变异较大，新生儿期，肢导联及左胸前导联常出现 T 波低平、倒置。

2. 老年人心电图特点　老年人动脉粥样硬化发生率高，生理与病理的界线难以划分，老年人高血压病、冠心病、肺心病的患病率以及异常心电图的出现率可达青年人的 3 倍以上，不论有无心脏病，在老年人中，心电图完全正常者不足受检总人数的 1/5 ~ 2/5。在异常心电图中，以早搏（期前收缩）、房颤以及束支及其分支阻滞最为常见，Ⅰ度房室传导阻滞者约占 5%。动态长时程心电图的研究提示，对心律失常的检出率要比常规心电图高 3 ~ 4 倍；其次多见的是 ST–T 改变，占 15% ~ 40%。左心室高电压、左心室肥厚或右心室肥大者占异常心电图的 10% 左右。

3. 心肌缺血心电图特点　手术患者约 15% 有心血管疾病，尤以冠心病最为常见。冠心病患者以及有冠心病危险因素者，行较大手术时，27% ~ 41% 发生围术期心肌缺血。其中 75% 的人没有症状，临床诊断很困难，主要依靠心电图的监测发现。心肌缺血的心电图特征如下。

（1）在 J 点后 60 ~ 80μs，S–T 段水平或斜坡下降 >1mm。

（2）持续时间 >1 分钟。

（3）与其他心律异常变化间隔时间应大于 1 分钟，仅 J 点下降和 S–T 段上升部分压低，提示有心肌缺血的可能。

七、心电监护中常见的心律失常

1. 窦性心动过速和窦性心动过缓

（1）共同点：P 波有规律地发生；P–R 间期≥ 0.12s; 每个 P 波后均存在 QRS 波群。

（2）不同点：窦性心动过速，心率超过正常范围（成人 >100 次 / 分，小儿随年龄而异），而窦性心动过缓，心率则低于正常范围（成人 <60 次 / 分，小儿随年龄而异）。

2. 房性早搏

（1）提前出现与窦性 P 波有差别的 P 波。

（2）P–R 间期可正常或大于 0.20s（伴Ⅰ度房室传导阻滞）。

（3）P 波后存在室上性 QRS 波群。如存在束支阻滞，则 QRS 呈束支阻滞图形。如 P 波发生较早，传入心室时，可能有部分心室肌尚处于相对不应期，而引起心室内差异性传导。如心室肌处于绝对不应期，则不能激动心室，P 波后无 QRS–T 波群出现。

（4）房性早搏后常有不完全代偿间歇。

（5）如为多源性房性早搏，则异位 P 波形态各不相同。

3. 阵发性房性心动过速

（1）心房率多为 160 ~ 220 次 / 分，P 波形态不同于窦性 P 波，有的 P 波可能埋在前一个 T 波中。

（2）PP–R 间期一般在 0.10 ~ 0.12s 之间。

（3）QRS 间期可能正常；如存在束支传导阻滞或室内差异性传导，QRS 波可增宽；当心房率 >200 次 / 分时，可呈 2 ∶ 1 房室传导。

4. 心房扑动和心房颤动

（1）心房扑动的心电图特点。

1）P 波消失，代之以锯齿状的大“F”波，间距均齐、规则，频率 250 ~ 350 次 / 分。

2）QRS 波群形态与窦性相同，可伴室内差异性传导。

3）心室率取决于房室传导比例，大多为 2 ∶ 1，其次为 4 ∶ 1，有时呈不规则房室传导。

（2）心房颤动的心电图特点。

1）窦性 P 波消失，代之以大小不等、形态不一的小“f”波，R–R 间距绝对不齐，频率在 350 ~ 450 次 / 分或更快，能通过房室结激动心室者常在 200 次 / 分以下。

2）QRS 波群形态与窦性相同，可伴有室内差异传导。

5. 室性早搏

（1）提早出现的 QRS-T 波群形态宽大、粗钝或呈切迹，QRS 时限≥ 0.12s，T 波与 QRS 主波方向相反。

（2）QRS 波前无波。

（3）室性早搏后有完全代偿间歇，早搏前后，两个正常窦性 P 波间距等于正常 P-P 间歇的 2 倍。

（4）在 1 个或 2 个窦性激动后，有规律地出现室性早搏，称为二联律或三联律。

（5）同一导联上有 2 个或 2 个以上形态不同的室性早搏，表明起源于心室内不同的兴奋灶，称为多源性早搏。

6. 室性心动过速

（1）室性早搏连续发生在 3 个以上，称为室性心动过速。QRS 波群宽度≥ 0.12s，T 波与 QRS 主波方向相反，心室率一般在 100 ~ 250 次 / 分。

（2）P 波频率较 QRS 波慢，期间无固定关系，形成房室脱节。一旦 P 波能下传，可出现心室夺获或出现融合波，此为室性心动过速特有的心电图表现。

（3）如心室律不规则又无 P 波，应检查有无 F 波或 f 波，以除外房扑、房颤伴室内差异性传导，或预激综合征。

7. 心室扑动和心室颤动

（1）心室扑动的心电图特点。

1）出现连续而均匀的扑动波，QRS 与 ST-T 无法区分，呈正弦波形。

2）心室扑动频率在 180 ~ 250 次 / 分之间。

（2）心室颤动的心电图特点。

1） QRS-T 波群完全消失，代之以波形不同、大小各异、频率极不匀齐的颤动波。

2）心室颤动波频率常在 250 ~ 500 次 / 分之间。

3）颤动波电压 >0.5mV 者为粗颤，<0.5mV 为细颤。

8. 房室传导阻滞

（1）Ⅰ度房室传导阻滞：仅表现为 P-R 间期延长，>0.20s，但每一次心房激动都能下传到心室。

（2）Ⅱ度Ⅰ型房室传导阻滞：P-R 间期逐渐延长，R-R 间期逐渐缩短，终于出现 QRS 漏搏，其后又恢复最初的 P-R 间期。

（3）Ⅱ度Ⅱ型房室传导阻滞：QRS 波有规律或不定时地漏搏，能下传的 P-R 间期固定不变。如果房室间的传导关系呈 2 ：1、3 ：1，心室律是整齐的。

（4）Ⅲ度（完全性）房室传导阻滞。

1）P 波频率明显高于 QRS 波频率。

2）P-P 间期和 R-R 间期各自匀齐或大致匀齐，期间无固定关系。

3）QRS 波形不定，心室节奏点越低，QRS 波越宽。

八、心电监护要点

（1）定时观察和记录心率及心律。

（2）观察是否有 P 波以及 P 波的形态、高度和宽度。

（3）测量 P-R 间期、R-R 间期、Q-T 间期。

（4）观察 QRS 波形是否正常，有无“漏搏”。

（5）观察 T 波是否正常。

（6）注意有无异常波形出现。

（7）一旦出现异常波形及时描记，分析原因并报告值班医师处理。

九、使用注意事项

（1）电源电压与机器电压一致，插头牢固，接稳压电源是保证各项监护指标准确及保护仪器的最佳保障。

（2）严密观察监护仪各项指标，发现异常及时处理。

（3）带有起搏器的患者要严密监护，区别正常心率与起搏心率，防止心搏停止后误把起搏心率按正常心率计数。

（4）为了防止电击危险，必须保证监护仪接地线。

（5）在清洁或消毒监护仪前必须拔掉电源，对监护仪不能进行高温、高压、气体熏蒸或液体浸泡。

（6）若出现严重电流干扰，可能因电极脱落、导线断裂或电极导电糊干涸、脱落等引起。

（7）若出现严重肌电干扰，多因电极位置放置不当。电极不宜放在胸壁肌肉较多的部位以免发生干扰。电极片贴附应避开手术切口。

（8）基线漂移，常由于患者活动或电极固定不牢。

（9）心电图振幅低，常因正负电极距离过近或两个电极放在心肌梗死部位的体表投影区。

（10）避免强电磁干扰对监护仪的影响。

第八章

血液净化技术

近些年随着血液透析的发展，血液透析技术不再局限于常规的血液透析治疗，各种特殊的血液净化技术如高通量透析、连续性血液净化、血液灌流、血浆置换、血液滤过及血液透析并滤过、免疫吸附等都取得了很大的发展。

第一节 高通量透析

一、高通量透析的定义

高通量血液透析是用高通量血液滤过器在容量控制的血液透析机上进行常规血液透析的技术。高通量是指透析膜对水和溶质的高通透性，是高通透性合成膜的共同物理化学性质；膜表面多为疏水性，对蛋白质有吸附性能；对血液不引起异常生物学反应（生物相容性好）。尽管透析膜的超滤率和对大分子的清除率并不完全平行，但是大孔径透析膜常被称为高通量膜，目前对于高通量的定义还未统一，一般认为高通量要求膜超滤系数 Kuf ≥ 20mL/（h · mmHg），尿素清除率 >200mL/L。

二、高通量透析的优点

1. 高通量膜的生物相容性好　血液和膜的接触可引起补体的激活，粒细胞的减少、粒细胞激活、脱颗粒释放氧自由基，继而粒细胞功能下降；淋巴细胞功能改变、血小板激化、凝血系统激活。纤维素膜较高通量膜明显活跃，即所谓的“生物不相容”。

2. 高通量血液透析延迟速析相关性淀粉样病变的发生　β_2-M 是一种低分子蛋白，分子量 11 800，维持性血液透析（MHD）患者由于肾无法清除 β_2-M，体内浓度较正常人高近 50 倍，它在透析患者体内的聚集是导致透析相关淀粉样病变的主要原因。近年来很多人将透析后 β_2-M 的下降作为评估透析充分性的指标，低通量透析器对 β_2-M 的清除几乎为零，甚至透析后患者血中 β_2-M 的水平反升高，并通过活化补体和白细胞刺激 β_2-M 的合成和（或）释放。应用高通量聚砜膜，淀粉样病变、囊性骨病、腕管综合征及关节病变显著降低。Schiff 等认为应用高通量合成膜透析器进行 HFD，可延迟透析相关性淀粉样病变的发生。

3. 高通量透析减少炎症反应　高通量透析器膜的生物相容性的改善以及高通量透析中水质的提高，可以更好地减少机体的免疫反应和急性炎症反应。同时也减少了氧化应激反应。

4. 高通量透析可以改善营养状况　高通量透析对人血白蛋白的筛除系数非常低（0.001 ~ 0.003），预计每升超滤液中仅含 40 ~ 120g 的白蛋白。不过如果高通量透析器复用次数增多，透析液中丢失的蛋白量会明显增加。

另外高通量透析能降低血浆瘦素浓度，平均约为 30%，这样有助于改善患者的营养状况。瘦素是相对分子质量 16 000 的血浆蛋白，由细胞产生，是与下丘脑控制食欲和能量消耗关系密切的一种蛋白质，在血液透析患者中普遍增高，细胞因子的升高可导致瘦素产生的增加，高水平瘦素可致营养不良和厌食。

5. 高通量透析可以减少心血管性病变　高通量透析膜因其生物相容性的提高，减少血－膜反应，降低氧化应激反应，减少了体内蛋白，如晚期糖基化产物的氧化修饰作用，继而减少了对低密度脂蛋白、β_2-MG 等的修饰作用，降低了其病理学意义，较少发生心血管病变。

6. 高通量透析对贫血程度和治疗反应的影响　其机制与清除尿毒症红细胞抑制物及引起溶血的细胞外因子有关。

7. 高通量透析改善不宁腿综合征　不宁腿综合征的机制目前不是很清楚，可能与中、大分子尿毒症毒素在体内蓄积有关。高通量透析是清除中、大分子物质的重要手段，所以可以改善不宁腿综合征。

8. 高通量透析改善维持性血液透析患者皮肤瘙痒问题　维持性透析的患者，大量的小分子毒素、中分子毒素和蛋白结合类毒素在体内蓄积，传统的血液透析治疗只能清除小分子毒素，对中分子毒素和蛋白结合毒素消除效率极低，当中分子毒素和蛋白结合毒素在体内蓄积达到一定高峰时，可以诱发大量的并发症，其中之一就是皮肤瘙痒。高通量透析可以清除中、大分子物质，能有效清除普通透析所不能清除的部分毒素，从而达到减轻皮肤瘙痒的目的。

三、高通量透析的常见问题

1. 反超滤和致热原反应　高通量透析存在双向性强迫超滤，在透析器的血液出口 / 透析液入口处，血流侧的压力最低，而透析液侧的压力最高。因此，从透析液侧到血流侧存在静水压梯度，若这个梯度增大超过透析过透析器出口处血浆胶体压（20 ~ 30mmHg），则出现反超滤现象，超滤系数越大，越容易出现反超滤。因此高通量透析中细菌内毒素可以经反超滤入血，对于透析用水和透析液质量应进行严格控制。

2. 高敏反应　常发生在透析开始数分钟内，反应与所谓的“首次综合征”非常相似。

3. 对药物浓度的影响　高通量透析对药物的清除率与药物的理化特性、膜的通透性有关，透析后应调整或补充清除的药物。

4. 营养物质丢失　可溶性维生素、白蛋白、微量元素、小分子多肽等可能有丢失，但缺乏更多的资料证实。HFD 透析充分，营养物质摄入增加可能有所补偿，必要时适当补充相关营养素也是可行的。

5. 高通量透析器复用　高通量透析器价格昂贵，为了降低透析费用，美国大部分透析中心提倡复用高通量透析器。高通量透析器对中、大分子物质的清除能力优于低通量透析器，如果复用后造成溶质清除率下降，会失去 HFD 的意义。龚德华等报道，聚砜膜（BLS627）复用 11 次对小分子物质清除能力无变化，复用 8 次时，对中、大分子清除能力开始下降，β_2-MG 清除率明显下降（$P<0.05$），具有显著性差异。因此，建议高通量透析器复用不超过 8 次。

四、高通量透析的要求和条件

我中心使用的高通量透析器类型如表 8-1 所示。

表 8-1　高通量透析器类型

厂家型号	膜类型	空心纤维			血室容积 (mL)	消毒方式	超滤系数 mL/(h·mmHg)	清除率 (mL/min) QB = 200mL/ min; QD = 500mL/min ; TMP = 100mmHg (13.3kPa)			
		膜面积 (m^2)	内径 (μm)	膜厚 (μm)				尿素	肌酐	磷酸盐	维生素
旭化成 15UC	聚砜膜	1.5	185	45	90	γ 射线	37	196	191	185	140
18C	聚砜膜	1.8	185	45	105	γ 射线	39	198	194	190	150
21C	聚砜膜	2.1	185	45	114	γ 射线	44	199	195	192	158

（1）使用高通量的透析器，溶质弥散和对流转运相结合。

（2）必须有可调钠装置，采用可变动钠或高钠透析方式。

（3）必须有透析液流量调节装置，使透析液流量能达到 800 ~ 1 000mL/min。

（4）要求使用碳酸氢盐透析液，严格要求透析液的生物学指标。

（5）透析机具有高效、精确的超滤装置和定容控制超滤性能。

（6）最好保持低度超滤状态，避免透析液反超。

五、高通量透析的处方

（1）高通量透析器。

（2）血流量 280 ~ 300mL/min。现阶段对于血流量要求在 280 ~ 300mL/min，使用 14G 以上的穿刺针。

（3）透析液流量 600 ~ 1 000mL/h。

（4）碳酸氢盐透析液，其中钠离子浓度为 140mmol/L。

（5）治疗时间一般每周 9 ~ 12h，每次 4h。

（6）非糖尿病患者要求 Kt/V 达到 1.4，糖尿病患者要求达到 1.4 以上，TAC<50mg/dL，PCR>1.2g/（kg · d）。

六、高通量透析的护理

（1）需要制定详细的个体化透析处方。

（2）护理人员要有丰富的专业知识和专科技能，尤其是内瘘穿刺要仔细评估，既要保证高流量，又要尽量减少对血管的损伤。

（3）选择合适的高通量透析器，过大面积的透析器，患者难以耐受，过小面积的透析器会影响透析效果。具体选择方法如下。

1）根据患者的干体重进行选择。

2）根据患者的营养状况进行选择。

3）根据患者的毒素水平，主要是肌酐、尿素氮及血生化数据等进行选择。

4）根据患者每次透析后的透析治疗单上反映的综合水平进行选择。

（4）透析过程中，密切监控跨膜压（TMP）。高通量血液透析因纤维膜孔径大，透析液可穿过透析膜进入血液侧，可出现反超滤现象，使水负荷加重，或发生热源反应。应提高 TMP 防止反超滤，为此，要认真监控 TMP，密切观察超滤情况和患者有无发热反应。平时要做好水处理系统的消毒处理，根据水质情况做到定期检修、定期消毒、定期冲洗，达到透析用水的标准指数，使治疗安全、可靠。

（5）透析过程中，密切观察患者的病情变化，发现低血压要及时处理，防止引起内瘘闭塞，严禁流量不足时，强行打高血流量而损伤血管内壁。

（6）透析后进行透析效果评价，包括患者生命体征、血管通路、体外循环抗凝、超滤量等。

（7）每 2 个月为患者进行血常规、肾功能、血电解质和血脂等代谢指标的检查，及时调整透析方案。

（8）严格控制透析用水和透析液的质量，定期检测。

（9）定期更换透析机使用的细菌过滤器，以保证用水安全。

（10）重视透析机的检测，尤其是容量控制超滤系统的状态，自检后如发现问题，应由工程师认真检修并及早处理，使透析机器处于良好的运行状态，确保治疗顺利进行。如透析过程中出现故障，应停止治疗或更换容量控制超滤透析机，不可采用压力控制透析机。

第二节　连续性血液净化技术与护理

一、连续性血液净化概述

连续性血液净化（CBP）是指所有连续、缓慢清除机体过多水分和溶质，对脏器功能起支持作用的各种血液净化技术的总称。目前，该技术临床应用范围正在日益扩大，已经从最初单纯肾替代治疗的阶段，扩展到各种临床危重病例的救治。因此，CRRT，这一名词已不能完全概括此项技术的实际内涵。鉴于此，黎磊石等将 CRRT 重新命名为连续性血液净化（continuous blood purification，CBP），更符合临床实际内容，更有利于这一技术的发展及推广。

二、连续性血液净化的原理

连续性血液净化（CBP）是指所有连续、缓慢清除机体过多水分和溶质，对脏器功能起支持作用的各种血液净化技术的总称。

连续性血液净化的溶质清除主要方式有 3 种：弥散、对流及吸附。不同的治疗模式，清除机制不同，血液透析以弥散清除为主，血液滤过以对流及部分吸附清除为主，而免疫吸附及血液灌流则以吸附为主要清除方式。不同物质的清除方式也不同，小分子物质弥散清除效果好，而中、大分子物质则以对流及吸附清除效果好。因此，必须了解各种治疗模式对物质的清除原理，才能理解影响物质清除率的因素，根据不同的临床需要选择恰当的治疗模式，确定治疗剂量。

三、连续性血液净化的方式

1. 连续性静脉－血液滤过（CVVH）　清除原理以对流原理清除大、中、小分子溶质。它是采用中心静脉留置单针双腔导管建立血管通路，应用泵驱动进行体外血液循环。CVVH 血流量可达到 100 ～ 250mL/min，后稀释输入置换液，尿素清除率可达 36L/d，用前稀释法时，置换液可增加到 48 ～ 100L/d。由于前稀释降低了滤器内血液有效溶质浓度，溶质清除量与超滤量不平行，其下降率取决于前稀释置换液的流量与血流量的比例，同时肝素用量明显减少，使 CVVH 更易被 ICU 患者接受。

2. 连续性静脉－血液透析（CVVHD）　CVVHD 采用静脉－静脉血管通路，借助血泵驱动血液循环，溶质清除主要依赖于弥散及少量对流。CVVHD 比 CVVH 具备更多优点，包括：①能更多清除小分子物质，对于重症急性肾衰竭或伴有多器官功能障碍综合征患者，可以维持 BUN 在 25mmol/L 以下；②每小时平衡液量减少；③不需要补充置换液。

3. 连续性静脉－血液透析滤过（CVVHDF）　CVVHDF 也是在 CVVH 的基础上发展起来的，它是采用静脉－静脉建立血管通路，应用血泵驱动血液循环，CVVHDF 加做透析以弥补 CVVH 氮质清除不足的缺点，CVVHDF 溶质转运机制是对流加弥散，不仅提高了小分子物质的清除率，还能有效清除中、大分子物质，溶质清除率提高 40%。

四、连续性血液净化治疗的技术特点

1. 血流动力学稳定　连续性血液净化（CBP）连续、缓慢、等渗的清除水分与溶质，能不断地调节液体平衡，清除更多的液体量，更符合生理状况，较好地维持血流动力学的稳定性，有利于肾功能及其他器官功能的恢复。

2. 纠正酸碱紊乱　避免酸碱平衡状态大幅度波动至关重要。对严重的代谢性酸中毒，切忌矫枉过正，以免造成严重后果。

3. 溶质清除率高　CBP 最基本的理论是保持更加符合生理学状况，其优点是连续性治疗，可缓慢清除等渗溶质和水，溶质清除量等于超滤液中该溶质的浓度乘以超滤液量。CBP 治疗能使氮质血症控制在稳定的水平，且尿毒症毒素浓度较低，与常规血液透析相比，CBP 有更高的尿毒症毒素清除率，位置换液量必须加大，时间延长，频率必须增加。

4. 营养支持　急性肾衰竭患者需要由糖和脂肪所提供的热量，在 CAVHD 治疗时，透析液流量 1L/h，氨基酸丢失量为 12g/24h，CAVH 和 CVVH 时为 310 ~ 819g/24h；如果患者摄入足量的氨基酸，则 CBP 治疗中氨基酸的丢失对预后不会造成不良影响，在常规营养情况下就能达到正氮平衡。

5. 清除炎性介质　CBP 早已应用于治疗败血症和多器官功能障碍综合征（MODS）患者。近年来研究证实 CBP 可以清除炎性介质（IL21、IL26、IL28、TNF2、PAF 等），这给治疗 MODS 带来了新观念，其主要机制是对流与吸附清除溶质。

五、连续性血液净化的抗凝

1. 全身肝素化抗凝法　根据患者体重使用首剂肝素量，一般是 20U/kg，维持量为 5 ~ 10U/（kg·h）。

2. 低分子量肝素法　根据患者体重使用首剂低分子量肝素，一般首剂静脉注射 15 ~ 20U/（kg·h），追加量 7.5 ~ 10U/（kg·h）。

3. 局部枸橼酸钠　动脉端输入枸橼酸钠 100 ~ 200mL/h，静脉端输入钙剂 2mmol/h，定时监测滤器后和外周血的钙浓度。

4. 无抗凝连续性血液净化　生理盐水加 100mg 肝素循环滤器管路，并保留 30min，治疗时 30min 用生理盐水 200mL 冲管，并将冲洗盐水超滤出。

六、置换液的配置

1. 林格乳酸盐溶液　含 Na^+135mmol/L，乳酸盐 25mmol/L，Ca^{2+}1.5 ~ 3mmol/L，并可根据需要另外补充镁离子和钾离子。

2. Kaplan 配方

（1）第一组：等渗盐水 1 000mL + 10% 氯化钙 20mL。

（2）第二组：0.45% 盐水 1 000mL + $NaHCO_3$ 50mmol/L，交替输入。

3. Port 配方

（1）第一组：等渗盐水 1 000mL + 10% 氯化钙 10mL。

（2）第二组：等渗盐水 1 000mL + 50% 硫酸镁 1.6mL。

（3）第三组：等渗盐水 1 000mL。

（4）第四组：5% 葡萄糖溶液 1 000mL + $NaHCO_3$ 250mL。

总量 4.16L 最终的离子浓度分别为：Na^+ 147mmol/L、Cl^- 115mmol/L、HCO_3^- 36mmol/L、Ca^{2+}2.4mmol/L、Mg^{2+}0.7mmol/L，葡萄糖溶液 200mg/L，此配方 Na^+ 含量较高，是考虑早年全静脉营养液中 Na^+ 含量偏低的缘故。必要时可将 1 000mL 等渗盐水换成 0.45% 盐水，可降低 Na^+19mmol/L。

七、连续性血液净化的护理

（1）行 CBP 治疗所需的置换液是根据患者的具体情况自行配制，在配液过程中，应注意配液的每个环节应严格无菌技术操作，减少致热源反应的发生。严格执行无菌操作，各管路的连接保证无菌，更换置换液、透析液时接口处要用碘附消毒。

（2）CBP 治疗需有充足的血流量，作为体外循环，在血管选择方面多应用股静脉 / 颈内静脉留置双腔导管作为血管通路。患者的抵抗力低下，易发生感染，要做好留置管的护理，防止管道堵塞及感染。股静脉 / 颈内静脉留置双腔导管留置予以透明、半透明聚氨酯敷贴或纱布覆盖，透明敷贴 1 周更换 2 次，纱布 2d 更换 1 次，当敷料潮湿污染、松动时应及时更换，密切观察置管处皮肤情况。

（3）检查机器是否在正常备用状态，正确安装管路。上机前检查各小夹是否按要求夹闭。

（4）掌握各种机型的性能，正确熟练地执行操作程序，密切观察各种压力数据变化，及时处理机器报警，确保机器正常运转。

（5）出血的预防与监测：在 CBP 过程中应常规使用肝素抗凝，有出血者不用抗凝药。体外循环中应用抗凝血药可使出血危险明显增加，因此，要观察患者局部的穿刺点、皮肤黏膜、各种引流液、伤口渗血等情况及全身的情况如消化道的胃液、大便的情况及神志变化情况，及早发现出血并发症。在治疗过程中认真观察静脉压及跨脉压的参数变化并做好记录，注意血路管道及滤器有无血栓形成。如发现静脉压及跨脉压的参数有明显变化时，及时使用生理盐水冲洗管路及滤器，必要时更换滤器及管路，以免发生严重后果。

（6）严密观察患者的生命体征、血氧饱和度、中心静脉压，持续心电监护，及时发现和处理各种异常情况并观察疗效。尤其注意血压的监测，CBP 时影响血压变化的因素主要包括超滤出水分的量、升压药物的使用等，因此治疗过程中要配合医生严密观察血压的变化。CBP 开始时血流量为 100mL/min，15min 后血压稳定再逐渐调高血流量至治疗需要量。严密观察，及时记录于 CBP 专用记录单上。注意因超滤过多过快、出血、溶血等导致低血压发生的诱发因素。准确记录超滤液量，严格按医嘱给药是护理的关键，在血压发生变化时应准确判断影响因素，及时汇报，及时纠正，使血压始终平稳。CBP 为侵入性操作，低体温与血液的体外循环有关，应根据患者病情决定置换液温度。同时应根据置换液不同的速度采取适当的加温措施，如加盖被、使用加温毯或使用取暖器照射等。

（7）做好出入水量的记录及计算，注意患者的水电解质平衡。保持液体出入量平衡在 CBP 的治疗中至关重要，应了解 1h 平衡 =1h 总入量 – 1h 总出量；正平衡：1h 总入量 >1h 总出量；负平衡：1h 总入量 <1h 总出量；零平衡：1h 总入量 =1h 总出量。监测血电解质及肾功能，并及时将监测到的生命体征、出入量等情况反馈给医师，以便医师及时更改治疗方案。

第九章

麻醉科护理

第一节　基础麻醉护理

一、概述

基础麻醉是指在麻醉准备室内预先使患者意识消失的麻醉方法，主要用于不合作的小儿的麻醉处理。

二、护理常规

1. 麻醉前准备　如下所述。

（1）患者准备。

1）无上呼吸道感染症状，按医嘱使用抗胆碱药物，抑制腺体分泌。

2）禁食≥ 6 ~ 8h，禁饮（糖水、清果汁）≥ 2h。

3）麻醉开始前测量首次体温、心率、呼吸。

4）必要时建立静脉通道。

（2）麻醉器械、设备、耗材准备。

1）常用物品：多功能麻醉机、心电监护仪、吸引装置、氧气、听诊器、麻醉面罩、呼吸回路、吸痰管、口咽通气管。

2）抢救用品：麻醉喉镜、气管导管或喉罩、导管芯、吸附器、过滤器。

（3）药品准备：麻醉药品如氯胺酮，抢救药品包括麻黄碱、肾上腺素、阿托品等。

2. 麻醉中的护理观察及记录　如下所述。

（1）连续动态监测心电图、心率、呼吸、血氧饱和度，每 10 ~ 15min 记录 1 次。

（2）协助填写麻醉记录单，记录用药时间点、用量。

（3）观察患者呼吸频率和节律，随时做好气管插管准备。

（4）记录麻醉手术期间输注液体种类和总量。

3. 麻醉复苏期护理　如下所述。

（1）连续动态监测心电图、心率、呼吸、血氧饱和度，每 15 ~ 20min 记录 1 次。

（2）面罩或鼻导管供氧。

（3）去枕平卧位，做好身体及四肢约束和固定。

（4）转出麻醉恢复室的标准。

1）在恢复室停留 >30min，神志完全清醒，正确对答。婴幼儿能睁眼、哭声响亮。

2）停吸氧气 5 ~ 10min，脉搏氧饱和度 >94%。

3）呼吸：12 ~ 25/min。

4）疼痛视觉模拟评分法评分≤3分。

第二节　局部麻醉护理

一、概述

常见的局部麻醉有表面麻醉、局部浸润麻醉、区域阻滞麻醉、神经传导阻滞麻醉。

二、护理常规

1. 麻醉前准备　如下所述。

（1）术前按医嘱使用镇静催眠药。

（2）向患者解释麻醉全过程及配合方法。

（3）麻醉器械、设备、耗材准备。

1）常用物品：麻醉机、心电监护仪、吸引装置、氧气、听诊器、麻醉面罩、呼吸回路、吸痰管、口咽通气管。

2）穿刺用品：皮肤消毒液、无菌敷料、穿刺针、注射器、连接导管、神经刺激仪。

3）抢救用品：简易呼吸囊、气管导管、麻醉喉镜。

（4）药品准备：局部麻醉药（0.75%丁哌卡因、1%罗哌卡因或2%利多卡因等）、抢救药品（麻黄碱、肾上腺素、阿托品等）。

（5）必要时建立静脉通道。

2. 麻醉护理观察及记录　如下所述。

（1）连续监测心电图、血压、心率、呼吸、血氧饱和度，每10 ~ 15min记录1次。

（2）局部麻醉药全身中毒反应的观察及处理。原因：①1次用量超过限量；②药物误入血管；③注射部位对局部麻醉药的吸收过快；④个体差异致对局部麻醉药的耐受力下降。

临床表现：分兴奋型和抑制型。兴奋型：轻度者精神紧张、定向障碍、舌头麻木、头痛、头晕、耳鸣、视物模糊；中度者烦躁不安、心率加快、血压开高、有窒息感；重度者精神错乱、缺氧、发绀、肌张力增高、惊厥、抽搐、继而呼吸心脏停搏。抑制型：表现为中枢神经系统和心血管系统的进行性抑制，症状隐蔽，也较少见。

处理：①立即停止给药；②面罩供氧，保持呼吸道通畅，做好急救气管插管准备，必要时行气管内插管；③轻度兴奋者按医嘱静脉使用咪达唑仑；④惊厥发生时按医嘱静脉使用丙泊酚；⑤出现循环抑制时，应快速有效地补充血容量，同时酌情使用血管活性药物；⑥呼吸脏停搏者立即进行心肺脑复苏。

（3）观察局部情况，若局部出现广泛红晕和皮疹，考虑局部麻醉药过敏，按医嘱处理。

（4）若患者发生惊厥时应做好约束保护，避免发生意外的损伤。

3. 麻醉复苏期护理　如下所述。

（1）观察穿刺部位有无渗血，保持穿刺部位的无菌。

（2）监测血压、心率、呼吸、血氧饱和度30 ~ 60min，待生命体征稳定方可停止监测。

（3）观察外科专科情况。

（4）嘱患者卧床休息30 ~ 60min，无头痛头晕后方可下床活动。

（5）必要时面罩或鼻导管供氧。

参考文献

［1］屈红，秦爱玲，杜明娟．专科护理常规．北京：科学出版社，2015.

［2］潘瑞红．专科护理技术操作规范．武汉：华中科技大学出版社，2016.

［3］姜安丽．新编护理学基础．第 2 版．北京：人民卫生出版社，2013.

［4］吴晓玲，万群芳，黎桂香．呼吸内科护理手册（第 2 版）．北京：科学出版社，2015.

［5］李娟．临床内科护理学．西安：西安交通大学出版社，2014.

［6］王骏，万晓燕，许燕玲．内科护理学．大连：大连理工大学出版社，2016.

［7］姚景鹏，吴瑛，陈垦．内科护理学．北京：北京大学医学出版社，2015.

［8］王爱平．现代临床护理学．北京：人民卫生出版社，2015.

［9］唐少兰，杨建芬．外科护理（第 3 版）．北京：科学出版社，2016.

［10］李建民，孙玉倩．外科护理学（第 2 版）．北京：清华大学出版社，2014.

［11］唐英姿，左右清．外科护理．上海：上海第二军医大学出版社，2016.

［12］翁素贞，叶志霞，皮红英．外科护理．上海：复旦大学出版社，2016.

［13］裴星，全胜，严彩虹．外科护理．武汉：华中科技大学出版社，2017.

［14］束余声，王艳．外科护理学．北京：科学出版社，2015.

［15］范保兴，张德．外科护理学（第三版）．北京：科学出版社，2016.

［16］徐燕，周兰姝．现代护理学（第 2 版）．北京：人民军医出版社，2015.

［17］游桂英．方进博．心血管内科护理手册．北京：科学出版社，2011.

［18］丁淑贞，姜秋红．心内科护理学．北京：中国协和医科大学出版社，2015.

［19］李海燕，李帼英．心血管介入标准化护理管理手册．北京：人民军医出版社，2015.

［20］赵爱萍，吴冬洁，张凤芹．心内科临床护理．北京：军事医学科学出版社，2015.